Reiners
Mythen der Gesundheitspolitik

Verlag Hans Huber
Programmbereich Gesundheit

W0058949

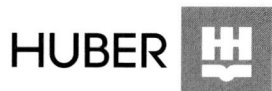

Bücher aus verwandten Sachgebieten

Rosenbrock / Gerlinger
Gesundheitspolitik
Eine systematische Einführung
2. Aufl. 2006. ISBN 978-3-456-84225-7

Simon
Das Gesundheitssystem in Deutschland
Eine Einführung in Struktur
und Funktionsweise
2. Aufl. 2008. ISBN 978-3-456-84483-1

Meyer (Hrsg.)
Gesundheit in der Schweiz
Nationaler Gesundheitsbericht 2008
2009. ISBN 978-3-456-84626-2

Lauterbach / Stock / Brunner (Hrsg.)
Gesundheitsökonomie
Lehrbuch für Mediziner und
andere Gesundheitsberufe
2. Aufl. 2009. ISBN 978-3-456-84695-8

Siegrist / Marmot (Hrsg.)
Soziale Ungleichheit und Gesundheit
Erklärungsansätze und
gesundheitspolitische Folgerungen
2008. ISBN 978-3-456-84563-0

Weitere Informationen über unsere Neuerscheinungen finden Sie im Internet unter:
www.verlag-hanshuber.com.

Hartmut Reiners

Mythen der Gesundheitspolitik

Verlag Hans Huber

Anschrift des Autors:
Hartmut Reiners
Herderstr. 5
10625 Berlin

Lektorat: Dr. Klaus Reinhardt
Herstellung: Peter E. Wüthrich
Umschlag: Claude Borer, Basel
Druck und buchbinderische Verarbeitung: AZ Druck und Datentechnik GmbH, Kempten
Printed in Germany

Bibliographische Information der Deutschen Bibliothek
Die Deutsche Bibliothek verzeichnet diese Publikation in der Deutschen Nationalbibliographie;
detaillierte bibliographische Daten sind im Internet über http:// dnb.d-nb.de abrufbar.

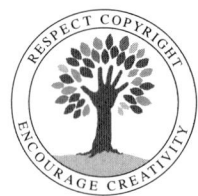

Anregungen und Zuschriften bitte an:
Verlag Hans Huber
Lektorat Medizin/Gesundheit
Länggass-Strasse 76
CH-3000 Bern 9
Tel: 0041 (0)31 300 4500
Fax: 0041 (0)31 300 4593
verlag@hanshuber.com
www.verlag-hanshuber.com

1. Auflage 2009
© 2009 by Verlag Hans Huber, Hogrefe AG, Bern
ISBN 978-3-456-84679-8

Inhalt

Vorwort

Der Gedanke, dass die Gesundheitspolitik von Mythen überlagert wird, ist nicht neu. Bereits 1994 veröffentlichten Friedrich Wilhelm Schwartz und Reinhard Busse einen Beitrag über „Fünf Mythen zur Effizienzsteigerung im Gesundheitswesen". Bernard Braun, Hagen Kühn und ich bauten diese Idee zu dem 1998 erschienenen Buch „Das Märchen von der Kostenexplosion" aus. Wir hatten uns immer vorgenommen, diesen teilweise „quick and dirty" produzierten Text zu überarbeiten, sind aber aus verschiedenen Gründen nicht dazu gekommen. Das bis heute anhaltende Getöse um das 2007 verabschiedete GKV-Wettbewerbsstärkungsgesetz und dessen Auswirkungen war für mich der Anlass, dieses Projekt im Alleingang wiederzubeleben. Die Gesundheitspolitik hat mein gesamtes Berufsleben geprägt, zunächst als Wissenschaftler und seit zwanzig Jahren als Ministerialbeamter. Eigentlich hatte ich gedacht, in dieser Hinsicht alles erlebt zu haben und jedes der Borstentiere zu kennen, die in regelmäßigen Abständen mit neuem Anstrich durchs gesundheitspolitische Dorf getrieben werden. Aber die Einführung des Gesundheitsfonds und die damit verbundene schrille politische Begleitmusik brachten auch für einen alten Fahrensmann wie mich noch Überraschungen. Nie zuvor hatte ich eine solche Diskrepanz zwischen den fachlichen Aspekten der angestrebten Reformen und dem Duktus der darüber geführten öffentlichen Debatte erlebt.

Es war (und ist) eine Herausforderung, gesundheitspolitischen Laien das mit Reformen im Gesundheitswesen verbundene öffentliche Theater und dessen komplexe politisch-ökonomische Hintergründe zu erklären. Wer versteht schon auf Anhieb, was sich hinter Wortungetümen wie „morbiditätsorientierter Risikostrukturausgleich", „Vertragsarztrechtsänderungsgesetz" und „praxisbezogene Regelleistungsvolumina" verbirgt, oder worin sich der „Ausgleichsbedarfssatz" vom „allgemeinen Beitragssatz" unterscheidet? In meinem privaten Umfeld ist es mir meist einigermaßen gelungen, die oft eher verwirrenden als erhellenden Medienberichte zu den Streitereien über die Probleme und Perspektiven unseres Gesundheitswesens auf ihren sachlichen Kern zu reduzieren. Das führte zu dem Vorschlag, doch mal aufzuschreiben, was ich da erzählte. Bei meinen Freunden und Verwandten möchte ich mich dafür bedanken, dass sie mich zu diesem Buch herausgefordert haben. Das gilt indirekt auch für etliche Journalisten, die in ihrem Kommentaren und Berichten zur Gesundheitspolitik eine Menge Halbwahrheiten und auch handfesten Unsinn verbreiten. Es haben mich aber auch langjährige Weggefährten aus dem Gesundheitswesen und der Gesundheitswissenschaft gedrängt. Zu nennen sind hier vor allem Bernard Braun, Klaus Jacobs, Franz Knieps und Rolf Rosenbrock, die selbst Autoren eines solchen Textes hätten sein können. Für ihre antreibenden Schmeicheleien möchte ich mich ebenso bedanken wie für die produktiven Streitgespräche, die ich mit ihnen seit Jahr und Tag führe. Mein besonderer Dank gilt Antje Haas, David Klemperer, Adelheid Kuhlmey, Jens-Uwe Niehoff und Norbert Schmacke, die sich die Mühe gemacht haben, Teile des Manuskripts gegenzulesen, in denen es um Fragen der Epidemiologie und des medizinischen Fortschritts geht. Ihre Richtigstellungen und Hinweise waren für mich, der als Ökonom in diesen Themen nur über Wissen aus zweiter Hand verfügt, sehr wertvoll. Wenn sich dennoch Fehler eingeschlichen haben, sind sie natürlich nur mir anzulasten.

Berlin, im Dezember 2008

Hartmut Reiners

Einleitung:
Die Gesundheitspolitik – ein vermintes Gelände

Die Gesundheitspolitik ist zum Stammtischthema geworden. Fast alle Bürger sind von den periodisch über sie hereinbrechenden Reformen der Gesetzlichen Krankenversicherung (GKV) betroffen und haben dazu auch eine Meinung, sei es als Patienten, Beitragszahler oder Beschäftigte im Gesundheitswesen. „In Deutschland leben nicht nur Millionen Bundestrainer, sondern auch unzählige Gesundheitsreformer", konstatierte ein Kommentator der „Süddeutschen Zeitung" (24.06.2006). Er vergaß hinzuzufügen, dass diese Tresen- und Partypolitiker zumeist nur die von Leitartiklern und notorischen Talkshow-Gästen verbreiteten Behauptungen über ein angeblich krankes, nicht mehr zu bezahlendes und von kollektiver Verantwortungslosigkeit geprägtes Gesundheitswesen wiederkäuen. Kaum ein anderes Thema wird in den Medien ebenso plakativ wie oberflächlich breitgetreten wie die Gesundheitspolitik. Da werden Themen besetzt und in griffige Parolen gefasst, die zumeist nicht die komplizierten Sachverhalte im Gesundheitswesen auf den Punkt bringen, sondern dem ideologischen Mainstream der Medien entsprechen und an allgemeinen Vorurteilen anknüpfen. Es dominieren Phrasen, von denen die meisten, die sie dreschen, gar nicht ahnen, dass sich hinter ihnen handfeste ökonomische Interessen verbergen.

Von Norbert Blüm stammt das Bonmot, Gesundheitspolitik sei „Schwimmgymnastik im Haifischbecken". Andere reden von einem „interessenverminten Gelände". Das Gesundheitswesen ist, wie noch zu zeigen sein wird, aus guten Gründen ein weitgehend über das Sozialrecht und damit die Politik gesteuerter Wirtschaftszweig. Über sein Leistungsangebot, die wirtschaftlichen Beziehungen zwischen Krankenkassen und Leistungserbringern sowie seine Finanzierungsgrundlagen und die Ressourcenverteilung bestimmen nicht die Spielregeln der Marktwirtschaft bzw. die zahlungsfähige Nachfrage, sondern das Bedarfsprinzip und ein von den Parlamenten und Regierungen im Bund und in den Ländern gestaltetes und beaufsichtigtes rechtliches Normengerüst. Sogar die für Privatpatienten geltenden Gebührenordnungen für Ärzte und Zahnärzte (GOÄ, GOZ) werden per Rechtsverordnung des Bundesgesundheitsministeriums festgelegt. Zwar haben auch andere Märkte bestimmte rechtliche Rahmenbedingungen, z. B. das Kartell- und Wettbewerbsrecht. Auch sind bestimmte Wirtschaftszweige, wie etwa die Rüstungsindustrie oder der Tiefbau, von staatlichen Aufträgen und damit politischen Entscheidungen abhängig. Aber in keinem anderen Wirtschaftszweig wird die Ressourcenverteilung so detailliert über Gesetze und Verordnungen gesteuert wie im Gesundheitswesen. Allenfalls die auf

der europäischen Ebene gelenkte Landwirtschaft hat eine ähnliche Regulierungsdichte. Das ist im Übrigen keine deutsche Spezialität, sondern Standard in allen hoch
entwickelten Ländern, mit Ausnahme vielleicht der USA, deren Gesundheitswesen
aber auch zu einem erheblichen Teil öffentlich finanziert wird (> S. 35 f). Während
Anpassungen an sich verändernde Bedingungen in anderen Branchen weitgehend
durch Marktprozesse bewirkt werden, übernehmen im Gesundheitswesen regelmäßige, Gesundheitsreformen genannte Gesetzgebungsverfahren und damit die Politik
diese Aufgabe. Dabei geht es um enorm viel Geld und wirtschaftliches Potenzial;
genauer gesagt um jene 11 % des Bruttoinlandsproduktes, die die Gesundheitsausgaben mittlerweile in Deutschland ausmachen, und um etwa 4,9 Millionen Arbeitsplätze. Alle Spieler auf diesem Terrain versuchen deshalb, durch PR-Kampagnen und
Lobbyarbeit die politischen Entscheidungen zu beeinflussen, um einen möglichst
großen Teil vom Kuchen abzubekommen und für sie nachteilige Regelungen zu
verhindern bzw. in ihrem Sinn zu ändern.

In der Politik selbst wiederum dient die Gesundheitspolitik nicht selten als Instrument macht- bzw. parteipolitischer Auseinandersetzungen – wie es in der Politik
immer sowohl um Sach- als auch um Machtfragen geht. Man kann getrost davon
ausgehen, dass Angela Merkel im Jahr 2003 die Kopfprämie nicht aus Sorge um die
Zukunft der Krankenversicherung zu ihrem Anliegen machte, sondern um sich mit
einem Sachthema im innerparteilichen Machtkampf als Kanzlerkandidatin zu profi-
lieren. Auch ging es Edmund Stoiber bei der letzten Gesundheitsreform mit seiner
strikten Ablehnung jeder noch so geringen Verpflichtung der privaten Krankenversicherungen (PKV), sich an der solidarischen Finanzierung unseres Gesundheitswesens zu beteiligen, nicht nur um den Schutz der wirtschaftlichen Interessen der PKV,
sondern auch darum, der Bundeskanzlerin bzw. der Bundesregierung die Grenzen
ihrer Macht aufzuzeigen. Hinzu kommt, dass die Gesundheitspolitik ein besonders
wirksames Wahlkampfthema für die jeweilige Opposition ist. Wenn diese dann, wie
die SPD in den 1990er Jahren und die CDU/CSU zu Zeiten der rot-grünen Koalition,
die Mehrheit im Bundesrat hat, nutzt sie diese Institution auch schon mal zur Blo-
ckade der Bundesregierung. Reformen im Gesundheitswesen werden deshalb von
den Regierungsparteien zu möglichst wahlfernen Zeiten, soweit es die in unserem
föderalen Politiksystem gibt, auf die politische Agenda gesetzt. Mit ihnen können sie
Wahlen verlieren, aber nicht gewinnen.

All das lädt zu einer Ideologisierung der Auseinandersetzungen ein. Kaum einer
der in der Gesundheitspolitik aktiven Verbände, Funktionäre und Unternehmen gibt
zu, das völlig legitime Interesse zu verfolgen, Geld verdienen zu wollen. Alle präsentieren sich als Vollstrecker des gesamtgesellschaftlichen Interesses. Die Ärzteverbände und Krankenhausunternehmen sorgen sich natürlich nur um die optimale medizinische Versorgung ihrer Patienten. Die Pharmafirmen interessieren sich keineswegs für ihren jeweiligen Shareholder Value, sondern nutzen ihre Gewinne vor allem
für ihre Forschung im Dienste der Menschheit. Die Arbeitgeber wollen den Leistungskatalog der GKV nicht ausdünnen, um Lohnkosten zu senken und Gewinne zu
steigern, sondern um Jobs zu sichern. Für die PKV-Unternehmen sind die Alters-

rückstellungen kein profitables Geschäftsfeld, sondern dienen der Demographiefestigkeit des Gesundheitswesens. Auch die Krankenkassen haben keinerlei Eigeninteressen, sondern sind per se solidarisch und haben nichts anderes im Sinn, als kranke Menschen gut zu versorgen. Und die politischen Parteien vertreten selbstverständlich immer das Gemeinwohl und nicht ihre jeweilige Wählerklientel oder Machtinteressen. In der Gesundheitspolitik wird in besonderem Maß die hohe Kunst des Werfens ideologischer Nebelkerzen und des Täuschens mit Hilfe von scheinbaren Fakten gepflegt. Es wird jede Menge „Bullshit" produziert, ein kaum angemessen ins Deutsche übersetzbarer Begriff (am ehesten mit dem ebenfalls aus dem Englischen stammenden „Humbug"), den der amerikanische Philosoph Harry G. Frankfurt wie folgt umschreibt: „Obwohl er [der Bullshit] ohne Rücksicht auf die Wahrheit produziert wird, muss er durchaus nicht unwahr sein. Der Bullshitter fälscht Dinge. Aber das heißt nicht, dass sie zwangsläufig falsch sind." Man muss sich nur im gerade in den Medien vorherrschenden Stimmungstrend bewegen, dann kann man auch Halbwahrheiten als Fakten und Sonderinteressen als allgemeine Anliegen verkaufen.

Nicht nur im Gesundheitswesen hat sich das „Bullshitting" zu einem einträglichen Geschäft entwickelt. Angesichts der von einem einzelnen Menschen gar nicht fassbaren Nachrichtenflut, die sich alltäglich über sie oder ihn ergießt, hat in der Politikberatung die Bearbeitung von Informationen weit größere Bedeutung erhalten als ihre Gewinnung. Unternehmensberater und PR-Agenturen ersetzen in der Entwicklung politischer Strategien zunehmend die „Hauswissenschaftler". Während Keynes Anfang der 30er Jahre noch vermuten konnte, dass „Wahnsinnige in hoher Stellung, die Stimmen in der Luft hören, ihren wilden Irrsinn aus dem [zapfen], was irgendein akademischer Schreiber ein paar Jahre vorher verfasste", haben diese Funktion mittlerweile die so genannten Spin Doctors übernommen, die sich weniger um die Aufarbeitung von Sachproblemen, als vielmehr um die Verpackung und die Präsentation von politischen Informationen und Botschaften kümmern. „Die besondere Kunst besteht darin, Inhalte, die für den Kunden wichtig sind, so aufzubereiten, dass sie auch für die Medien relevant erscheinen und zum Gegenstand der Berichterstattung werden", zitiert Tom Schimmeck in seiner Reportage über die Medienszene in Berlin-Mitte einen führenden PR-Berater.

Kein anderer Wirtschaftszweig oder Politikbereich unterhält einen derart aufwendigen Überbau wie das Gesundheitswesen. Hier sind zahlreiche lukrative Stellen geschaffen worden, die zwar nicht in der Arbeitsplatzstatistik des Gesundheitswesens auftauchen, aber zu einem großen Teil von dessen Institutionen bezahlt werden. Hier, ohne Anspruch auf Vollständigkeit, ein kurzer Überblick über das Gewirr von Branchendiensten, Lobbyverbänden, Medienvertretern, Beratungsfirmen und Kongressveranstaltern:

- Eine kaum noch zu überschauende Zahl von Interessenverbänden versucht in Berlin Einfluss auf die Politik zu nehmen. Der „Spiegel" (Nr. 30/2006) hat abgezählt, dass 433 der knapp 2000 beim Bundestag registrierten Lobbyorganisationen nur das Gesundheitsministerium umkreisen. Natürlich sind die Verbände der Krankenkassen, der Ärzte und der Krankenhausträger in Berlin präsent, entweder mit Hauptsitz oder eigenem Büro. Außerdem leistet sich allein die Pharmaindustrie mehrere Verbände, wobei große Firmen wie Sofi-Aventis, Bayer oder Novartis auch eigene gesundheitspolitische Abteilungen unterhalten.

- Jede im Gesundheitswesen relevante Berufsgruppe lässt sich durch mindestens zwei oder drei Verbände politisch vertreten. Besonders lautstark aktiv sind Ärztevereinigungen wie der Hartmannbund, der NAV-Virchowbund, der Marburger Bund oder der Hausärzteverband; dazu kommen noch zahlreiche Fachärzteverbände. Nicht zu vergessen sind natürlich auch die Gewerkschaften der Beschäftigten im Gesundheitswesen.

- Berufsgruppen, die sich kein eigenes Büro für die Lobbyarbeit leisten können oder wollen, bedienen sich einer kaum zu erfassenden Schar von PR-Agenturen, Anwaltskanzleien und Unternehmensberatern. Branchenführer McKinsey hat es sogar geschafft, sich als Ghostwriter für die vom CDU-Vorstand eingesetzte „Herzog-Kommission" zur Reform des Sozialstaats zu betätigen und das vom CDU-Parteitag beschlossene Kopfprämienmodell in der GKV zu entwickeln (> S. 131 ff.). Der in der Gesundheitspolitik sehr erfahrene damalige CSU-Vertreter in diesem Arbeitskreis Horst Seehofer beschrieb diesen Vorgang laut „Stern" Nr. 49/2003 so: „McKinsey hat gesagt, was richtig ist, und die Politiker haben sich dem angeschlossen."

- Im Gesundheitswesen tummeln sich ein knappes Dutzend Info-Dienste, die für gutes Geld Kassenvorstände, Pharmafirmen, Krankenhausgeschäftsführer, Verbandsfunktionäre und Abgeordnete mit scheinbar exklusiven Hintergrundinformationen über Vorgänge in der Politik und in der Branche versorgen. Sie heißen „Gesundheitspolitischer Informationsdienst", „Der gelbe Dienst", „Dienst für Gesellschaftspolitik", „Implicon"; „Highlights", „Schütze-Brief" oder sonst wie vertrauenswürdig. Ihre zumeist über E-Mail mit betont schlichtem Layout verbreitete Berichterstattung bewegt sich zwischen gut recherchierten Informationen, allgemein Bekanntem bzw. zu Vermutendem, Branchen-Klatsch und gezielter Desinformation. Gelegentlich veredeln einige dieser Blätter Auftragsarbeiten von Interessenverbänden zu Sachinformationen.

- Die großen Tages- und Wochenzeitungen haben in ihren Hauptstadtbüros einzelne Redakteure fast ausschließlich für die Gesundheitspolitik abgestellt. Es gibt sogar mit der „Ärztezeitung" eine eigene Tageszeitung für das Gesundheitswesen. Welche andere Branche kann damit schon aufwarten? Hinzu kommen Pressebüros und freie Journalisten, die die Regionalpresse mit Neuigkeiten über die Gesundheitspolitik versorgen.

- Nicht vergessen werden dürfen auch finanziell bestens ausgestattete Ideologieproduzenten, die so unverdächtig klingende Namen haben wie „Initiative Neue Soziale Markwirtschaft", „Bürgerkonvent für Deutschland" oder „Stiftung Marktwirtschaft". Sie kümmern sich zwar eher um die allgemeine politische Stimmungslage und sind darauf ausgelegt, der Marktideologie die politische Hegemonie zu sichern. Aber mit diesem Ziel mischen sie sich auch in die Gesundheitspolitik ein und präsentieren ebenso marktradikale wie realitätsferne Rezepte zur Reform des Gesundheitswesens.

- Eine Reihe von Firmen machen ihr Geld mit Veranstaltungen von Kongressen, auf denen Politiker, Gesundheitsökonomen, leitende Beamte aus den Gesundheitsministerien von Bund und Ländern sowie Verbandsfunktionäre das erzählen, was man als aufmerksamer Leser von „FAZ", „FTD", „Handelsblatt" oder „Süddeutscher Zeitung" auch erfahren kann, ohne die üppigen Tagungsgebühren zahlen zu müssen.
- An den Lobbyverbänden, ihren Veranstaltungen und Gesprächsforen verdienen auch Cateringbetriebe und die Gastronomie nicht schlecht. In den Sitzungswochen des Bundestages kann man sich als Insider der Gesundheitspolitik fast an jedem (Werktags-) Abend auf Empfängen mal mit Häppchen, mal am üppigen Buffet durchfuttern und unter Zufuhr meist sehr guter geistiger Getränke Kontakte pflegen bzw. knüpfen und den neuesten Branchenklatsch austauschen. Einer der oben genannten Info-Dienste vergibt sogar einen Preis für die schönste Lobby-Party des Jahres.

Diese ideologischen Apparate sorgen für gezielte Beeinflussungen der veröffentlichten Meinung und des politischen Systems. Das ist ihr Job. Auf diesem Gebiet gibt es, wie der oben zitierte Harry Frankfurt bemerkt, „ganz hervorragende Handwerker, die mit Hilfe fortgeschrittener und anspruchsvoller Marktforschungstechniken, Meinungsumfragen, Psychotests und dergleichen unermüdlich daran arbeiten, jedes Wort und jedes Bild genau in Szene zu setzen." Gemeinsam mit Vertretern der Medien und der politischen Apparate bilden sie ein „selbstreferenzielles System" (Niklas Luhmann), in dem Meinungsmoden und Ideologien im eigenen sozialen Mikrokosmos schon mal mit allgemeinen gesellschaftlichen Trends verwechselt werden. Vieles von dem, was auch in seriösen Blättern (nicht nur) zur Gesundheitspolitik verbreitet wird, hat seine empirischen Quellen eher in den Gesprächszirkeln und einschlägigen Szene-Treffs in Berlin-Mitte, als in repräsentativen Erhebungen oder belastbaren wissenschaftlichen Untersuchungen. Durch „Bullshitting" werden komplexe Probleme und Vorgänge im Gesundheitswesen auf einen Kanon von Halbwahrheiten und Ideologien reduziert. Deren Weisheit beschränkt sich darauf, an bestimmten persönlichen Erfahrungen im Umgang mit den Institutionen des Gesundheitswesens anzuknüpfen, diese mit dem ideologischen Mainstream in den Medien zu verbinden und daraus mit griffigen Formulierungen und Slogans scheinbar einfache Rezepte zur Reform des Gesundheitswesens abzuleiten, an denen die Politik dann gemessen wird. Dass diese dabei nur den Versager geben kann, ist Teil dieses nach der Methode der sich selbst erfüllenden Prophezeiung funktionierenden Spiels.

Die Gesundheitspolitik wird seit Jahren, wenn nicht Jahrzehnten, von Standardphrasen dominiert, die sich in das allgemeine Bewusstsein eingebrannt haben. In diesem Buch geht es um die Top Ten dieser Mythen in der Gesundheitspolitik:

1. Die Kosten im Gesundheitswesen explodieren und drohen die Volkswirtschaft zu überfordern.

2. Steigende Krankenkassenbeiträge gefährden als Lohnnebenkosten die globale Wettbewerbsfähigkeit der deutschen Wirtschaft.
3. Die demographische Entwicklung mit einem dramatisch steigenden Altenquotienten überfordert die solidarische Umlagefinanzierung der GKV.
4. Der rasante medizinische Fortschritt wird immer teurer, was entweder zu untragbar hohen Krankenkassenbeiträgen oder zur Rationierung medizinischer Leistungen führt.
5. Das Bedarfsprinzip der GKV produziert eine Vollkaskomentalität und behindert den eigenverantwortlichen Umgang ihre Mitglieder mit der Gesundheit.
6. Die vom Faktor Arbeit abhängige Finanzierung der GKV bietet keine nachhaltige Perspektive. Der Gesundheitsfonds ist keine Lösung, sondern Teil dieses Problems.
7. Weil der Arztberuf in Deutschland unattraktiv geworden ist, Ärzte deshalb ins Ausland oder andere Berufszweige abwandern, droht uns ein Ärztemangel.
8. Es gibt zu viele Krankenkassen mit einer aufgeblähten Bürokratie, die Geld verschwendet und sinnlos umverteilt.
9. Eine effiziente Ressourcenverteilung im Gesundheitswesen kann nur erreicht werden, wenn es mehr Marktwirtschaft und Wettbewerb gibt.
10. Die diversen Reformen im Gesundheitswesen waren großer Murks. Wir brauchen endlich eine Reform aus einem Guss, mit der die Probleme im Gesundheitswesen dauerhaft gelöst werden.

Diese Behauptungen können einer empirischen Überprüfung nicht standhalten. Sie zeugen von einer reduzierten Kenntnis der strukturellen Besonderheiten der Gesundheitswirtschaft und der Funktionsweise der diese Branche steuernden politischen Apparate. Es wäre allerdings sehr fahrlässig, diese Phrasensammlung einfach als interessengebundenes Lügengespinst abzutun. Wenn Autoren bzw. Verlage Sachbüchern, die mit allgemein verbreiteten Vorurteilen aufräumen wollen, den griffigen Titel „Die …-Lüge" geben, unterschätzen sie damit die Aufklärungsresistenz der kritisierten Behauptungen. Würde es sich um simple Lügen handeln, könnte man sie durch Fakten entlarven. Es handelt sich aber um „Bullshit" im oben genannten Sinn, d. h. um eine selektive und gezielt verkürzte Verarbeitung der Realität, die sich zu Mythen verfestigt hat. Ziel dieses Buches ist es nicht nur, diese Ideologieproduktion in der Gesundheitspolitik sichtbar zu machen, sondern auch, die dahinter stehenden realen Probleme zu benennen und Gegenthesen zu entwickeln:

1. Es gibt keine Kostenexplosion im Gesundheitswesen, sondern eine schleichende Auszehrung der GKV-Einnahmen mit der Folge steigender Beitragssätze. Außerdem ist der seit über 40 Jahren langsam, aber ständig wachsende Anteil der Gesundheitsausgaben am Bruttoinlandsprodukt (BIP) ein allen modernen Volkswirtschaft immanenter Trend, der damit zusammenhängt, dass Dienstleistungen ein geringeres Rationalisierungspotenzial haben als die industrielle Produktion. Aus dieser Perspektive ist das Gesundheitswesen kein Kostenfaktor, sondern eine zukunftsträchtige Wachstumsbranche.

2. Die Behauptung, die Wettbewerbsfähigkeit der deutschen Wirtschaft leide unter zu hohen Lohnnebenkosten, ist ohne empirische Evidenz. Richtig ist aber, dass die Finanzprobleme der GKV nicht gelöst werden können, solange die Löhne und Gehälter von Arbeitnehmern ihre einzige Ressource sind.

3. Die mit der demographischen Entwicklung einhergehenden Probleme können vom GKV-System ohne übermäßige Belastung der erwerbstätigen Generation bewältigt werden. Voraussetzung dafür ist zum einen, eine Medikalisierung sozialer Probleme zu vermeiden bzw. abzubauen, durch die normale Alterungsprozesse in behandlungsbedürftige Krankheiten umdefiniert werden. Zum anderen muss die Finanzierung der GKV und der sozialen Pflegeversicherung auf eine breitere Basis gestellt werden. Die solidarische Umlagefinanzierung kann dieses Problem angemessen und sozial gerechter lösen als das Kapitaldeckungsverfahren.

4. Der medizinische Fortschritt führt dann zu überhöhten Steigerungen der GKV-Ausgaben, wenn die Qualitätssicherung und Grundsätze der evidenzbasierte Medizin vernachlässigt werden. Es ist eine zentrale Aufgabe der Gesundheitspolitik, Regeln für die Überprüfung des im Gesundheitswesen angebotenen Leistungsspektrums auf seine medizinische Notwendigkeit und die Einforderung von Qualität in der medizinischen Versorgung aufzustellen.

5. Zuzahlungen und Wahltarife sind keine geeigneten Instrumente zur Steuerung des Gesundheitswesens, sondern entlasten Gesunde auf Kosten von Kranken, ohne einen nachhaltigen Kostensenkungseffekt zu haben. Das belegen zahlreiche internationale empirische Studien zu den Folgen von Selbstbeteiligungstarifen in Krankenversicherungen. Diese können nur dann sinnvolle Effekte haben, wenn sie die Versicherten nicht an der Leistungsinanspruchnahme hindern, sondern ihnen verschiedene Alternativen mit und ohne Zuzahlung bieten.

6. Nicht die solidarische Umlagefinanzierung der GKV und erst recht nicht der Gesundheitsfonds sind das Problem, sondern die Privilegien des oberen Einkommensdrittels. Sowohl die Trennung in private und gesetzliche Krankenversicherung als auch die in der GKV deutlich unter der in der Rentenversicherung liegende Beitragsbemessungsgrenze sind weder aus der ökonomischen noch aus der sozialen Perspektive begründbar. Wir brauchen ein einheitliches Krankenversicherungssystem für alle Bürger mit einer solidarischen Umlagefinanzierung.

7. Die Unzufriedenheit von Ärzten hat zwei miteinander zusammenhängende Ursachen. Die Einkommen innerhalb der Ärzteschaft sind ungleich verteilt. Das wiederum führt zu einer disparaten Versorgungslandschaft mit einem Überangebot in den Ballungsgebieten und dort vor allem in den „besseren" Wohnlagen. Dem stehen Versorgungsmängel und überlastete Ärzte in ländlichen Regionen und problematischen Stadtteilen gegenüber. Dieses Problem ist nicht allein mit einer zielgenaueren Honorarverteilung zu lösen, sondern auch mit besseren Arbeitsbedingungen und strukturellen Änderungen in der medizinischen Versorgung.

8. Die Verwaltungskosten der GKV sind noch nicht einmal halb so hoch wie die der PKV. Die in der Tat unnötig hohe Zahl von etwa 200 Krankenkassen wird sich in Folge eines erweiterten Vertragswettbewerbs automatisch weiter reduzieren. Die GKV-Reform von 2007 hat hier wichtige Impulse gegeben.

9. Wettbewerb ist kein Selbstzweck und sich selbst regulierendes System, sondern ein gezielt einzusetzendes Steuerungsinstrument. Im gegliederten GKV-System kann es einen sinnvollen Kassenwettbewerb nur auf der Grundlage eines Risikostrukturausgleichs geben. Überdies sind die Rahmenbedingungen für den Wettbewerb in der medizinischen Versorgung in größeren Städten andere als auf dem flachen Land.

10. Die periodisch erfolgenden Reformen im Gesundheitswesen sind eine zwangsläufige Konsequenz der Tatsache, dass das Gesundheitswesen rechtlichen Normen und damit politischen Entscheidungen unterliegt. Anpassungsprozesse an sich verändernde Bedingungen sind regelmäßig mit Reformen verbunden. Diese Gesetze sind immer das Ergebnis von politischen Kompromissen und damit unvollkommene Problemlösungen. In der Gesundheitspolitik gelten zwei Kernsätze: „Jede Deregulierung hat eine neue Regulierung zur Folge" und „Nach der Reform ist vor der Reform".

Mythos 1:
Die Kostenexplosion im Gesundheitswesen

Seit über 30 Jahren geistert das Gespenst einer Kostenexplosion im Gesundheitswesen durch die Republik. Aus der Flasche gelassen wurde der Geist in einer 1974 von Heiner Geißler, damals Sozialminister von Rheinland-Pfalz, veröffentlichten Studie. Er präsentierte eine Indexreihe der GKV-Ausgaben mit dem Basisjahr 1960 = 100, die 1973 einen Wert von 457,4 erreicht hatte, was eine dramatische Entwicklung zu belegen schien. Bei anhaltender Entwicklung hätten sich allein zwischen 1971 und 1978 die GKV-Ausgaben verdreifacht; der durchschnittliche Beitragssatz wäre von 8,1 auf 13,1 % gestiegen. Seither werden auch bescheidene Beitragssatzsteigerungen von Krankenkassen, steigende Arzneimittelkosten oder Zuwächse der Budgets von Krankenhäusern in den Medien als „Kostenexplosion" bezeichnet. Dieser in die Alltagssprache eingegangene Begriff wird automatisch mit Entwicklungen im Gesundheitswesen assoziiert. Geißler ist damit etwas gelungen, was er selbst einmal als die hohe Kunst der Politik bezeichnete: das Besetzen von Begriffen, d. h. die Reduzierung politischer Ziele auf Parolen, die sich in den Köpfen der Menschen festsetzen.

Geißlers Studie löste eine heftige Debatte über die Ausgabenentwicklung in der GKV aus. Daraus entstand 1977 das erste Kostendämpfungsgesetz, das die politische Tradition der seit den 1980er Jahren periodisch einmal pro Legislaturperiode durchgeführten Reformen der GKV begründete (> S. 220 ff.). Diese wurden stets von Berichten über eine angebliche Kostenexplosion im Gesundheitswesen und die Unfähigkeit der Politiker begleitet, diese Entwicklung in den Griff zu bekommen. Dabei kann von einer die Charakterisierung als „Kostenexplosion" rechtfertigenden Steigerung der Gesundheits- bzw. Krankenkassenausgaben schon seit über 30 Jahren nicht mehr die Rede sein, wenn denn dieser dramatische Begriff jemals die Realität angemessen erfasste. Aber richtig ist auch, dass sich dieses Schlagwort nicht so lange in den Medien und den Köpfen der Bürger hätte behaupten können, wenn dahinter nicht ein reales Phänomen stecken würde. Die Gesundheitsausgaben haben in hoch entwickelten Gesellschaften die immanente Tendenz, stärker als das Bruttoinlandsprodukt (BIP), d. h. die Gesamtheit der erstellten Güter und Dienstleistungen, zu wachsen. Auch bietet das Gesundheitswesen durch seine das Leben der Menschen direkt tangierenden Aufgaben seinen Akteuren die Möglichkeit, den Bedarf an ihren Leistungen über das eigentlich erforderliche Maß auszudehnen. Aber das sind keine spektakulären Vorgänge, sondern ganz normale Prozesse des Strukturwandels in einem besonderen Wirtschaftszweig, die politisch gesteuert werden können.

Die Kostenexplosion: Wie ein Mythos entstand

Die von Geißler angestoßene Debatte fiel auf fruchtbaren Boden. In den 1950er und 1960er Jahren waren mehrere Anläufe zu einer Reform der GKV gescheitert. Die von der Bundesregierung 1964 eingesetzte Sozialenquéte-Kommission postulierte in ihrem zwei Jahre später veröffentlichten Bericht: „Die Bemessung des Anspruchsniveaus der GKV, durch das zugleich auch die Höhe des Beitragssatzes bestimmt wird, ist zum Problem geworden." Ende der 1960er, Anfang der 1970er Jahre stiegen die Beitragssätze der Krankenkassen deutlich an (Tabelle 1.1), obwohl die GKV zuvor durch das Lohnfortzahlungsgesetz finanziell entlastet worden war. [1] Schon damals stellte sich der „Spiegel" mit der ihm eigenen Mischung aus selektiver Faktensammlung und Besserwisserei an die Spitze der Bewegung und gab im Mai / Juni 1975 einer fünfteilige Serie über das Gesundheitswesen die Schlagzeile: „Krankheitskosten – die Bombe tickt". Er zitierte bildgerecht Geißlers damaligen Planungschef Ulf Fink: „Das ganze System ist darauf angelegt zu explodieren." Auch der seinerzeit für Sozialpolitik zuständige DGB-Abteilungsleiter Alfred Schmidt, ein eher besonnener Mann, ließ sich anstecken und befürchtete einen „Riesensprengsatz" in der Ausgaben- und Beitragsentwicklung der GKV. Mit solchen pyrotechnischen Metaphern wird bis heute die Gefahr einer finanziell völlig aus dem Ruder laufenden sozialen Krankenversicherung beschworen.

Der Ökonom Walter Krämer warf in den 1980er Jahren sogar das Menetekel einer Diktatur der Medizin über die Volkswirtschaft an die Wand. Der Bedarf an medizinischen Leistungen, so seine von ihm auch heute noch verfochtene These (> S. 75 f.), sei im Prinzip unendlich. Bei ungebremstem Fortgang des Wachstums der Gesundheitsausgaben werde „genau im Jahre 2019 das gesamte Bruttosozialprodukt durch Gesundheitsausgaben ausgeschöpft. Der letzte Bäcker wird zum Zahntechniker umgeschult, statt Privatautos werden Rettungshubschrauber, anstelle von Eigenheimen werden Krankenhäuser gebaut. Niemand läuft weiter als 100 Meter bis zur nächsten Apotheke, und Herzchirurgen findet man leichter als einen Friseur. Bei einem Verkehrsunfall darf man mit einem unverzüglichen Einfliegen eines voll ausgerüsteten

---

1 Das Lohnfortzahlungsgesetz vom 1. Juli 1969 brachte die völlige Gleichstellung von Arbeitern und Angestellten bei der Entgeltfortzahlung im Krankheitsfall. Seit Ende der 1950er Jahre bekamen zwar die meisten Industriearbeiter über Tarifverträge bei Krankheit weiter ihren Lohn für eine festgelegte Dauer, nach der dann die Krankenkassen Krankengeld zahlten. Aber erst mit dem Lohnfortzahlungsgesetz kamen alle Arbeiter in den Genuss der Regelung, dass die Arbeitgeber sowohl für Arbeiter als auch für Angestellte die Lohnfortzahlung für die ersten sechs Wochen einer Krankheit zu gewährleisten haben. Die Krankenkassen wurden dadurch von 1969 auf 1970 um 1,8 Mrd. DM entlastet, was 0,3 Beitragssatzpunkten entsprach.

Notarztteams rechnen, aber zu essen gibt es nur noch Erbsensuppe." Dieses spektakuläre Bild war unseriöse Effekthascherei, für die die Statistiken schon Mitte der 1970er Jahre, also Jahre vor der Veröffentlichung von Krämers Apokalypse, nichts hergaben. Der Anstieg der Krankenkassenausgaben war damals zum einen die Folge einer steigenden Zahl der in der GKV versicherten Personen. Deren Anteil an der Bevölkerung hatte sich von 83,4 % in 1960 auf 91,5 % in 1973 erhöht. Dadurch hatten mehr Menschen Zugang zu den GKV-Leistungen, was sich zwangsläufig in höheren Leistungsausgaben niederschlagen musste. Auch wurde das Leistungsniveau der Pflichtkassen für Arbeiter (AOK, BKK, IKK) schrittweise dem Standard der Angestellten-Ersatzkassen angepasst.

Der Trick mit der „dressierten Kurve"

Dramatisierende Darstellungen wie die von Geißler oder Krämer basieren auf einem statistischen Trick, den Krämer gut kennt als Professor für Statistik und Verfasser eines Buches über die Kunst, Fakten mit Hilfe von Statistiken zu verbiegen. Mit der Bestimmung des Basisjahres einer entsprechenden Indexreihe kann man eine gemäßigte, dem allgemeinen wirtschaftlichen Wachstum entsprechende, aber auch eine im Verhältnis zum Bruttoinlandsprodukt extrem scherenförmige Entwicklung der Gesundheitsausgaben darstellen. Je kleiner der Ausgangswert und je weiter entfernt das Bezugsjahr ist, desto größer wirken die Steigerungseffekte. Hätte Geißler z. B. bei seiner Darstellung 1970 als Basisjahr gewählt, hätte die Differenz zwischen 1960 und 1973 nur 134,5 statt 357,5 Punkte betragen, eine deutlich weniger spektakuläre Größenordnung. Statistiker nennen solche Manipulationen „dressierte Kurven". Ausnahmeentwicklungen in einer relativ kurzen Periode werden zur Basis für langfristige Indexreihen gemacht und verwandeln so eine vorübergehende Erscheinung in eine langfristige Tendenz. Krämer nutzte diese Technik der linearen Fortschreibung kurzfristiger Trends in die fernere Zukunft. Er stützte seine Apokalypse auf die Entwicklung der Gesundheitsausgaben in der ersten Hälfte der 1970er Jahre, als sowohl die gesamten Gesundheits- als auch die GKV-Ausgaben deutlich stärker stiegen als das Wirtschaftswachstum und die Einkommen der Versicherten. Zwischen 1970 und 1975 stieg der Anteil der Gesundheitsausgaben am BIP von 6,0 % auf 8,4 % (Tabelle 1.1). Hätte sich diese Entwicklung auch in der zweiten Hälfte der 1970er und in den 1980er Jahren so fortgesetzt, hätte dies in der Tat zu Verwerfungen in der GKV-Finanzierung geführt. Nur, es ging nicht so weiter.

Diese Methode ist zwar allen Experten hinreichend vertraut. Auch wird von Gesundheitsökonomen, die auf Seriosität Wert legen, schon seit längerem nicht mehr das Zerrbild einer Kostenexplosion im Gesundheitswesen bemüht. Das hinderte den „Spiegel" aber nicht daran, in seiner Titelstory über die Gesundheitspolitik der Großen Koalition (Nr. 27/2006) die Fakten mit Hilfe einer dressierten Kurve optisch so zu bearbeiten, dass die Leser den Eindruck bekommen, die Politik habe die Ausgaben der Krankenkassen noch nie in den Griff bekommen und werde das auch in der

Tabelle 1.1: BIP-Anteil Gesundheits- und GKV-Ausgaben in v. H. *

Jahr	Gesundheitsausgaben	GKV-Ausgaben	GKV-Beitragssatz
1970	6,0	3,5	8,24
1975	8,4	5,7	10,04
1980	8,4	5,8	11,36
1985	8,8	6,0	11,73
1990	8,3	5,5	12,20
1995	10,1	6,6	13,15
2000	10,3	6,5	13,57
2001	10,4	6,6	13,58
2002	10,6	6,7	13,98
2003	10,8	6,7	14,30
2004	10,6	6,3	14,22
2005	10,7	6,4	14,19
2006	10,6	6,3	14,21
2007	k. A.	6,3	14,80

* 1970-1990 nur Westdeutschland.
Quelle: Statistisches Bundesamt, BMG, eigene Zusammenstellung

Zukunft nicht schaffen. In einer spektakulären, sich über zwei Drittel einer Seite erstreckenden und in einer gezackten Explosionswolke endenden Kurve wird grafisch dargestellt, dass sich in den vergangenen 35 Jahren die GKV-Ausgaben pro Kopf um 1005 % erhöht haben, das BIP hingegen nur um 538 %. Wenn man, wie oben gezeigt, das Jahr 1970 als Ausgangsjahr für eine vergleichende Indexreihe nimmt, kann man in der Tat ein aus dem Ruder laufende Entwicklung suggerieren. Aber auch nur dann. Wie Tabelle 1.1 belegt, ist der Anteil der GKV-Ausgaben am BIP seit den 1980er Jahre relativ konstant; 1985 lag er bei 6,0 % und 2007 bei 6,3 %,

Tabelle 1.2: Gesundheitsausgaben nach Trägern 1995-2006

Träger	1995 In Mio. €	2000 In Mio. €	2006 In Mio. €	1995-2006 in %	2003-2004 in %
Gesetzliche Krankenvers..	112.474	123.914	139.755	+ 24,3	- 3,0
Soziale Pflegevers. *	5.292	16.697	18.060	+ 241,3	+ 0,9
Gesetzliche Rentenvers.	4.370	3.500	3.559	- 18,6	- 2,6
Gesetzliche Unfallvers.	3.408	3.629	4.064	+ 19,2	- 0,1
Sozialversicherung insg.	125.544	147.740	165.438	+ 31,8	- 2,5
Öffentliche Haushalte	19.917	13.613	13.368	- 32,9	+ 0,8
Öffentl. Ausgaben insg.	145.461	161.353	178.806	+ 22,9	- 2,2
Private Krankenvers. **	14.275	17.604	22.476	+ 57,5	+ 3.3
Arbeitgeber	7.772	8.677	10.392	+ 33,7	+ 0,1
Private. Haushalte	18.965	24.701	33.329	+ 75,7	+ 12,6
Ausgaben insg.	186.474	212.335	245.003	+ 31,4	+ 0,2

* Die gesetzliche Pflegeversicherung wurde erst 1994/95 eingeführt; daher die relativ geringen Ausgaben in 1995. ** Einschließlich Pflegeversicherung
Quelle: Statistisches Bundesamt, eigene Zusammenstellung und Berechnung

mit einer in den letzten Jahren abnehmenden Tendenz. Tabelle 1.2 dokumentiert eine Ausgabensteigerung der GKV in den letzten 10 Jahren, die deutlich unter derjenigen der Gesundheitsausgaben insgesamt liegt. Da „explodiert" nichts, vielmehr verweisen die Zahlen auf eine eher maßvolle langfristige Entwicklung der GKV-Ausgaben. Das passte aber dem „Spiegel" wohl nicht in den Duktus seiner Story, die der Politik unter der Überschrift „Kollektiv verantwortungslos" nicht nur temporäres, sondern dauerhaftes Versagen in der Steuerung des Gesundheitswesens bescheinigen will.

Wachsende Belastungen der Versicherten

Vermutlich hätte der „Spiegel" sich des Tricks der dressierten Kurve nicht bedient, wenn er nicht hätte sicher sein können, dass seine Darstellung im Meinungstrend liegt und irgendwie auch den Wahrnehmungen der Menschen entspricht. Mal abgesehen davon, dass die Jahrzehnte alte publizistische Einheitsmelodie von der Kosten-explosion sich in den Köpfen Menschen festgesetzt hat, wird deren Bewusstsein nicht von makroökonomischen Relationen wie dem BIP-Anteil der GKV-Ausgaben geprägt. Für sie sind die Auswirkungen der Entwicklung im Gesundheitswesen und politischer Entscheidungen auf ihre Haushaltskasse maßgebend, gleichgültig, ob diese statistisch belegbar oder nur „gefühlt" sind. Die Krankenkassen verlangen trotz ihrer wie gezeigt relativ konstanten Ausgaben immer höhere Beitragssätze, wodurch das verfügbare Einkommen der GKV-Versicherten sich entsprechend verringert. Seit 1995 ist trotz eines leicht gesunkenen Anteils der GKV-Ausgaben am BIP der durch-schnittliche Krankenkassenbeitrag um über 1,5 Prozentpunkte gestiegen (Tabelle 1.1). Hinzu kommt ein Wachstum der Gesundheitsausgaben der privaten Haushalte, welches das der Gesundheitsausgaben insgesamt um fast das Dreifache, das der GKV um mehr als das Vierfache übersteigt (Tabelle 1.2). Alles in allem drängt sich für den Normalverbraucher der Eindruck auf, dass er immer mehr für seine Gesundheitsver-sorgung bezahlen muss, sei es in Form von Beiträgen, sei es aus eigener Tasche.

Dabei spielen gesetzlich verfügte Leistungskürzungen in der GKV zu Lasten der Patientinnen und Patienten eine wesentliche Rolle:

- Während von 2003 auf 2004 die Krankenkassenausgaben um 3,0 % sanken, gaben die privaten Haushalte im selben Jahr 12,5 % mehr für Gesundheitsleis-tungen aus. Das Gesundheits-Modernisierungsgesetz (GMG) aus dem Jahr 2003 wälzte nicht nur die Kosten für Zahnersatz und Lohnfortzahlung im Krankheits-fall mit einem Zusatzbeitrag von 0,9 Prozentpunkten voll auf die Versichern ab; zugleich wurden auch andere von den Kassen getragenen Leistungen gekürzt. Es wurde ein genereller Selbstbehalt der Versicherten von 10 %, maximal 10 Euro für alle Leistungen eingeführt. Dadurch wurden zum einen die schon zuvor von den Patienten zu leistenden Zuzahlungen angehoben. Zum anderen wurde ers-tmals der Zugang zur medizinischen Versorgung mit der sog. Praxisgebühr" von 10 Euro pro Quartal finanziell sanktioniert. Ferner wurden nicht rezeptpflichtige Arzneimitteln, die sog. OTC-Präparate, aus dem Leistungskatalog der GKV weitgehend ausgegrenzt. Allein bei den Arzneimitteln erhöhten sich die Zuzah-lungen der Patienten um 22 % von 1,8 auf 2,2 Mrd. Euro.
- Bereits 1996/97 wurden die Leistungen in der medizinischen Rehabilitation gekürzt. Das erklärt auch den absoluten Rückgang der Gesundheitsausgaben der Rentenversicherung um 20 % Prozent seit Mitte der 1990er Jahre, die zum größ-ten Teil auf die Rehabilitation der Arbeitnehmer im erwerbsfähigen Alter ver-wendet werden.
- Die hohen Rückgänge der Gesundheitsausgaben der öffentlichen Haushalte sind u. a. das Resultat von reduzierten Aufwendungen der Beihilfe für die medizini-sche Versorgung der Beamten. Diese werden in der Regel nach entsprechenden Kürzungen in der GKV vorgenommen, um die Leistungen der Beihilfe denen der GKV anzupassen.

Bislang hat noch jede der in den vergangenen 30 Jahren auf den Weg gebrachten GKV-Reformen mit erhöhten Zuzahlungen oder Leistungskürzungen aufgewartet, ohne dass dies einen nachhaltigen Effekt auf die Ausgabenentwicklung der GKV gehabt hätte. Nur das GKV-Wettbewerbsstärkungsgesetz (GKV-WSG) von 2007 bildet in dieser Hinsicht eine Ausnahme. Die Regel ist folgender Ablauf:

- Eine GKV-Reform erhöht die Zuzahlungen oder kürzt Leistungen. Da diese Absicht nicht im Verborgenen bleibt, decken sich die Patienten möglichst noch im laufenden Quartal mit von diesen Maßnahmen bedrohten Leistungen ein, besonders mit Arznei- und Hilfsmitteln sowie Zahnersatz. Dieses erstmals im Zusammenhang mit dem Gesundheits-Reformgesetz (GRG) von 1988 beobachtete Phänomen hat einen Namen: „Blüm-Bauch", so genannt nach dem verantwortlichen Arbeitsminister Norbert Blüm.
- Schon deshalb sinken die GKV-Ausgaben im nachfolgenden Jahr. Hinzu kommen die durch erhöhte Zuzahlungen entstehenden Einsparungen der Kassen. Die verantwortlichen Politiker rechnen sich diese Effekte als Erfolg an.
- Etwa zwei Jahre nach der Reform haben sich alle Beteiligten an die neuen Spielregeln gewöhnt. Die GKV-Ausgaben beginnen wieder zu steigen und die nächste Reform kündigt sich an.

Die teure Privatisierung von Gesundheitsausgaben

Der Trend zur Privatisierung der Gesundheitsausgaben wäre allenfalls dann tragbar, wenn sich dahinter eine allgemeine Verbesserung der Versorgungsqualität verbergen würde. Das aber ist nicht der Fall. Die privaten Zuzahlungen der GKV-Versicherten sind faktisch Preiserhöhungen, die die Patienten zusätzlich belasten, ohne dass damit mehr oder verbesserte Leistungen verbunden wären. Ihre Steuerungswirkungen bezüglich einer rationalen Inanspruchnahme medizinischer Leistungen geht hingegen nachweislich gegen Null (> S. 98 ff.). Auch die gegenüber der GKV deutlich höheren Ausgabensteigerungen der PKV lassen angesichts der Tatsache, dass die PKV-Mitglieder mit Sicherheit nicht zum kränkeren Teil der Gesellschaft gehören, nicht auf eine wirtschaftlichere Mittelverwendung durch eine Privatisierung der Krankheitsrisiken schließen. Eher ist das Gegenteil der Fall. Die PKV hat im Unterschied zur GKV keine Instrumente in der Hand, die Vergütungen für Ärzte und Krankenhäuser wirksam zu steuern bzw. zu begrenzen (> S. 121 ff.). Im Gesundheitswesen gilt die Faustregel: Je freier und unregulierter der Markt, desto höher die Preise und Krankenversicherungsbeiträge.

Das Gesundheitssystem der USA ist dafür ein anschauliches Beispiel (> S.35 f.). Es kennt nur sehr bedingt eine öffentliche Kontrolle bzw. Regulierung von Preisen und Leistungsmengen, was wesentliche Ursache für ihre deutlich über dem Niveau der anderen Industrieländer liegenden Gesundheitsausgaben ist. Dort wurden 2006 nur 45 % der Gesundheitsausgaben von öffentlichen Kostenträgern finanziert. In den anderen westlichen Industrieländern bewegt sich dieser Anteil zwischen 60

(Schweiz) und 87 % (Großbritannien). Allerdings ist der von der OECD errechnete private Finanzierungsanteil in den USA von 55 % zu relativieren. Dort haben etwa 60 % der Arbeitnehmer eine betriebliche Krankenversicherung, die entweder ganz oder überwiegend vom Arbeitgeber bezahlt wird. Der kann die dafür getätigten Ausgaben – zusammen über 200 Mrd. US-Dollar pro Jahr – steuerlich absetzen. Rechnet man diese Steuervorteile hinzu, kommt man auf einen öffentlichen Finanzierungsanteil von über 60 %. Insgesamt erhalten nach den Erkenntnissen des amerikanischen Politikwissenschaftlers Harold Wilensky 8 von 10 US-Bürgern staatliche Zuwendungen für medizinische Leistungen. Diese sind jedoch bei weitem nicht alle mit staatlicher Regulierung der damit finanzierten Leistungen verbunden. Diese fehlenden Möglichkeiten der Ausgabensteuerung sind wesentlich für die Tatsache verantwortlich, dass die USA mit 15 % einen deutlich über allen anderen OECD-Staaten liegenden Anteil der Gesundheitsausgaben am BIP haben. Länder, die entweder ein staatliches Gesundheitswesen oder eine vom Staat regulierte gesetzliche Krankenversicherung haben, kommen mit einer Gesundheitsquote von um die 10 % aus (Tabelle 1.3). Daraus folgt freilich nicht im Umkehrschluss, dass die Effizienz und Effektivität des Gesundheitswesens mit der Regulierungsdichte steigen. Auch können und sollen öffentlich gesteuerte und finanzierte Gesundheitssysteme nicht per se den Trend stoppen, dass das Gesundheitswesen eine Wachstumsbranche ist. Sie haben aber weit wirksamere Instrumente zur Hand als Systeme mit eher privater Ausgabensteuerung, diesen quasi säkularen Prozess so in den Griff zu bekommen, dass die Inanspruchnahme medizinischer Leistungen kein Luxus, sondern eine Selbstverständlichkeit für die gesamte Bevölkerung ist und trotzdem bezahlbar bleibt.

Verteilungseffekte und „Verschiebebahnhöfe"

Für die Behauptung, dass die steigenden Krankenkassenbeiträge vor allem das Resultat überproportional zunehmender Ausgaben der Krankenkassen sind, geben die Statistiken also nichts her. Sicher, die Krankenkassen haben in den vergangenen 25 Jahren Jahr für Jahr mehr Geld für die medizinische Behandlung ihrer Versicherten ausgegeben. Aber diese Mehrausgaben haben sich im Gleichschritt mit der allgemeinen wirtschaftlichen Entwicklung bewegt; ihr Anteil am BIP ist seit über 20 Jahren konstant. Weshalb aber sind trotz der moderaten Ausgabenentwicklung die Krankenkassenbeiträge von 1980 bis 2008 von durchschnittlich 11,36 auf 14,80 % gestiegen (Tabelle 1.1)? Das kann nur eine Ursache haben: Die Einnahmen der Krankenkassen sind relativ gesunken, weil die beitragspflichtigen Einkommen der Versicherten mit dem allgemeinen Wirtschaftswachstum nicht Schritt gehalten haben.
Auf den ersten Blick scheint dies mit der Entwicklung der Lohnquote zusammenzuhängen, dem Anteil der Löhne und Gehälter am Volkseinkommen. [2] Diese ist nach

---

2 In der Literatur werden zwei Typen der Lohnquote verwendet: Die Lohnquote I bezieht die Bruttoeinkommen auf das Volkseinkommen bzw. Nettosozialprodukt, die Lohnquote II auf das BIP.

Angaben des Statistischen Bundesamtes von 72,9 % in 1993 auf 64,6 % in 2007 gesunken, einen Wert, den sie zuletzt Anfang der 1970er Jahre hatte. Dabei schlugen insbesondere die letzten Jahre zu Buche; 2000 lag die Lohnquote noch wie 1993 bei 72,9 %. Man könnte jedoch nur dann einen parallelen Verlauf von Lohnquote und GKV-Beitragssätzen erwarten, wenn die gesamten Löhne und Gehälter aller Arbeitnehmer als beitragspflichtige Einkommen gelten würden; d. h. wenn es für alle Arbeitnehmer einschließlich der Beamten und der Angestellten in den höheren Einkommensgruppen weder eine Versicherungspflicht- noch eine Beitragsbemessungsgrenze gäbe. Das aber ist bekanntlich nicht der Fall. Die Lohnquote umfasst die Arbeitseinkommen der Gesamtheit der unselbständig Beschäftigten vom „Prekariat" mit Minijobbern und ALG II Empfängern bis hin zu leitenden Angestellten mit sechsstelligen Jahresgehältern. Daher ist auch die Behauptung von Berié und Fink falsch, wegen der in den 1980er und 1990er Jahren relativ konstanten Lohnquote müssten die zeitgleich steigenden GKV-Beitragssätze nicht mit sinkenden Einnahmen, sondern mit steigenden Ausgabenproblem in Verbindung gebracht werden.

Entscheidend für die GKV-Finanzierung ist nicht die Entwicklung der Lohnquote, sondern die der beitragspflichtigen Einnahmen. Diese haben seit über 20 Jahren ein deutlich geringeres Wachstum als die allgemeine wirtschaftliche Entwicklung und die Beitragsbemessungsgrenze in der GKV.[3] Hier ist ein disparater Trend zu beobachten, vor dem der Gesundheits-Sachverständigenrat bereits in seinem Gutachten von 1994 warnte. In dem Maß, wie die Steigerung der beitragspflichtigen Einkommen unter der des BIP bleiben, entsteht eine Schere zwischen Einnahmen und Ausgaben der Krankenkassen, da sich die Kosten im Gesundheitswesen am BIP bzw. der allgemeinen wirtschaftlichen Entwicklung orientieren und nicht an den Einnahmen der Krankenkassen. Die Lebenslüge des seit Ende der 1970er Jahre geltenden Paradigmas der einnahmeorientierten Ausgabenpolitik war und ist die implizite Unterstellung bzw. Erwartung, dass die Entwicklung des BIP und die der GKV-Einnahmen einen zumindest annähernd gleichen Verlauf haben. Nur so können die Beitragssätze ohne Leistungseinschränkungen stabil gehalten werden.

Das aber ist schon lange nicht mehr der Fall, wenn es denn je so war. Der Sachverständigenrat für das Gesundheitswesen konstatierte in seinem Gutachten 2003 eine deutliche Wachstumslücke zwischen beitragspflichtigen Einnahmen der GKV und dem BIP. Von 1980 bis 2000 stiegen

- die beitragspflichtigen Einnahmen je GKV-Mitglied um 84,32 %,
- das Bruttoeinkommen aus unselbständiger Arbeit um 90,72 %,
- die Beitragsbemessungsgrenze (West) um 104,72 % sowie
- das BIP je Erwerbstätigen um 115,22 %.

Hätten sich die beitragspflichtigen Einkommen der GKV-Versicherten parallel zum allgemeinen Wirtschaftswachstum entwickelt, wäre der durchschnittliche GKV-

---

3 Die Beitragsbemessungsgrenze in der GKV lag 2008 bei 3.600 Euro pro Monat. Ihre jährliche Fortschreibung folgt mit einjähriger Verzögerung der Entwicklung des Bruttolohns je Arbeitnehmer.

Beitrag gegenwärtig um 2 bis 3 Prozentpunkte niedriger und damit auf dem Niveau der frühen 1980er Jahre. Das unterdurchschnittliche Wachstum der beitragspflichtigen Einnahmen verweist auf disparate Einkommensentwicklungen diesseits und jenseits der Beitragsbemessungsgrenze. Die Gehälter der besser verdienenden Angestellten sind stärker gestiegen als der Durchschnitt der Arbeitnehmereinkommen und die Renten. Wir werden auf diesen Sachverhalt noch zurückkommen, wenn es in um die Finanzierungsprobleme der GKV geht (> S. 117 ff.).

Neben der scherenförmigen Entwicklung von BIP und beitragspflichtigem Einkommen der abhängig Beschäftigten spielen auch politisch verfügte Kürzungen der GKV-Einnahmen eine Rolle. Seit 30 Jahren wurden wiederholt von der Bundesregierung – unabhängig von ihrer parteipolitischen Couleur – die Zahlungen der anderen Sozialversicherungsträger an die GKV für die Krankenversicherung von Rentnern und Arbeitslosen bzw. Empfängern von Grundsicherungsleistungen („Hartz IV") gekürzt, eine auch als „Verschiebebahnhofspolitik" bekannte Praxis. Die von der Bundesagentur für Arbeit und den Rentenversicherungsträgern zu leistenden Krankenversicherungsbeiträge wurden abgesenkt, um nicht nur diese Sozialversicherungsträger, sondern auch den Bundeshaushalt zu entlasten. Denn im Unterschied zur GKV muss der Bund bei der Renten- und Arbeitslosenversicherung für Defizite geradestehen, die nicht durch Beitragserhöhungen abgedeckt werden können oder sollen:

- Den Auftakt machte das Krankenversicherungs-Kostendämpfungsgesetz vom 27.6.1977 (KVKG). Es senkte den Beitrag der Krankenversicherung der Rentner (KVdR) von 17 auf nominell 11,7 % der Rentensumme. Dadurch wurden die Leistungsausgaben für Rentner 1978 nur noch zu 55 % durch die KVdR-Beitragseinnahmen gedeckt. Diese Quote sank bis 2005 auf etwa 45 %.
- In der Arbeitslosenversicherung wurden die von der Bundesagentur für Arbeit (BA) an die GKV überwiesenen Krankenversicherungsbeiträge für Arbeitslose seit Anfang der 1990er Jahren mehrfach abgesenkt. Früher zahlte die BA für Arbeitslose exakt den Krankenversicherungsbeitrag, den arbeitslos gewordenen Arbeitnehmer im Erwerbsleben zu leisten hatten. Diese Beitragsbemessungsgrundlage wurde zunächst auf 80 % des ehemaligen Erwerbseinkommens abgesenkt und ist heute das ausgezahlte Arbeitslosengeld.

Allein seit 1989 wurde in insgesamt 12 Gesetzen die GKV durch Reduzierung der Krankenversicherungsbeiträge anderer Sozialversicherungsträger finanziell belastet. Wie hoch die durch diese und andere Umschichtung im Sozialbudget entstandenen Einnahmeverluste der GKV insgesamt sind, lässt sich nicht genau schätzen. Fritz Beske kommt in seinen Berechnungen auf Belastungen allein durch die zwischen 1989 und 2005 praktizierte Verschiebebahnhofspolitik von jährlich 6,13 Mrd. Euro. Das wären ca. 0,6 Betragssatzpunkte. Diese Schätzung mag überhöht sein, aber auf 0,3 bis 0,4 Beitragssatzpunkte kommt man allemal. Dadurch wird vor allem die Bundesagentur für Arbeit entlastet, so dass es sich aus volkswirtschaftlicher Sicht um ein Nullsummenspiel handelt. Die GKV-Reform 2007 kompensiert diese Einnahmeverluste der Kassen allerdings wieder, indem bis 2014 stufenweise 14 Mrd. Euro aus dem Bundeshaushalt in den Gesundheitsfonds der GKV fließen. Das vergisst Beske in seinen aktuellen Fortschreibungen von Effekten der Verschiebebahnhofspolitik.

Zusammenfassend kann festgehalten werden, dass die seit über 20 Jahren kontinuierlich steigenden Beitragssätze der GKV nicht die Konsequenz von überproportionalen Zuwächsen bei den Leistungsausgaben sind, sondern das Resultat relativ sinkender Beitragseinnahmen in Folge
- einer wachsenden Einkommensdifferenzierung bei den Arbeitnehmern,
- der Arbeitsmarktentwicklung,
- des steigenden Rentneranteils sowie
- politisch verfügter Umschichtungen im Sozialbudget.

Die Erweiterung und Stabilisierung ihrer Einnahmebasis ist ein für die Zukunft der GKV entscheidender Faktor. Das bedeutet nicht, dass der Ausgabensteuerung im Gesundheitswesen eine nachrangige Bedeutung zukommt. Letzteres ist nach wie der Schwerpunkt der Gesundheitspolitik, oder sollte es zumindest sein. Aber klar ist, dass die Beitragssätze der GKV ohne eine grundlegende Änderung ihrer Finanzierungsstruktur unangemessen wachsen und dadurch die GKV politisch wie ökonomisch existenziell schwächen werden.

Das deutsche Gesundheitswesen – eines der teuersten der Welt?

Überproportional zur Gesamtwirtschaft steigende Gesundheitsausgaben sind keine deutsche Besonderheit. Dieses Phänomen ist in allen entwickelten Ländern im Laufe der letzten 30 Jahre zu beobachten. 1975 lag deren Anteil am BIP, auch Gesundheitsquote genannt, international zwischen 6 und 8 %, heute hingegen zwischen 8 und 15 % (Tabelle 1.3). Das deutsche Gesundheitswesen liegt hinter dem der USA und der Schweiz mit seinem BIP-Anteil an dritter Stelle, knapp vor Frankreich. Das scheint auf den ersten Blick auf ein besonders kostspieliges Gesundheitswesen in Deutschland schließen zu lassen. Aber für internationale Vergleiche ist die Gesundheitsquote nur bedingt tauglich als Indikator für eine relativ teure bzw. kostengünstige medizinische Versorgung. Der BIP-Anteil der Gesundheitsausgaben hängt naturgemäß gleichermaßen vom allgemeinen wirtschaftlichen Wachstum wie von der Kostenentwicklung und Leistungsinanspruchnahme im Gesundheitswesen ab. Wenn die Wachstumsrate des BIP abnimmt und die von der konjunkturellen Entwicklung eher unabhängigen Gesundheitsausgaben konstant bleiben, wächst zwangsläufig der BIP-Anteil der Gesundheitsausgaben. Umgekehrt sinkt im konjunkturellen Aufschwung die Gesundheitsquote, ohne dass dies irgendetwas mit einer Kostensenkung im Gesundheitswesen zu tun hat. Irland z. B. hat eine mit 7,1 % relativ niedrige Gesundheitsquote, Schweden mit 9,1 % eine deutlich höhere. Dennoch liegen die Pro-

Kopf-Ausgaben für Gesundheitsleistungen in Irland nur wenig unter dem Niveau von Schweden (Tabelle 1.4). Irland hat nach seinem Beitritt zur EU eine rasante wirtschaftliche Entwicklung genommen mit über dem EU-Durchschnitt liegenden Wachstumsraten. Zeitgleich stiegen auch die Gesundheitsausgaben pro Kopf erheblich, die seit 1995 die höchsten Wachstumsraten nicht nur in Europa, sondern auch in der OECD haben (1995-2000: 48,8 %; 2000-2004: 143,5 %). Irland konnte diese Entwicklung nur dank seines hohen allgemeinen Wirtschaftswachstums ohne Anstieg der Gesundheitsquote verkraften. Ein ähnlicher Prozess ist in Österreich zu beobachten, das seit 1995 die gleichen Pro-Kopf-Ausgaben für Gesundheit wie Deutschland hat, aber eine deutlich niedrigere Gesundheitsquote. Dieser Unterschied ist Ausdruck der positiveren wirtschaftlichen Entwicklung in Österreich Für internationale Vergleiche sind die nach Kaufkraftparität in US-Dollar berechneten Pro-Kopf-Ausgaben

Tabelle 1.3: Gesundheitsausgaben international (BIP-Anteil in v. H.) *

Land	1975	1985	1990	1995	2000	2005
Deutschland	8,4	8,8	8,3	10,1	10,3	10,7
Frankreich	6,4	8,0	8,4	9,9	10,3	11,1
Irland	7,3	7,5	6,1	6,7	6,3	7,5
Italien	-	7,7	7,7	7,3	8,1	8,9
Japan	5,7	6,7	6,0	6,9	7,7	8,0
Kanada	7,0	8,1	8,9	9,0	8,8	9,8
Niederlande	7,1	7,3	8,0	8,3	8,0	9,2
Österreich	7,0	7,8	7,0	9,8	10,0	10,2
Schweden	7,6	8,6	8,3	8,1	8,4	9,1
Schweiz	7,0	7,8	8,3	9,7	10,4	11,6
Spanien	4,6	5,4	6,5	7,4	7,2	8,3
UK (GB)	5,5	5,9	6,0	7,0	7,3	8,3
USA	7,9	10,0	11,9	13,3	13,2	15,3

* 1970-1985 nur Westdeutschland; Österreich ab 1995 veränderte Erhebung.
Quelle: OECD; eigene Zusammenstellung

eine weit besser beeignete Benchmark-Größe als die Gesundheitsquote. Deutschland liegt hier nicht wie beim BIP-Anteil an dritter, sondern gemeinsam mit den Niederlanden hinter den USA, der Schweiz, Kanada, Frankreich und Österreich an sechster Stelle (Tabelle 1.4). Bemerkenswert sind dabei die vergleichsweise geringen Ausgabenzuwächse in den letzten 10 Jahren. In Deutschland stiegen die Pro-Kopf-Ausgaben zwischen 1995 und 2005 um 47,7 %, zwischen 2000 und 2005 um 24,8 % und liegen mittlerweile unter dem Durchschnitt der hier aufgeführten Länder. Zum Vergleich: In Frankreich lagen diese Zuwachsraten in denselben Zeiträumen bei 63,4 bzw. 35,7 %, in den Niederlanden bei 69,9 bzw. 37,0 % und in Großbritannien (UK)

Tabelle 1.4: Gesundheitsausgaben pro Kopf in US-$ (Kaufkraftparität)

Land	1975	1985	1990	1995	2000	2005
Deutschland	950	1.378	1.730	2.225	2.634	3.287
Frankreich	677	1.059	1.499	2.065	2.487	3.374
Irland	519	661	796	1.211	1.822	2.926
Italien	-	-	1.380	1.562	2.078	2.532
Japan	583	871	1.121	1.546	1.967	2.358
Kanada	780	1.264	1.738	2.057	2.509	3.226
Niederlande	755	984	1.434	1.821	2.258	3.094
Österreich	769	922	1.327	2.250	2.825	3.419
Schweden	938	1.262	1.581	1.733	2.272	2.918
Schweiz	1.030	1.473	2.028	2.571	3.181	4.177
Spanien	363	496	872	1.193	1.520	2.261
UK (GB)	482	709	987	1.385	1.858	2.508
USA	1.068	1.768	2.738	3.656	4.569	6.401
OECD	759	1.007	1.484	1.939	2.445	3.112

Quelle: OECD, eigene Zusammenstellung

bei 81,1 bzw. 35,0 %. Alle modernen Volkswirtschaften verwenden einenstetig wachsenden Teil ihrer Wirtschaftskraft auf das Gesundheitswesen. Allerdings zeigt Tabelle 1.4 eine Tendenz zu einer internationalen Nivellierung der Pro-Kopf-Ausgaben. Dies hängt auch mit der Entwicklung der EU zusammen, die zu einer weitgehenden Angleichung der Lebenshaltungskosten in ihren Mitgliedstaaten geführt hat und damit indirekt auch zu einer Angleichung der Gesundheitsausgaben. In fast allen Ländern wechseln sich zudem relativ kurze Perioden starker Ausgabensteigerungen und mit längeren Zeiträumen relativer Konstanz ab. Österreich hatte z. B. zwischen 1990 und 1995 mit 68 % ein außergewöhnliches Wachstum, das sich danach wieder auf ein Normalmaß einpegelte. Solche periodischen Wachstumsschübe hängen zumeist mit der Befriedigung von Nachholbedarf in der Infrastruktur und im Leistungsniveau des jeweiligen medizinischen Versorgungssystems zusammen. Das war in Deutschland, wie oben bereits erwähnt, jeweils in der ersten Hälfte der 1970er und 1990er Jahre des vergangenen Jahrhunderts der Fall. Auch die großen Zuwächse in Großbritannien seit Ende der 1990er Jahre sind das Ergebnis von Nachholinvestitionen der Labour-Regierung, nachdem Maggie Thatcher und ihre Torie-Regierung den National Health Service zuvor finanziell ausgetrocknet hatten.

Alles in allem haben sich aber die Zuwachsraten der Gesundheitsausgaben international in den letzten 10 Jahren deutlich verringert, was auch mit den in den einzelnen Ländern gemachten Anstrengungen zur Kostendämpfung im Gesundheitswesen zusammenhängt. Ohne diese politischen Eingriffe, egal wie sachgerecht oder halbherzig sie im Einzelfall auch gewesen sein mögen, wäre diese Entwicklung nicht möglich gewesen. Denn das Gesundheitswesen ist ein Wirtschaftszweig, in dem das Angebot die Höhe der Nachfrage beeinflussen kann, wenn dem keine von der Politik eingesetzten Steuerungsinstrumente entgegenwirken (> S. 36 ff.). Eine internationale Vergleichsstudie des Commonwealth-Fund (Andersen et al.), einer großen Forschungseinrichtung in den USA, bescheinigt Deutschland die zwischen 1985 und 2005 im Jahresdurchschnitt mit 2,2 % geringsten Zuwächse bei den Pro-Kopf-Ausgaben für Gesundheitsdienste. Zum Vergleich: USA 4,3 %, Niederlande: 3,2 %, Frankreich: 2,9 % und Kanada: 2,8 %. Vor dem Hintergrund dieser und anderer Vergleichsdaten hat das deutsche Gesundheitswesen international einen sehr viel besseren Ruf als zu Hause. Im Vorwort zur deutschen Ausgabe seiner kritischen Auseinandersetzung mit der Gesundheitsökonomie stellt der amerikanische Gesundheitsökonom Thomas Rice fest: „Im Großen und Ganzen ist die Kostenentwicklung im deutschen Gesundheitswesen vergleichsweise unter Kontrolle und das System der flächendeckenden Preisstandards macht alles in allem jeden Patienten der gesetzliche Krankenversicherung für die Leistungserbringer gleich attraktiv".

Bremst die GKV die „Beschäftigungslokomotive" Gesundheitswesen?

Das Gesundheitswesen ist die mit 4,9 Millionen Beschäftigten mittlerweile größte Dienstleistungsbranche in Deutschland. Dienstleistungen haben generell wegen ihrer gegenüber der Industrieproduktion geringeren Rationalisierbarkeit die Eigenschaft, einen immer größeren Anteil der Wertschöpfung und vor allem des Arbeitskräftepotenzials moderner Volkswirtschaften für sich zu beanspruchen. Für die Verbraucher drückt sich dieser Prozess der unterschiedlichen Produktivitätsentwicklung in relativ sinkenden Konsumgüterpreisen und relativ steigenden Preisen für Dienstleistungen aus. Heute zahlen wir für Autos, Fernseher oder die meisten Lebensmittel relativ weniger als vor 20 oder 30 Jahren; dafür geben wir mehr für personenbezogene Dienstleistungen aus. Physiotherapie, Krankenpflege und ärztliche Versorgung kosten langsam aber stetig mehr als weitgehend automatisch hergestellte Industrieprodukte.

Dieser von Ökonomen auch als „Preisstruktureffekt" bezeichnete Sachverhalt ist ein sowohl empirisch nachweisbarer als auch theoretisch erklärbarer Vorgang. Er wurde bereits in den 1950er Jahren von Jean Fourastié in seiner Studie über die im Zuge der Produktivitätsentwicklung in der Landwirtschaft und der Industrie wachsende Bedeutung des Dienstleistungssektors grundsätzlich analysiert. Wirtschaftsbereiche mit einem starken Anteil von personenbezogenen Dienstleistungen haben einen zunehmenden Anteil sowohl an der volkswirtschaftlichen Wertschöpfung als auch an den Arbeitsplätzen. Dieser Vorgang ergibt sich daraus, dass die Produktivität bei den personenbezogenen Dienstleistungen, weit weniger gesteigert werden kann als bei der Herstellung industrieller Güter. Deshalb sind Ausgabensteigerungen im Gesundheitswesen nicht notwendigerweise ein Krisensymptom, sondern auch ein Indikator für Strukturveränderungen in unserer Volkswirtschaft und zugleich ein Instrument zur Bewältigung der dabei zwangsläufig entstehenden Arbeitsmarktprobleme. So, wie die Industrie bis in die 1950er Jahre die in der Landwirtschaft nicht mehr benötigten Arbeitskräfte auffing, können personalintensive Dienstleistungsbranchen wie das Gesundheitswesen die durch die stark wachsende Produktivität in der Industrie wegfallenden Jobs ersetzen. In seinem Gutachten 1985/86 stellte der Wirtschafts-Sachverständigenrat im Kern richtig fest: „Das Gesundheitswesen ist ein Wachstumssektor. Es ist zudem ein Bereich, in dem arbeitsintensiv produziert wird und der deshalb immer mehr Menschen Chancen der Beschäftigung bietet."

Dieser Prozess ist in der Vergangenheit weit dynamischer verlaufen, als er in der Zukunft womöglich zu erwarten ist. Entsprechend der oben beschriebenen Ausgabenentwicklung im Gesundheitswesen macht sich dort seit über 10 Jahren eine Abflachung der Zuwächse an Arbeitsplätzen bemerkbar. Der Gesundheits-Sachverständigenrat registrierte 1997 für die Jahre 1970 bis 1993 fast eine Verdreifachung der Beschäftigten im Gesundheitswesen von 291 auf 842 Tausend. Das entspricht einer durchschnittlichen jährlichen Steigerungsrate von 4,3 %. Er zitiert fer-

ner eine Studie des von der Bundesvereinigung der Arbeitgeberverbände unterhalte-
nen Instituts der Deutschen Wirtschaft (IW), wonach von den zwischen 1976 und
1994 neu entstandenen 1,5 Millionen Arbeitsplätzen allein 650 Tausend, also fast die
Hälfte, in Krankenhäusern, Arztpraxen und anderen Einrichtungen des Gesundheitswesens entstanden sind. Aber dieser „Jobmaschinen"-Effekt scheint abzunehmen:

- In der bislang methodisch gründlichsten Studie zum Thema kommen Ostwald
  und Ranscht zu dem Ergebnis, dass zwischen 1997 und 2004 der durchschnittliche jährliche Zuwachs an Arbeitsplätzen im Gesundheitswesen auf knapp 2 %
  gesunken ist. Für die Jahre 1998 bis 2003 kommt das Hamburgische Weltwirtschaftsinstitut (HWWI) sogar nur noch auf einen durchschnittlichen jährlichen
  Zuwachs von 0,51 %.
- Für die kommenden Jahre ist von einer weiter abnehmenden Zuwachsrate der
  Erwerbstätigen im Gesundheitswesen auszugehen. Ostwald und Ranscht schätzen, dass sich das Beschäftigungswachstum in der Gesundheitswirtschaft bis
  zum Jahre 2020 stetig verlangsamen wird. Während im Jahr 2011 noch von einem Zuwachs an Arbeitsplätzen um 0,9 % auszugehen sei, reduziere sich dieses
  bis zum Jahr 2020 auf 0,3 %.
- Auch die anderen Prognosen zur Beschäftigungsentwicklung im Gesundheitswesen sind zurückhaltend Sie erwarten für die Zukunft im Vergleich zur Entwicklung in den 1970er und 1980er Jahren ein eher bescheidene Beschäftigungswachstum im Gesundheitswesen. Es schwankt für den Prognosehorizont 2010
  zwischen 0,8 und 2,1 %, für 2020 zwischen 0,38 und 1,57 % im jährlichen
  Durchschnitt (Tabelle 1.5). Das sind deutliche geringere Zuwächse als in den
  1970er und 1980er Jahren.

Tabelle 1.5: Prognosen zur Beschäftigungsentwicklung im Gesundheitswesen

Studien	Prognosehorizont	Jährliches Wachstum in v. H.
WZB 2000	2010	1,0 - 2,1
DIW 2001	2005	1,2
BASYS 2003	2010	1,8
Allianz 2004	2020	0,38
HWWI	2010/2020	0,84 - 1,57

Quelle: HWWI (Straubhaar et al.) 2006, eigene Zusammenstellung

Einige dieser Studien, insbesondere die der Allianz-Versicherung und des HWWI, halten jedoch höhere Beschäftigungszuwächse für möglich, wenn sich die Politik zu einer Abkehr von administrativ verfügten Ausgabenbegrenzungen, einer Liberalisierung von Zulassungsbestimmungen für Arzneimittel und Medizinprodukte sowie vor allem einer stärken Privatisierung der Absicherung von Krankheitsrisiken bewegen ließe. Die GKV, so ihr Credo, sei nicht nur in Bezug auf steigende Lohnnebenkosten (> S. 41 ff.), sondern auch durch ihre strikten Regulierungsmechanismen von Mengen und Preisen für medizinische Leistungen eine Wachstumsbremse. Das HWWI kommt in seinem Szenario zu dem Ergebnis, dass bei unveränderten Fortbestand des GKV-Systems („Status-quo-Szenario") die Gesundheitsquote bis 2010 auf 12,0 und bis 2020 auf 13,3 % steigen wird. Forme man die GKV in eine private Pflichtversicherung mit Kontrahierungszwang und individueller, risikobezogener Vertragsgestaltung um („liberales Szenario"), würde der BIP-Anteil der Gesundheitsausgaben auf 12,6 bzw. 14,9 % steigen. Das ist reine Spekulation und sagt zudem gar nichts darüber aus, ob es sich um ein wirklich wünschenswertes Wachstum handeln würde. Das US-Gesundheitswesen hat einen deutlich höheren BIP-Anteil als das deutsche Tabelle 1.3), ist aber wesentlich unwirtschaftlicher, wie gleich noch gezeigt wird.

Der Grund für das abflachende Wachstum ist vor allem in der Pharmaindustrie und der Medizintechnik zu suchen, wo hohe Arbeitsplatzverluste zu erwarten sind. Ostwald und Ranscht schätzen, dass zwischen 2004 und 2020 die Zahl der Erwerbstätigen im Gesundheitswesen zwar insgesamt um 7,8 % steigen, jedoch in der Pharmaindustrie um 18,0 und in der Medizintechnik um 13,8 % abnehmen wird (Tabelle 1.6). Das ist auch nicht verwunderlich, weil beide Branchen zum verarbeitenden Gewerbe gehören, das generell wegen der hohen Produktivitätsentwicklung einem säkularen Trend zur Beschäftigungsabnahme unterliegt. Das Beschäftigungswachstum im Gesundheitswesen wird allein von den Versorgungseinrichtungen mit ihrer

Tabelle 1.6: Erwerbstätige in der deutschen Gesundheitswirtschaft in 1000

Gesundheitswirtschaft	1996	2004	2020	1996-2004	2004-2020
Insgesamt	4.211,7	4.900,5	6.284,1	+ 16,4 %	+ 7,8 %
Versorgungseinrichtungen	2.985,6	3.548,9	4.108,0	+ 18,9 %	+ 13,2 %
Pharmaindustrie	116,2	133,4	109,4	+ 14,8 %	- 18,0 %
Medizintechnik	171,2	187,7	161,9	+ 9,7 %	- 13,8 %
Handel	479,0	569,1	544,1	+ 18,8 %	- 4,4 %

Quelle: Oswald und Ranscht 2007, eigene Zusammenstellung

hohen Personalintensität getragen. Vor diesem empirischen Hintergrund ist die von Vertretern des medizinisch-industriellen Komplexes gerne aufgegriffenen These von L. A. Nefiodow, der Gesundheitssektor sei potenzieller Träger eines neuen „Kondratieff-Zyklus" [4], d. h. einer langfristigen Wachstumsentwicklung durch technologische Basisinnovationen, sehr mutig. Sehr viel mehr spricht für einen abnehmenden Grenznutzen medizinischer Innovationen, d. h. dass jeder im Gesundheitswesen zusätzlich investierte Euro oder Dollar einen sinkenden Zusatzertrag bringt. Positive Beschäftigungspotenziale hat das Gesundheitswesen in erster Linie im pflegerischen Bereich. Diese können aber nur durch einen Ausbau der sozialen Pflegeversicherung und eine Förderung nichtärztlicher Gesundheitsberufe realisiert werden.

Die Scholastik der Lehrbuchökonomie

Die Beschäftigungswirkung des Ausbaus der GKV in den 1970er und 1980er Jahren war mehr als doppelt so hoch waren wie in dem „liberalen" Pognose-Szenario des HWWI auf Basis einer Privatisierung der Gesundheitsrisiken. Die neoklassischen, einem scholastischen Marktbegriff verpflichteten Ökonomen des HWWI würden darauf mit Sicherheit antworten, mit einem PKV-System hätte man schon damals noch höhere Wachstumsraten erzielt. Das ist natürlich nicht beweisbar, entspricht aber der üblichen Praxis der Lehrbuchökonomie, das praktische Scheitern ihrer theoretischen Modelle in einer Art Geisterfahrermentalität nicht auf dessen Fehler zurückzuführen, sondern einer „verkehrten" Realität anzulasten. Nicht die Modelle seien falsch, sondern deren unzulängliche Umsetzung durch die Politik, die Tarifparteien oder wen auch immer. Der Wissenschaftssoziologe Hans Albert hat diese Immunisierungsstrategie bereits vor über 50 Jahren als „Modell-Platonismus" kritisiert. Der Maßstab dieser Scholastik ist nicht, welches ordnungspolitische System für eine umfassende medizinische Versorgung unter den Gesichtspunkten von Effizienz und Effektivität am besten geeignet ist, sondern der Kathechismus der nach wie vor in Deutschland die akademische Lehre beherrschenden neoklassischen Ökonomie. [5]

---

4 Der Ökonom N. A. Kondratieff veröffentlichte 1926 eine Studie über „Die langen Wellen der Konjunktur", die er mit der Anwendung bestimmter Technologien, insbesondere der Antriebskraft zusammenbrachte. Diese Wellen umspannen einen Zeitraum von etwa 50 Jahren. Der „1. Kondratieff" bis Mitte des 19. Jahrhunderts war getragen von der Dampfmaschine, der „2. Kondratieff" bis Ende des 19. Jahrhunderts von der Eisenbahn, der „3. Kondratieff" bis Mitte des 20. Jahrhunderts von der elektrischen Energie.
5 Die neoklassische Ökonomie geht axiomatisch von einem Marktgleichgewicht von Angebot und Nachfrage aus. Sie leitet daraus auf Basis der Denkfigur des stets seinen Nutzen maximierenden „Homo oeconomicus" in komplexen mathematischen Ableitungen „Gleichgewichtspreise" als normative Größen ab. Ökonomen wie Nicholas Kaldor kritisieren an diesen vom Ökonomie-Nobelpreisträger Debreu zur Perfektion getriebenen Modellen, dass sie in sich zwar logisch stimmig sind, aber auf Annahmen beruhen, die entweder nicht verifizierbar sind oder im Widerspruch zur Empirie stehen. Auf jeden Fall seien sie weder in der Lage, noch zielten sie darauf ab, reale Vorgänge zu erklären.

Diese unterstellt, dass auch im Gesundheitswesen nur das von politischen Einflüssen freie und ungerührte Zusammenspiel von Angebot und Nachfrage auf dem Markt die Präferenzen der Menschen angemessen widerspiegeln und so das wirtschaftliche Optimum erzielen kann. Weil, so z. B. die Überzeugung des HWWI, im GKV-System die Präferenzen der Versicherten sich nicht direkt am Markt offenbaren, sondern durch einen festen Leistungskatalog eingeengt seien, komme es „zu einer ineffzienten, d. h. nicht präferenz- und knappheitsgesteuerten Allokation der Ressourcen im Gesundheitswesen." Damit wird die Erfüllung der Dogmen der neoklassischen Ökonomie zum Maßstab für eine rationale Ressourcensteuerung im Gesundheitswesen gemacht und nicht eine angemessene medizinische Versorgung für die gesamte Bevölkerung. Die Präferenzen der Versicherten können gerade erst durch das Bedarfsprinzip der GKV zur Geltung kommen, das die Nachfrage nach medizinischen Leistungen von den individuellen Einkommensverhältnissen der Versicherten unabhängig macht. Darauf werden Neoklassiker mit Sicherheit antworten, genau das sei ja das Problem, weil das zu einer Überinanspruchnahme, eben einer „ineffizienten Allokation der Ressourcen" führe, eine weder theoretisch haltbare noch empirisch belegbare Behauptung (> S. 93 ff.).

Exkurs: Das Beispiel USA

Aus der Sicht neoklassischer Ökonomen müsste das „liberale" US-amerikanische Gesundheitswesen, das nur für Soldaten, Rentner und Sozialhilfeempfänger eine öffentlich finanzierte Gesundheitsversorgung kennt, zwar nicht die perfekte Umsetzung ihrer Modelle, aber zumindest den Systemen mit umfassender staatlicher Regulierung überlegen sein. Aber es gilt im internationalen Vergleich bezüglich seines Preis-Leistungs-Verhältnisses als eines der schlechtesten, gerade weil es keine die gesamte Bevölkerung umfassende gesetzliche Absicherung der Krankheitsrisiken mit entsprechenden politischen Instrumenten zur Kostenkontrolle kennt. 35 % der 19- bis 64-Jährigen sind in den USA gar nicht oder in riskanter Weise unterversichert, wie eine Untersuchung des Commonwealth Fund aus dem Jahr 2005 ergab (Schoen et al.). Zugleich sind die Preise für medizinische Leistungen enorm hoch. So sind nach Ermittlungen desselben Instituts (Andersen et al. 2007) in den USA:

- Krankenhausaufenthalte pro Tag vier Mal so teuer wie in Deutschland (2.180 gegenüber 554 US-$),
- die durchschnittlichen Krankenhaus-Fallkosten mit 12.466 US-$ um fast 140 % und
- die Arzneimittelausgaben pro Kopf um 67 % höher als in Deutschland.

Auch mit Unwirtschaftlichkeit kann man quantitatives wirtschaftliches Wachstum fördern, wenn man es zum Selbstzweck macht, wie wir spätestens seit Keynes' ironischen Hinweis auf den Pyramidenbau als Jobmaschine wissen. So gesehen ist die These des HWWI, eine Privatisierung der Gesundheitsrisiken könne wirtschaftliches

Wachstum fördern, nicht völlig aus der Luft gegriffen. Nur wäre das, wie es Bill Clintons Arbeitsminister Robert Reich einmal in einem anderen Zusammenhang formulierte, „Keynes für Reiche". Profitieren würden nur der medizinisch-industrielle Komplex, Versicherungsgesellschaften und Anwaltskanzleien, aber nicht die Patienten, wie die hohen Preise für medizinische Leistungen und die enormen Bürokratiekosten in den USA zeigen (> S. 186). Die Privatisierung von Gesundheits-risiken ist mit hohen Kollateralschäden für die Volkswirtschaft verbunden, die man nur mit einer umfassenden gesetzlichen Krankenversicherung und entsprechenden Regulierungen vermeiden kann. Darin sind sich renommierte US-Ökonomen wie Paul Krugman, Robert Reich, Uwe Reinhardt oder Joseph Stiglitz sogar mit Arbeit-gebern in den USA einig, denen ihre mit privaten Versicherungsunternehmen verein-barten Health Plans für ihre Belegschaften zu teuer werden. Sie schlugen im Jahr 2005 bei den großen Automobilfirmen mit bis zu 1.500 US-$ pro gebautem Fahrzeug zu Buche. Aufmerksame Leser von „FAZ", „Handelsblatt" oder „FTD" wissen das. Die von unseren Arbeitgeberverbänden gepflegte Vorstellung, sie könnten durch eine Privatisierung der GKV Lohnkosten sparen, ist der auch in der Wirtschaft nicht un-bekannte Sieg der Ideologie über ökonomische Sachargumente.

Steigende Gesundheitsausgaben durch Anbieterdominanz

Die in Modellen wie denen des HWWI und anderer neoklassischer Ökonomen impli-zit enthaltene Vorstellung, das Gesundheitswesen könne wie ein Supermarkt organi-siert werden, in dem sich die Konsumenten einen Warenkorb nach ihrer individuellen Präferenzen zusammenstellen, ist realitätsfremd. Es basiert auf einer begriffslosen Verwendung von Modellen der Lehrbuchökonomie, deren universelle Gültigkeit in allen Wirtschaftsbereichen und sogar darüber hinaus von vielen Ökonomen postuliert wird. [6] Sie gehen davon aus, dass Angebot und Nachfrage nach Gütern und Dienst-leistungen überall unabhängig voneinander bestimmt werden. Die Konsumenten und die Produzenten haben jeweils eigene, von anderen Einflüssen weitgehend unabhän-gige Kosten-Nutzen-Vorstellungen, die sich auf dem Markt treffen. Wenn die Nach-frage das Angebot übersteigt, steigen die Preise, im umgekehrten Fall sinken sie. Ein solches Gleichgewicht von Angebot und Nachfrage kann sich nach Auffassung der meisten Gesundheitsökonomen im Gesundheitswesen nicht quasi von alleine herstel-len, wenn man den Marktkräften freien Lauf lässt. Stattdessen wird ein systemimma-nentes Ungleichgewicht konstatiert. Eine 1990 veröffentlichte Befragung von 300 Gesundheitsökonomen in Kanada und den USA ergab, dass 81 % von ihnen der Ansicht waren, dass Ärzte eine Nachfrage nach ihren eigenen Leistungen erzeugten.

---

6 Der amerikanische Ökonom Gary Becker erhielt für die Übertragung mikroökonomischer Modelle auf das Liebes- und Familienleben sogar den Nobelpreis für Wirtschaftswissenschaften. Der Ökonom Kenneth Boulding münzte auf diesen sozialwissenschaftlichen Generalvertretungsanspruch den Begriff „Imperia-lismus der Ökonomen". In der Gesundheitspolitik spielt diese ökonomistische Denkweise unter dem Begriff „Moral Hazard" eine wichtige Rolle (> S. 95 ff.).

Sie halten das Gesundheitswesen für einen von den Anbietern dominierten Wirtschaftszweig, der ein Gleichgewicht von Angebot und Nachfrage grundsätzlich nicht kennt.

Die Gegenthese neoklassischer Ökonomen, es gäbe beidseitige Informationsasymetrien, weil die Ärzte wenig über die Präferenzen ihrer Patienten wüssten und diese vor allem unter wettbewerblichen Bedingungen sehr wohl über Instrumente verfügten, das Arztverhalten zu beeinflussen, ist eine naive Übertragung der Welt der Konsumgütermärkte auf das Gesundheitswesen. Die dafür angeführten Beispiele tun zudem so, als ginge es bei der Inanspruchnahme von Leistungen im Gesundheitswesen immer so zu wie bei der Auswahl und dem routinemäßigen Besuch eines Hausarztes. Die hinter solchen mikroökonomischen Modellen stehende Vorstellung, dass die Ärzte ihren Patienten einen Strauß von Behandlungsmöglichkeiten anbieten, von denen diese dann die ihnen genehme aussuchen, geht an der Realität des Arzt-Patient-Verhältnisses vorbei. Sie entspricht dem idyllischen Duktus vieler Lehrbücher zur Volkswirtschaftslehre, über die der Ökonomie-Nobelpreisträger 2008 Paul Krugman in einem Interview mit der „FAZ" (17. 06. 2000) klagte, man finde in ihnen „jede Menge Farmer, die die Bewirtschaftung ihres Bodens optimieren", aber von der „Wirtschaft draußen" sei kaum die Rede. Weder funktioniert die moderne Volkswirtschaft wie ein Bauernhof oder ein Krauterladen, noch sind die Abläufe in einer Hausarztpraxis mit denen im medizinisch-industriellen Komplex insgesamt gleich zu setzen. Nach einer international geltenden Faustregel entfallen 80 % der Gesundheitsausgaben auf 20 % der Patientinnen und Patienten, allesamt schwer oder chronisch kranke Menschen, die komplexen Behandlungsabläufen unterliegen. Diese sollten zweifelsohne auf einem funktionierenden Dialog zwischen Ärzten und Patienten beruhen. Aber daraus lässt sich kein Marktgleichgewicht zwischen Anbietern und Nachfragern mit entsprechenden Aushandlungsprozessen über die zu erbringenden Leistungen ableiten. Die Bestimmung des im jeweiligen Erkrankungsfall angemessenen Diagnose- und Behandlungsverfahrens ist auch in einer Hausarztpraxis keine Geschmacksfrage wie die Auswahl eines Fruchtjoghurts oder Pullis, sondern eine professionelle Entscheidung des Arztes, die er mit den Patienten besprechen, ihnen aber nicht aufdrängen sollte.

Für die angebotsinduzierte Nachfrage im Gesundheitswesen gibt es in der Gesundheitsökonomie zwei theoretische Begründungen. Herder-Dorneich leitet das prinzipielle Marktversagen im Gesundheitswesen aus dem „Uno-Actu-Prinzip" ab. Damit ist der Sachverhalt gemeint, dass Produktion und Konsumtion von ärztlichen oder pflegerischen Leistungen zeitlich und räumlich zusammenfallen. Diese These ist jedoch wenig überzeugend. Sie trifft auch für andere Dienstleistungen wie etwa die von Friseuren zu. Diese dürften kaum ihre fachliche Autorität immer so in die Waagschale werfen können, dass ihre Kunden jede von ihnen vorgeschlagene Frisur vorbehaltlos akzeptieren. Erheblich plausibler ist dagegen die These, die angebotsinduzierte Nachfrage hänge vor allem mit dem großen Informationsgefälle zwischen Arzt und Patient zusammen. Bereits in den 1970er Jahren ergaben internationale medizinsoziologische Untersuchungen, dass die Wissensvorsprünge der medizinischen Experten gegenüber den Laien sowie Ohnmachtsgefühle der kranken Patienten den Ärzten zu einer dominierenden Stellung verhelfen. Nun sind Konsumenten immer schlechter informiert als Verkäufer oder Produzenten. Das gilt für den Gebrauchtwagenkauf ebenso wie für den täglichen Einkauf im Supermarkt. Von diesen Informationsasymmetrien zwischen Laien und Experten lebt eine ganze Industrie von Verbraucherberatern und Warentestern. Sie haben jedoch im Gesundheitswesen angesichts der die menschliche Existenz schlechthin betreffenden Produkte und Leistungen eine ganz andere Dimension. Ein Patient kann nicht wissen, ob sein Hustenreiz harmlos ist oder auf ein Bronchialkarzinom verweist. Bei immer weiter verfeinerten Diagnosetechniken fällt es den Ärzten leicht, der Symptomschilderung eines Kranken eine steigende Zahl von Untersuchungsvorgängen und Tests folgen zu lassen, um angeblich jedes Risiko einer Fehldiagnose auszuschließen. Der entscheidende Punkt ist, dass Ärzte das gesellschaftliche Mandat haben, Krankheiten zu diagnostizieren und zu therapieren. Welche Berufsgruppe sonst sollte diese unverzichtbare Aufgabe wahrnehmen als diejenige, die dafür ausgebildet wurde? Allerdings erwächst aus dieser Funktion die Möglichkeit, die Nachfrage nach den eigenen Leistungen wesentlich zu beeinflussen. Berufssoziologische Untersuchungen wie die von Freidson haben das bereits vor 30 Jahren offen gelegt. Sie kamen zu dem Ergebnis, dass Ärzte die Arbeitsweise ihrer Branche in einer Weise beherrschen, die international kein Beruf in irgendeinem anderen Erwerbszweig seinesgleichen hat. Man kann kaum erwarten, dass Ärzte prinzipiell so selbstlos und edel sind, aus dieser Position kein Kapital zu schlagen. Auf wirtschaftliche Anreize reagieren sie wie alle anderen Menschen auch.

Man muss also nicht nur von der Möglichkeit, sondern auch der verbreiteten Existenz von angebotsinduzierter Nachfrage im Gesundheitswesen ausgehen. Dennoch fällt der empirische Nachweis dieses Phänomens nicht leicht. Ein gängiger Indikator ist die Wirkung der Versorgungsdichte mit Ärzten und Krankenhäusern auf die Nachfrage nach bzw. die erbrachte Menge von medizinischen Leistungen. So verweist z. B. das verbreitete Lehrbuch zur Gesundheitsökonomie von Breyer et al. auf verschiedene Untersuchungen in der Schweiz, die einen signifikanten Zusammenhang von Ärztedichte bzw. Zahl der Krankenhausbetten und Inanspruchnahme ärztlicher Leistungen ergaben. Zum gleichen, nur mit etwas anderen Nuancen versehenen Ergebnis kommen Andersen und Schwarz in ihrer Bestandsaufnahme der Diskussion über angebotsinduzierte Nachfrage im Gesundheitswesen. Das ist insofern plausibel, als die Erreichbarkeit einer medizinischen Einrichtung ein wichtiger Faktor für ihre Inanspruchnahme ist. Alle Krankenkassen verzeichnen unabhängig von der sozialen und demografischen Struktur ihrer Versicherten in Großstädten höhere Pro-Kopf-Ausgaben als in ländlichen Räumen. Das hängt nicht nur damit zusammen, dass die regionalen Zentren auch für ihre Umgebung die medizinische Versorgung vor allem mit hoch spezialisierten Leistungen sicher stellen, sondern auch mit einer höheren (Fach-)Arztdichte, einer größeren Zahl von Physiotherapeuten und anderer Gesundheitsfachberufe. Diese empirischen Zusammenhänge können jedoch nur bedingt als Beleg für die angebotsinduzierte Nachfrage im Gesundheitswesen gelten. Man kann zwar die Häufigkeit der Inanspruchnahme ärztlicher Leistungen oder von Krankenhauseinweisungen erfassen und durch regionale Vergleiche in Verbindung mit der Versorgungsdichte bringen. Es könnte aber auch sein, dass es keine „Überversorgung" in den Städten, sondern eine „Unterversorgung" auf dem Land gibt. Die Relation von Versorgungsdichte und Inanspruchnahme von Leistungen liefert a priori keine zuverlässige Aussage darüber, ob die Häufigkeit und die Intensität der Inanspruchnahme im medizinischen Sinn erforderlich sind oder vielmehr auf falsche Anreize für Ärzte zurückzuführen sind bzw. von deren Einkommensinteresse beeinflusst werden. Daher bleiben Untersuchungen über den Zusammenhang zwischen Versorgungsdichte und Nachfrage nach medizinischen Leistungen immer unbefriedigend. Sie sind zwar plausibel, liefern aber keine eindeutigen Beweise für eine angebotsinduzierte Nachfrage.

Die kann es auch gar nicht geben, wie der US-Ökonom Uwe Reinhardt schlüssig dargestellt hat, weil es kein Instrument zur Messung der ökonomischen Parameter dieser Beziehung gibt. Es gibt aber deutliche Hinweise dass sich die Anbieterdominanz der Ärzte in Mengeneffekten auswirkt, etwa wenn die von Krankenversicherungen gezahlten Honorare ihren Erwartungen nicht entsprechen:

- In den USA zeigten Studien in den 1970er und 1980er Jahren, dass Ärzte auf das Einfrieren von den Vergütungssätzen, die die Rentner-Krankenversicherung Medicare zahlte, mit einem Anstieg der Menge bzw. der Intensität von chirurgischen Eingriffen, dem vermehrtem Einsatz radiologischer Geräte und aufwändiger diagnostischer Verfahren reagierten.

- In Kanada konnte ermittelt werden, dass Provinzen mit einer eher mäßigen Honorarentwicklung den höchsten Zuwachs an Leistungsmengen verzeichneten.

- David Klemperer berichtete 1990 mit einer Fülle von Beispielen über erstaunliche regionale und internationale Differenzen in der Häufigkeit bestimmter chirurgischer Eingriffe und diagnostischer Maßnahmen, die nicht auf unterschiedliche Morbiditätsstrukturen, sondern nur auf ärztliches Handeln bzw. Anreizsysteme und Arbeitskulturen im Medizinsystem zurückgeführt werden können.

- In Deutschland hat man auf die kostspieligen Effekte der Einzelleistungsvergütung in den 1980er Jahren mit der Budgetierung der Kassenarztvergütungen reagiert. Diese provozierte mit dem „Hamsterradeffekt" eine zu Lasten der Ärzte insgesamt gehende Mengenausweitung (> S. 171 f.). Um die durch die Budgetierung bewirkten Punktwertabsenkungen zu kompensieren, gingen viele Ärzte „in die Menge" und beschleunigten dadurch noch den Punktwertverfall. Nach der Einführung von „Regelleistungsvolumina" im Jahr 2004, die sich wie ein festes Praxisbudget auswirken und die darüber hinaus gehenden Leistungen geringer vergüten, gingen die niedergelassenen Ärzte dazu über, ihre Sprechstundenzeiten zu reduzieren und ihre Leistungsmengen ihrem Budget anzupassen.

- Der Zuwachs bei den Leistungsausgaben ist in der PKV seit 1991 um 51,7 Prozentpunkte höher ausgefallen als bei der GKV, obwohl die privat Versicherten eine günstigere Alters- und Morbiditätsstruktur haben und die Punktwerte der GOÄ-Vergütungen so gut wie konstant geblieben sind. Dies ist u. a. die Konsequenz von Budgetbegrenzungen bei GKV-Patienten, die von Ärzten durch Mehreinnahmen bei Privatpatienten kompensiert werden.

Alles in allem muss man davon ausgehen, dass Ärzte in der Lage sind, die Nachfrage nach ihren Leistungen zu beeinflussen und auch davon Gebrauch machen. Es ist eine zentrale Aufgabe der Gesundheitspolitik, die Möglichkeiten der angebotsinduzierten Nachfrage im Sinne einer rationalen Verwendung von Ressourcen bzw. evidenzbasierten Medizin zu begrenzen und entsprechende Anreiz- und Kontrollsysteme zu etablieren. Die Instrumente sind bekannt und regelmäßig Gegenstand von Reformgesetzen: Zulassungsbeschränkungen, Budgetierung, Honorarabsenkung bei Überschreiten einer bestimmten Umsatzgröße, Preisregulierungen, Qualitäts- und Wirtschaftlichkeitskontrollen, Vertragspolitik der Krankenkassen mit Qualitätsvereinbarungen. Werden diese Maßnahmen konsequent angewendet, lässt sich natürlich auch die angebotsinduzierte Nachfrage kaum noch empirisch nachweisen. Wenn Cassel und andere Autoren auf Basis von Studien zur kassenärztlichen Versorgung in Deutschland zu dem Schluss kommen, eine Kostensteigerung durch angebotsinduzierte Nachfrage sei nicht belegbar, kann das nicht überraschen, weil es seit Jahren Regulierungen gibt, die eine solche Entwicklung zumindest begrenzen konnten. Diese Maßnahmen waren in der Vergangenheit alles andere als perfekt, weil sie mit dem „Rasenmäherprinzip" allgemeiner Budgetbegrenzungen auf quantitativen und weniger auf qualitativen Kriterien beruhten (> S. 168 ff.). Aber im Sinne einer generellen Kostendämpfung waren sie durchaus erfolgreich. Als Fazit bleibt festzuhalten, dass die Gesundheitsausgaben schon die Tendenz zu überproportionalen Wachstumsraten haben, diese aber so gesteuert werden können, dass sie sich in einem volkswirtschaftlich verträglichen Rahmen bewegen.

Empfohlene Literatur

Andersen, G. F., Frogner, K. B. und Reinhardt, U. E. (2007): Health Spending In OECD-Countries In 2004: An Update. Health Affairs 26: 1481-1489

Kühn, H. (1995): Zwanzig Jahre ‚Kostenexplosion': Anmerkungen zu einer Makroökonomie der Gesundheitsreform. Jahrbuch für Kritische Medizin 24. Hamburg: Argument, 145-161

Ostwald, D. A. und Ranscht, A. (2007): Wachstums- und Beschäftigungspotenziale der Gesundheitswirtschaft in Berlin-Brandenburg. Studie im Auftrag von HealthCapital Berlin-Brandenburg. ww.healthcapital.de > Publikationen

Rice, T. (2004): Stichwort: Gesundheitsökonomie. Bonn: Kompart, 151-197

SVR-G (2003): Finanzierung, Nutzerorientierung und Qualität. Band I: Finanzierung und Nutzerorientierung. Baden-Baden: Nomos

Mythos 2:
Die Lohnnebenkosten – Gefahr für den Standort Deutschland

Der durchschnittliche Beitragssatz in der GKV ist allein in den vergangenen zehn Jahren um fast 2 Prozentpunkte gestiegen (Tabelle 1.1). Das verringert nicht nur die verfügbaren Einkommen der GKV-Mitglieder. Diese Entwicklung gerät auch in Widerspruch zum Interesse der Arbeitgeber an möglichst niedrigen Bruttolöhnen. Krankenkassenbeiträge sind prozentualer Anteil der Lohn- und Gehaltssumme und haben als solche unmittelbare Auswirkungen auf die Arbeitskosten einerseits, auf das netto ausgezahlte Arbeitnehmereinkommen andererseits. So erscheint das, was für den medizinischen Komplex willkommene Wachstumsdynamik ist, den Arbeitgebern und Versicherten als Kostensteigerung. Das sei das Dilemma des GKV-Systems, behauptete der Wirtschafts-Sachverständigenrat bereits 1985. Einerseits sei das Gesundheitswesen eine Wachstumsbranche, was eine positive Entwicklung sei. Andererseits werde dieses Wachstum über steigende Krankenkassenbeiträge finanziert, erhöhe damit die Lohnkosten, was die gesamtwirtschaftliche Entwicklung wiederum negativ beeinflusse. Dieses wirtschaftspolitische Paradigma überlagert die deutsche Gesundheits- und Sozialpolitikpolitik seit über 30 Jahren, zuletzt besonders ausgeprägt in der „Agenda 2010" der Schröder-Regierung. Es unterstellt zweierlei: Zum einen, dass steigende Lohnkosten per se eine Wachstumsbremse sind; zum zweiten, dass die Lohnnebenkosten in Form von Sozialversicherungsabgaben dabei ein zentrale Rolle spielen. Das ist zwar eine von der Mehrheit der deutschen Ökonomieprofessoren verbreitete Lehre, die jedoch keine empirische Evidenz hat und auf einem verkürzten Begriff von Lohnkosten und deren Bestimmungsfaktoren basiert.

Sind die Lohnkosten in Deutschland zu hoch?

Die Behauptung, der Standort Deutschland verliere wegen zu hoher Lohnkosten seine Wettbewerbsfähigkeit, wird in der Öffentlichkeit mit einer keinen Zweifel zulassenden Selbstverständlichkeit wiedergekäut. Es handelt sich um eine keineswegs neue Methode zur Durchsetzung wirtschaftlicher Interessen der Unternehmer an niedrigen Lohnkosten, nicht nur in Deutschland. [7] Sie ist so alt wie die Lohnarbeit selbst und die damit verbundenen Verteilungskämpfe. Otto von Bismarck z. B. be gründete 1876 seinen zwei Jahre später im Sozialistengesetz und dem Verbot der SPD mündenden Kampf gegen die Arbeiterbewegung auch damit, diese richte wirtschaftlichen Schaden an: „Die sozialistisch-demokratischen Umtriebe haben mit dazu beigetragen, den geschäftlichen Druck, unter dem wir uns heute befinden, zu schaffen; sie haben die deutsche Arbeit verteuert und vermindert und ihr Produkt ist, dass der deutsche Arbeitstag nicht mehr das leistet, was der französische oder der englische Arbeitstag leistet; der französische Arbeiter arbeitet an einem Tag mehr als der deutsche; wir sind zurückgekommen in der Arbeit und dadurch haben wir aufgehört, konkurrenzfähig zu sein."

Seit jeher haben Unternehmerverbände und ihre Sprachrohre in Politik und Wissenschaft mit dem Hinweis auf die Zwänge des Wettbewerbs und dessen Globalisierung den Gewerkschaften den „schwarzen Peter" zugeschoben. Hohe Tarifabschlüsse würden die deutsche Wirtschaft schwächen und wachsende Arbeitslosigkeit hervorrufen. Die empirische Basis für diese Behauptung ist allerdings sehr dünn. Dazu ein paar Fakten:

- Die Frühjahrsprognose 2008 der EU-Kommission ergab, dass die Reallöhne pro Kopf [8] im Zeitraum von 2000 bis 2008 in der EU nur in Deutschland stagnierten (- 0,8 %), während sie in allen anderen Staaten der EU-15 zwischen 2,9 % (Österreich) und 39,6 % (Griechenland) stiegen.

- Die Arbeitskosten je Stunde lagen zwar 2007 in Deutschland nach Angaben des Statistischen Bundesamtes mit 29,10 Euro über dem EU-Durchschnitt von 22,80 Euro. Auf diesem Niveau oder darüber liegen aber alle anderen EU-Staaten mit einem vergleichbaren Lebensstandard wie Schweden (33,40), Frankreich (31,90), Niederlande (29,20), Österreich (28,50) oder Großbritannien (27,90). In den EU-Durchschnitt gehen auch Niedriglohn-Länder wie Ungarn (7,70), Polen (6,70) oder Rumänien (3,90) ein.

- Zwischen 2000 und 2005 hatte Deutschland innerhalb der EU nach Angaben des Statistischen Bundesamtes mit jährlich 1,5 % die geringsten Steigerungsraten der Arbeitskosten pro Stunde (Frankreich: 3,4 %, Großbritannien: 4,7 %, Slowakei: 9,7 %).

- Für die Wettbewerbsfähigkeit sind zudem nicht die Stundenlöhne, sondern die Lohnstückkosten als ein Indikator für die Produktivität entscheidend. Diese stagnieren seit 1999 in Deutschland, während sie im EWU-Raum um 18 % gestiegen sind (USA: + 9 %). Das verweist auf eine überdurchschnittlich gute Entwicklung der Arbeitsproduktivität in der deutschen Wirtschaft, die ein wesentlicher Faktor dafür ist, dass Deutschland mit einem Handelsbilanzüberschuss von 195 Mrd. Euro (= 25 %) im Jahr 2007 erneut „Exportweltmeister" wurde.

---

7 „They say, low wages are reality / If we want to compete abroad", singt Bob Dylan in „Workingman's Blues # 2" auf seiner 2006 erschienenen CD "Modern Times".
8 Im Unterschied zum Nominallohn wird beim Reallohn die Geldentwertung berücksichtigt.

Die prosperierende Exportwirtschaft, die knapp 40 % des BIP ausmacht, wird durch eine lohnkostenorientierte Verteilungspolitik entlastet. Die etwa 60 % des BIP umfassende Produktion für den Binnenmarkt in Deutschland wird dadurch hingegen eher geschwächt, weil sinkende Löhne die Nachfrage nach ihren Produkten einschränken. „Autos kaufen keine Autos" wusste schon Henry Ford und zahlte seinen Arbeitern höhere Löhne als andere Unternehmer. Mittlerweile stellt dieses exportorientierte Drücken der Lohnkosten eine Bedrohung nicht nur für das wirtschaftliche Gleichgewicht in Deutschland, sondern auch im EWU-Raum dar. Die Kehrseite dieser Medaille ist eine Wachstumsschwäche in den Ländern mit einem Handelsbilanzdefizit gegenüber Deutschland, wie etwa Frankreich (- 25,24 %), Spanien (- 22,41 %) oder Italien (- 7,24 %) In den anderen EU-Staaten, meldet die Berliner Zeitung (5.8.2006), rege sich bereits Unmut über das „Billiglohnparadies Deutschland". Die deutsche Wirtschaft drücke ihr Lohnniveau, gewinne im Ausland Marktanteile hinzu und saniere sich so auf Kosten der Nachbarn. Das gefährde sogar den Bestand der Euro-Zone. Das französische Konjunkturforschungsinstitut OFCE lastet der durch die restriktive Lohnpolitik ermöglichten Exportoffensive deutscher Unternehmen eine Schwächung des wirtschaftlichen Wachstums in Frankreich an. Die niedrigen Löhne machten deutsche Erzeugnisse im EU-Ausland billiger; zugleich fielen die Deutschen wegen der stagnierenden Binnennachfrage als neue Kunden für ausländische Unternehmen aus. Über zu hohe Löhne in Deutschland jammern offenbar nur deutsche Unternehmer. Ihre Konkurrenten im Ausland sehen das anders.

Mittlerweile arbeiten nach Auskunft der Bundesagentur für Arbeit 18,4 % der Beschäftigten unterhalb der Niedriglohnschwelle [9], was deutlich mehr sind als noch vor 10 Jahren. Dieser Sockel scheint sich zu verfestigen, da es im Niedriglohnbereich wenig Aufwärtsmobilität gibt. Es gelingt nur sehr wenigen Betroffenen, diesen Arbeitsmarktsektor wieder zu verlassen. Von den Vollzeitbeschäftigten, die 2003 weniger als 4,50 Euro pro Stunde verdienten, lagen zwei Jahre später nur 20 % über diesem Einkommen. In bestimmten Kreisen mag man diese Entwicklung für eine ökonomische Notwendigkeit halten und daraus entsprechende lohnpolitische Schlüsse ziehen. Aber sie sollten dann aufhören, dieses Paradigma in ein Programm „Wohlstand für alle" einzuordnen. Eine solche Politik ist nichts anderes als die Senkung des Lebensstandards insbesondere der mittleren und niedrigen Einkommensschichten. Sie läuft auf immer größer werdende Einkommensdisparitäten und damit das Gegenteil einer auf allgemeine Verbesserung des Lebensstandards ausgerichteten Politik hinaus. Die OECD hat im Oktober 2008 festgestellt, dass in keinem anderen ihrer Mitgliedsländer sich in den letzten 10 Jahren die Einkommensschere so weit geöffnet hat wie in Deutschland.

---

9 Die Niedriglohnschwelle liegt bei zwei Dritteln des Medianeinkommens. 2004 waren das 10,22 Euro die Stunde im Westen, 7,36 Euro im Osten (Bundesdurchschnitt: 9,80 Euro).

Die Lohnnebenkosten – Nachteil im globalen Wettbewerb?

Da es angesichts dauerhaft hoher Exportüberschüsse, steigender Produktivität wachsender Unternehmergewinne und eines eher moderaten Lohnniveaus in Deutschland heute schwer fällt, einen belastbaren empirischen Zusammenhang zwischen Lohnniveau und sinkender internationaler Wettbewerbsfähigkeit der Wirtschaft herzustellen, hat die Klage über zu hohe Lohnkosten eine andere Variante erhalten. Nicht die Löhne an sich seien zu hoch, heißt es, sondern die Lohnnebenkosten. Sie belasteten nicht nur die Unternehmen übermäßig, sondern schränkten auch das verfügbare Einkommen der Arbeitnehmer zunehmend ein. Die relativ geringe Binnennachfrage sei auch das Resultat von zu hohen Sozialabgaben. Die Senkung der Lohnnebenkosten wird mit der Behauptung zum zentralen wirtschaftspolitischen Ziel erklärt, dass man nur so wirtschaftliches Wachstum und steigende Binnennachfrage miteinander verbinden könne. Mit ganzseitigen Anzeigen in führenden Tageszeitungen ließ die laut „Stern" (Nr. 52/2003) vom Arbeitgeberverband Gesamtmetall mit 50 Mio. € finanzierte „Initiative Neue Soziale Marktwirtschaft" im Dezember 2003 eine ganze Reihe namhafter Ökonomieprofessoren verkünden, die größte Belastung der Wirtschaft resultiere „nicht aus der Entwicklung der Löhne, sondern aus den immensen Lohnzusatzkosten, die sich inzwischen zu einer Strafsteuer für die Schaffung von Arbeitsplätzen entwickelt hat." Man möchte offenbar nicht gerne als unsozialer Lohndrücker und Arbeitnehmerfeind dastehen und macht stattdessen den angeblich ausufernden Sozialstaat für die sinkenden Reallöhne verantwortlich. Das ist zwar, wie gleich gezeigt wird, aus volkswirtschaftlicher Sicht blanker Unsinn, lässt sich aber mit dem Hinweis auf den Lohnstreifen, auf dem die Sozialabgaben der Arbeitnehmer mit über 20 % des Bruttolohns zu Buche schlagen, leicht suggerieren.

Das politische Ziel „Senkung der Lohnnebenkosten"

Die Parole von den zu hohen Lohnnebenkosten ist die Basis einer erfolgreichen Propaganda zur Unterminierung des Sozialstaats. Die Kohl-Regierung konnte sogar die Gewerkschaften in einem von ihr Anfang 1996 initiierten „Bündnis für Arbeit" für das Ziel gewinnen, die Sozialabgaben unter 40 % der Lohnsumme zu drücken. Bis heute beherrscht diese rein symbolische, sachlich nicht zu begründende Zielmarke die wirtschafts- und sozialpolitische Debatte. Die rot-grüne Koalition lieferte sich diesem im Kern gegen den Sozialstaat gerichteten ideologischen Mainstream u. a. mit der von den Grünen verbreiteten Forderung „Ökosteuer rauf, Lohnnebenkosten runter" regelrecht aus. Zur Begründung bediente man sich der nicht nur in der Politik beliebten Methode, Unsinn mit Hilfe mutiger Interpretation von Statistiken den Anschein eines objektiven Sachverhaltes zu geben. In einem im Dezember 2003 in die

Tabelle 2.1: Struktur der Lohnnebenkosten in der EU (v. H. der Bruttolöhne)

Land	Gesetzliche. Arbeitgeberbeiträge zur Sozialversicherung	Tarifliche und freiwillige Aufwendungen für die Sozialvers.	Sonstige Lohnnebenkosten	Insgesamt	
				2004	2007
Schweden	33	11	7	51	50
Frankreich	37	3	11	50	50
Italien	38	1	8	46	45
Ungarn	35	1	8	44	42
Tschechien	36	1	3	39	38
EU 27	23	6	8	36	36
Spanien	30	1	5	36	37
Deutschland	20	6	7	33	32
Niederlande	11	11	10	32	31
Polen	18	6	-	25	25
Dänemark	1	10	6	20	18

Quelle: Statistisches Bundesamt, eigene Zusammenstellung

Medien lancierten Grundsatzpapier des Bundeskanzleramtes zu Schröders Agenda 2010 kann man Folgendes lesen: „Wie schädlich steigende Lohnnebenkosten sind, zeigt die Entwicklung seit der Wiedervereinigung: 1990 betrugen die Beitragssätze zur Sozialversicherung noch 35,5 Prozent. Bis 1998 waren sie auf den historischen Höchstwert von 42 Prozent gestiegen. Im gleichen Zeitraum ist die Zahl der Arbeitslosen von 2,6 Mio. auf 4,28 Mio. im Jahresdurchschnitt gestiegen. ... Deswegen ist eine der Kernstrategien der Bundesregierung die auf eine Senkung der Lohnnebenkosten abzielende Modernisierung der sozialen Sicherungssysteme." Hier wird etwas suggeriert, aber nicht belegt. Studenten lernen in den ersten Statistikvorlesungen, dass es eine Todsünde jeder empirischen Wissenschaft ist, zwei Ereignisse im Zeitablauf nebeneinander zu stellen und allein daraus einen Wirkungszusammenhang zu konstruieren. Dozenten illustrieren das gern anhand eines gleichzeitigen Rückganges der Storchenpopulation und der Geburtenrate. Eine ähnliche „Bullshit"-Logik hat das

„eherne Wahlgesetz" des einst in Bierlaune von seinen realen Fraktionskollegen erfundenen SPD-Abgeordneten Jakob Maria Mierscheid, wonach der prozentuale Stimmenanteil der SPD bei den Bundestagswahlen jeweils der aktuellen jährlichen Millionentonnage der deutschen Stahlproduktion entspricht.

Was sind eigentlich Lohnnebenkosten? Dieser Begriff entstammt einer vom Statistischen Bundesamt übernommenen Übereinkunft der Internationalen Arbeitsorganisation (ILO) von 1966, wonach sich die Arbeitskosten zusammensetzen aus

- Direktvergütungen,
- Vergütung arbeitsfreier Zeiten,
- Sonderzahlungen,
- Naturalleistungen,
- Aufwendungen für Wohnungsfürsorge,
- Arbeitgeberaufwendungen für die soziale Sicherheit,
- Aufwendungen für die berufliche Aus- und Weiterbildung,
- Kosten für Belegschaftseinrichtungen,
- sonstigen Arbeitskosten sowie
- Steuern, die als Arbeitskosten gelten.

Lohnnebenkosten sind gemäß dieser Definition praktisch alle Lohnkosten außer den Direktvergütungen, d. h. weit mehr als nur die Sozialversicherungsabgaben. Hier gibt es erhebliche Unterschiede unter den EU-Staaten (Tabelle 2.1). In den Niederlanden und Schweden haben die tariflichen Sozialleistungen mit elf Prozent der Arbeitskosten einen höheren Stellenwert als in Deutschland oder Frankreich, wo sie nur 6 bzw. 3 % ausmachen. Dänemark hat so gut wie keine Sozialversicherungsabgaben, weil dort diese Leistungen komplett über Steuern finanziert werden.

Die u. a. im Internet-Lexikon „Wikipedia" geführte Debatte über Unterschiede zwischen Lohnneben- und Lohnzusatzkosten ist inhaltsleere Wortklauberei. Es handelt sich allenfalls, wie Kurt Kister in der „Süddeutschen Zeitung" (03.06.2006) anmerkt, um einen „der Hauptunterschiede zwischen der einstmals linken SPD und der einstmals konservativen Union: Die einen sagen neben, die anderen sagen zusatz." Es ist ein rein ideologischer Streit ums „Wording", der sich von dem dahinter stehenden Sachthema abgekoppelt hat. Für die Kostenkalkulationen der Unternehmen sind derartige Haarspaltereien über „Lohnzusatznebenkosten" (Kister) irrelevant. Für sie sind die gesamten Lohnkosten von Interesse; wie diese sich zusammensetzen, ist zweitrangig. Anders ausgedrückt: Ob die gesetzlichen Sozialabgaben gekürzt, freiwillige Sozialleistungen gestrichen, die Lohnfortzahlung im Krankheitsfall eingeschränkt oder die gezahlten Löhne abgesenkt werden, ist aus betriebswirtschaftlicher Sicht egal. Hauptsache, die gesamten Lohnkosten nehmen irgendwie ab.

Die unverzichtbaren Krankenversicherungskosten

Der Kulturwissenschaftler Ivan Nagel bezeichnete in einem Essay („Süddeutsche Zeitung", 30.05.2003) die „Lohnnebenkosten" treffend als „Falschwort". Das ist keine „Denunziation ökonomischen Denkens", wie der SZ-Ressortchef für Wirtschaft Nikolaus Piper in einer Replik Nagel vorwarf (02.06.2003), sondern die angemessene Bloßstellung einer auf den Hund gekommenen Begrifflichkeit der herrschenden ökonomischen Lehre und der von ihr geprägten Wirtschaftsredaktionen. Der Wortbestandteil „neben" oder „zusatz" suggeriert, dass es sich bei den entsprechenden Kosten um im Grunde verzichtbare Ausgaben handelt und die Arbeitskosten ohne die Sozialabgaben entsprechend geringer wären. Das aber ist ein Trugschluss. Er ignoriert den von Piero Sraffa, einem der bedeutendsten Ökonomen des 20. Jahrhunderts, analysierten „Doppelcharakter der Löhne", wonach diese einerseits den Lebensunterhalt der Arbeitnehmer decken müssen und unter diesem Aspekt in das Wirtschaftssystem „eingehen wie der Kraftstoff für Maschinen oder das Futter für das Vieh", andererseits Teile der Überschussproduktion in sich einschließen können. Sicher kann eine schlechte Arbeitsmarktlage die Gelegenheit bieten, Löhne entsprechend der Lohntheorie von Arthur Pigou [10] auch unter ein Mindestniveau der Lebenshaltungskosten zu drücken. Die z. B. von Kurt Biedenkopf im „Spiegel" (Nr. 40/2002) vertretene These, Miniverdienste unterhalb der Armutsschwelle seien eine „zükünftige Notwendigkeit", geht in diese Richtung. Aber das ist dann keine Armutsbekämpfung, sondern Armutsproduktion

Bei Tarifverhandlungen geht es sowohl um das Verteilen von Produktivitätszuwächsen, als auch um die Kompensation der Lebenshaltungskosten der Arbeitnehmer, zu denen die Beiträge zur Renten-, Arbeitslosen- und Krankenversicherung als ein zivilisatorischer Standard moderner Gesellschaften unstreitig gehören. Selbst erklärte Feinde des Sozialstaates wie F. A. von Hayek halten entsprechende Pflichtversicherungen für erforderlich, da viele Menschen sonst der Allgemeinheit zur Last fielen (> S. 197). Die dafür fälligen Beiträge sind deshalb keine „Neben"-Kosten, sondern notwendiger Bestandteil der allgemeinen Lebenshaltungskosten und damit ein genuiner Lohnfaktor. Würde der Arbeitgeberanteil der Sozialversicherungsbeiträge den Versicherten zugeschlagen, blieben die Arbeitskosten davon per Saldo unberührt. Zwar wirken sich steigende Beiträge dann nicht mehr unmittelbar in hälftiger Höhe auf die Lohnkosten aus; bei den nächsten Tarifverhandlungen werden sie aber mit Sicherheit geltend gemacht. Die Vorstellung, mit dem Verschwinden bzw. Einfrieren des Arbeitgeberbeitrages hätte die Entwicklung der Sozial- bzw. Kranken-

---

10 Pigou entwickelte in seiner 1933 veröffentlichte „Theory of Unemployment" die gegen Keynes gerichtete These, dass es bei freiem Wettbewerb keine Arbeitslosigkeit gegen könne, weil sich die Löhne immer automatisch der Nachfrage anpassten. Gewerkschaften würden dieses freie Spiel der Kräfte behindern und die Arbeitslosigkeit so überhaupt erst bewirken. Genau das predigen Gegner von Mindestlöhnen auch heute noch. In dieser vom Say'schen Gesetz der durch das Angebot erzeugten Nachfrage abgeleiteten Theorie ist jeder Zusammenhang von Lohnarbeit und Lebensunterhalt ausgelöscht; einen das Existenzminimum sichernden Mindestlohn kennt sie nicht.

versicherungsausgaben keinen Einfluss mehr auf die Arbeitskosten, ähnelt dem Glauben von Kleinkindern, man könne sie nicht mehr sehen, wenn sie sich die Hände vors Gesicht halten.

Lohnnebenkosten als Wettbewerbsfaktor: Fakten

Selbst wenn man die Lohnnebenkosten als eigenständigen Wettbewerbsfaktor betrachtet, gibt es keine belastbaren empirischen Belege für die Behauptung, die Sozialabgaben seien zu hoch und schädigten den Standort Deutschland. Man findet eher Anhaltspunkte dafür, dass es dabei sich um einen Popanz handelt. Deutschland liegt nach Berechnungen des Statistischen Bundesamtes vom April 2008 beim Anteil der Lohnnebenkosten an den Arbeitskosten unter dem EU-Durchschnitt (Tabelle 2.1). Demnach zahlen die Arbeitgeber in der deutschen Privatwirtschaft auf 100 Euro Bruttolohn gut 33 Euro Lohnnebenkosten, in der EU hingegen 36 Euro. Nicht nur Länder wie Schweden oder Italien liegen mit 51 bzw. 46 Euro klar über dem deutschen Lohnnebenkostenanteil, sondern auch neue EU-Staaten wie Ungarn (44 Euro), Tschechien und Polen (je 39 Euro). Von einer schlechten deutschen Wettbewerbsposition wegen einer zu hohen Lohnnebenkostenquote kann also keine Rede sein. Schönwälder belegt zudem, dass diese in den vergangenen 30 Jahren in Deutschland kaum angestiegen ist. In der Chemieindustrie, dem Maschinenbau sowie dem Bank- und Versicherungsgewerbe war sie sogar rückläufig.

Bei den Gesundheitskosten pro Arbeitsplatz (einschl. Lohnfortzahlung) bewegt sich Deutschland international im Mittelfeld, wie eine Studie der Forschungsinstitute IGES und BASYS zeigt. Sie betrugen im Jahr 2003 bei uns 3.012 Euro, in Frankreich 3.792 Euro und in den USA sogar 4.256 Euro. Auch im Vergleich der gesundheitssystembedingten Arbeitgeberbelastung in Bezug auf den Produktionswert liegt Deutschland im internationalen Durchschnitt. Sie beträgt wie in den USA 3,2 % und damit zwar mehr als etwa in Großbritannien oder der Schweiz (beide 1,8 %), aber weniger als in Frankreich (3,6 %) und den Niederlanden (3,7 %). Diese Studie konnte auch keinerlei Zusammenhang zwischen der Beschäftigungsentwicklung und der Belastung der Arbeitgeber durch Gesundheitskosten erkennen. In einem fünfjährigen Untersuchungszeitraum zeigte sich bei Branchen mit einem ähnlichen Anteil der Gesundheitskosten am Produktionswert eine Arbeitsplatzentwicklung, die zwischen starker Abnahme (Textil) und überdurchschnittlich hoher Zunahme (Fahrzeugbau) schwankte. Man konnte sogar feststellen, dass rein statistisch die Zahl der Arbeitsplätze umso stärker stieg, je höher die Gesundheitskosten waren. Daraus lässt sich natürlich kein positiver Wirkungszusammenhang ableiten; aber deutlich wird, dass die Krankenversicherungskosten der Betriebe keine Jobkiller sind.

Auf jeden Fall gibt es, wie der Sachverständigenrat für Gesundheit in seinem Gutachten 2003 konstatiert, keine empirische Evidenz für negative Folgen steigender Sozialabgaben auf die Entwicklung von wirtschaftlichem Wachstum und Beschäftigung. Die vom Institut für Arbeitsmarkt- und Berufsforschung und dem Sachverständigenrat für Wirtschaft in seinem Gutachten 2002 in die Welt gesetzte und seither in den Medien beständig wiederholte Behauptung, die Reduktion der Sozialversicherungsabgaben um einen Prozentpunkt sorge für 100.000 zusätzliche Arbeitsplätze, ist reine Spekulation:

- Ökonometrische Berechnungen von Breyer et al. konnten 2001 keinen signifikanten Zusammenhang zwischen steigenden Sozialversicherungsbeiträgen und ungünstiger Wirtschafts- und Beschäftigungsentwicklung entdecken.
- Eine Schätzung des Sachverständigenrates für Gesundheit in seinem Gutachten 1996 ergab, dass ein Beitragssatzpunkt der Sozialversicherung einen steigernden bzw. senkenden Effekt auf die Arbeitskosten von – je nach Branche – zwischen 0,38 und 0,42 % hat, eine für Investitionsentscheidungen eher nachrangige Größenordnung. Man kam auf Basis einer Simulationsrechnung des DIW sogar zu der mutigen These, dass Beitragssatzsteigerungen in der GKV wegen der hohen Personalintensität des Gesundheitswesens einen positiven Nettobeschäftigungseffekt haben. Demnach bringt eine Beitragserhöhung um einen Prozentpunkt rein rechnerisch 95.000 zusätzliche Arbeitsplätze.
- Der Soziologe Claus Offe rechnete aus, dass selbst bei Realisierung des ambitionierten, um nicht zu sagen unrealistischen Ziels, die Sozialabgaben um 5 Prozentpunkte zu senken, die Gesamtkosten der durchschnittlichen Unternehmung nur um etwa 1,8 % sinken würden. Er stellt fest: „Man würde mithin etwa die Kosteneffekte einer einzigen (mäßigen) Lohnrunde einsparen, während die Arbeitnehmer und die Gewerkschaften allen Grund und die besten Argumente für den Versuch hätten, die Einkommenskürzungen … an der Tariffront zu kompensieren. Ob der Nettoeffekt für eine nennenswerte Expansion der Beschäftigung ausreicht, darf wohl bezweifelt werden."

Dagegen wird eingewendet, das alles möge zwar für Großbetriebe stimmen, in denen die Arbeitskosten einen relativ niedrigen Anteil an den Gesamtkosten haben. Aber spätestens bei dem Erhalt von Handwerkerrechnungen werde man die negativen Effekte der Lohnnebenkosten zu spüren bekommen. Dieses Argument ist eher gefühlt als faktengestützt. Die Behauptung, vor allem für mittelständische Unternehmen und erst recht für kleine Handwerksbetriebe seien die Lohnnebenkosten eine Wachstumsbremse und ein entscheidender Wettbewerbsnachteil, ist nicht stichhaltig. Das lässt sich anhand einer Modellrechnung der Handwerkskammern in Bayern zeigen. Sie kalkulierten 2003 die Kosten für Handwerkerstunde mit 43 Euro. Davon entfielen auf

- Betriebskosten und Gewinn 13,60 Euro,
- Bruttolohn 12,30 Euro,
- tarifliche und freiwillige Sozialaufwendungen 6,50 Euro,
- die Mehrwertsteuer 5,90 Euro und
- die Sozialabgaben 4,70 Euro.

Würde man die Sozialversicherungsbeiträge der Arbeitgeber um 5 Prozentpunkte senken, ein wie gesagt sehr ehrgeiziges Ziel, würde dies den Handwerksbetrieben in Bayern pro geleisteter Stunde eine Einsparungen von ganzen 60 Cent bringen, d. h. noch nicht einmal ein Prozent der Gesamtkosten. Von der Kostensenkung, so spottete Sommer 2004 der Info-Dienst „gid", kauft dann der Malermeister mit drei Gesellen seinen Töchtern einen zusätzlichen Big Mac. Auf jeden Fall ist es keine wettbewerbsrelevante Größenordnung, zumal die konkurrierenden Betriebe von diesem Effekt gleichermaßen betroffen wären. Auch würde diese Kostensenkung nur marginale Auswirkungen auf den Preis haben und daher die private Nachfrage nach Handwerkerleistungen kaum anheben. Ebenso wenig wären die Schwarzarbeit oder die Dumpingpreise (ost-)europäischer Anbieter damit wirklich zu bekämpfen. Das könnte man sogar mit einer kompletten Abschaffung des Arbeitgeberanteils und einer Senkung der Mehrwertsteuer kaum erreichen. Auch dann wären die Handwerker-Kolonnen aus Polen oder Rumänien mit ihren am heimatlichen Lebensstandard orientierten Preisen in Deutschland konkurrenzlos günstig. Ganz abgesehen davon wäre die Abschaffung des Arbeitgeberanteils allenfalls dann durchsetzbar, wenn dieser zugleich als einmaliger und steuerneutraler Lohnaufschlag an die Arbeitnehmer ausgezahlt würde. Die Lohnkosten könnte das erst in den folgenden Jahren absenken, und das auch nur sehr geringfügig in Höhe der hälftigen Ausgabenzuwächse der Sozialversicherungen. Ohne diese Kompensation würde es zu Kürzungen des verfügbaren Einkommens der Arbeitnehmer von bis zu 20 % kommen, eine volkswirtschaftlich wie politisch kaum zu verkraftenden Größenordnung; von dem damit zwangsläufig verbundenen Verlust an sozialer Sicherheit und den Auswirkungen auf die Nachfrage nach Leistungen des Gesundheitswesens ganz abgesehen.

Absurd wird es, wenn man – wie die gegenwärtige Bundesregierung – eine Senkung der Sozialabgaben um 2 Prozentpunkte aus einer Mehrwertsteuererhöhung von 3 Prozentpunkten finanziert und dann auch noch behauptet, das fördere das wirtschaftliche Wachstum. Es genügen grobe Kenntnisse der Grundrechenarten, um anhand unseres Beispiels zur Lohnkostenstruktur in Handwerksbetrieben die Wirkung dieser angeblich der Schaffung von Arbeitsplätzen dienenden Operation abzuschätzen. Die Gesamtkosten steigen, weil die Mehrwertsteueranhebung höher ist als die Senkung der Sozialversicherungsabgaben, was eher eine Konjunkturbremse als ein Arbeitsmarktimpuls sein dürfte. Gesteigert wird diese Absurdität noch dadurch, dass die Mehrwertsteuererhöhung den Arzneimittelmarkt besonders trifft. Eine der zahlreichen Merkwürdigkeiten der deutschen Fiskalpolitik ist, dass Lebensmittel mit einem reduzierten Mehrwertsteuersatz bedacht werden, Arzneimittel aber mit dem vollen. Das erhöht die GKV-Ausgaben und damit die Lohnkosten. Die Krankenkassen schätzen die ihnen durch diesen Unterschied entstehenden Kosten auf 0,3 Beitragssatzpunkte. Alles in allem werden durch diese Operationen im Zusammenspiel mit stagnierenden bzw. sinkenden Reallöhnen die wirtschafts- und arbeitsmarktpolitischen Probleme eher noch verschärft.

Tabelle 2.2: Abgaben (Steuern und Sozialabgaben) in v. H. des BIP

Land	1975	1985	1990	1995	2000	2004
Schweden	41,6	47,8	52,7	48,1	53,4	50,4
Frankreich	35,5	42,4	42.2	42,9	44,4	43,4
Österreich	36,7	40,9	39,6	41,1	42,6	42,6
Italien	25,4	33,6	37,8	40,1	42,3	41,1
EU 15 *	32,4	37,7	38,4	39,2	41,0	39,7
Niederlande	39,6	41,0	41,1	40,2	39,5	37,5
UK (GB)	35,3	37,7	36,5	35,0	37,2	36,0
OECD	29,7	32,9	34,2	35,1	36,6	35,9
Spanien	18,4	27,2	32,5	32,1	34,2	34,6
Deutschland	35,3	37,2	35,7	37,2	37,2	34,7
Kanada	32,0	32,5	35,9	35,6	35,6	33,5
Irland	28,7	34,6	33,1	32,5	31,7	30,1
Schweiz	24,5	26,3	26,0	27,8	30,5	29,2
Japan	20,9	27,4	29,1	28,8	31,1	26,4
USA	25,6	25,6	27,3	27,9	29,9	25,5

Quelle: OECD, Grözinger 2007; eigene Zusammenstellung

Schaut man sich die internationalen Vergleichsstatistiken der OECD an, ergibt sich ein ganz anderes Bild, als es das allgemeine Wehklagen über das angebliche Hochsteuerland Deutschland vermuten lässt. Wie Tabelle 2.2 zeigt, hat Deutschland eine vergleichsweise niedrige Abgabenquote. Sie lag 2004 mit 34,7 % deutlich unter dem EU-Durchschnitt (39,7 %) und sogar unter dem OECD-Durchschnitt (35,9 %). Letzteres ist schon insofern erstaunlich, als in den OECD-Wert auch die Abgabenquoten von Ländern wie der Türkei, Mexiko, Ungarn oder der Slowakei eingehen, die einen erheblich unter dem deutschen Niveau liegenden Lebensstandard haben. Es fällt auf, dass der Abstand der deutschen Abgabenquote zum EU-Durchschnitt seit 1985, wo beide in etwa auf dem gleichen Level waren, beständig gewachsen ist. Der Ökonom Gerd Grözinger rechnete aus, dass die öffentlichen Haushalte (einschl. Sozialversicherung) 90 bis 110 Milliarden zusätzlich zur Verfügung hätten, wenn die Abgabenquote in Deutschland derjenigen der EU gleichen würde. Leider werden all diese leicht recherchierbaren Fakten über die Kollateralschäden und Nullsummenspiele einer zwanghaft auf die Senkung der Lohnkosten ausgerichteten Wirtschafts- und Sozialpolitik von der politischen Klasse und den Kommentatoren in den Medien nach wie vor kaum zur Kenntnis genommen oder sogar geleugnet. Eine Ausnahme bildet der frühere Arbeitsminister Walter Riester. Er bezeichnete es in einem Interview (TAZ, 31.08.2005) als „seinen größten Fehler", die Fokussierung der rotgrünen Koalition auf die Senkung der Lohnnebenkosten mitgetragen zu haben. Er habe sie am Anfang sogar geglaubt, „weil doch eine Millionen Fliegen nicht irren können." Man darf eben nicht alles für bare Münze nehmen, was Ideologieproduzenten und ihrem Auftraggeber schon mal mehr als der Wissenschaft verpflichtete Professoren in Gutachten, Leitartikeln und Talkshows als Gewissheit verkaufen.

Empfohlene Literatur

Grözinger, G. (2007): Hochsteuerland Deutschland? Langlebiger Mythos, problematische Folgen. Intervention – Zeitschrift für Ökonomie 4 (1): 28-39

IGES/BASYS (Ecker, T./ Häusler, B./ Schneider, M.) (2004): Belastungen der Arbeitgeber in Deutschland durch gesundheitssystembedingte Kosten im internationalen Vergleich. Gutachten im Auftrag der Techniker Krankenkasse. www.tk-online.de > Publikationen > Übersicht > Gutachten zu Gesundheitsausgaben und Arbeitskosten

Schönwälder, T. (2003): Begriffliche Konzeption und empirische Entwicklung der Lohnnebenkosten in der Bundesrepublik Deutschland – eine kritische Betrachtung. Düsseldorf: Hans-Böckler-Stiftung

SVR-G (2003): Finanzierung, Nutzerorientierung und Qualität. Band I: Finanzierung und Nutzerorientierung. Baden-Baden: Nomos, Ziffern 81-90

Mythos 3:
Die Überforderung des Solidarsystems durch die alternde Gesellschaft

Seit Jahren wird die Gesundheits- und Sozialpolitik von der Behauptung überlagert, unsere Gesellschaft gehe unaufhaltsam einer dramatischen Vergreisung entgegen. Die demographische Entwicklung, so die als Gewissheit vorgetragene Behauptung, führe in den nächsten 40 bis 50 Jahren unausweichlich zu einer starken Überalterung unserer Gesellschaft. Deren zwangsläufige Folgen seien ein aus dem Ruder laufendes Wachstum der Gesundheitsausgaben und drastisch steigende Sozialabgaben. Das überfordere unsere Volkswirtschaft und führe zu einer unerträglichen finanziellen Belastung der zukünftigen Erwerbsbevölkerung. Deshalb müsse der Leistungsumfang der Sozialversicherungen reduziert und deren Finanzierungsmodus grundsätzlich revidiert werden. Statt mehr Umverteilung sei mehr Eigenverantwortung in Form privater Risikoabsicherung das Gebot der Stunde. In der Politik dominieren Thesen wie die des damaligen Kanzlers Schröder, der im Frühjahr 2003 seine Agenda 2010 u. a. so begründete: „Und wir müssen anerkennen und aussprechen, dass die Altersentwicklung unserer Gesellschaft, wenn wir jetzt nichts ändern, schon zu unseren Lebzeiten dazu führen würde, dass unsere vorbildlichen Systeme der Gesundheitsversorgung und Alterssicherung nicht mehr bezahlbar wären." Dieses Postulat ist entweder banal, weil Anpassungen der Sozialleistungssysteme an sich verändernde soziale und wirtschaftliche Bedingungen seit jeher quasi das Alltagsgeschäft der Gesundheits- und Sozialpolitik sind, wie die diversen Renten- und Krankenversicherungsreformen der letzten 30 Jahre belegen. Oder es führt in die Irre, wenn es die Leistungsfähigkeit unseres Sozialversicherungssystems grundsätzlich in Frage stellt und als Alternative die Privatisierung der Altersrisiken mit einer kapitalgedeckten Finanzierung anbietet.

Kein Zweifel, die Lebenserwartung der Menschen steigt, während die Geburtenrate in Deutschland auf relativ niedrigem Niveau stagniert. Das berührt nicht nur die Finanzierungsprobleme der Altersversorgung, sondern auch die Inanspruchnahme des Gesundheitswesens. Sie wird mit einem wachsenden Anteil älterer Menschen an der Bevölkerung zunehmen, was steigende Leistungsausgaben der Krankenkassen mit sich bringt. Aber ist diese Entwicklung wirklich so dramatisch, wie man uns weismachen will? Tickt da wirkliche eine demographische Zeitbombe, wie immer wieder zu lesen ist? Schon die Tatsache, dass Japan bei einem höheren Bevölkerungsanteil der über 60-Jährigen um 25 % niedrigere Pro-Kopf-Ausgaben für Gesundheit hat als wir, verweist darauf, dass es sich um keine zwangsläufige, sondern ein sozioökonomisches und damit steuerbare Phänomen handelt. Die demographische Entwicklung bringt zwar Herausforderungen für das Gesundheitswesen sowohl in finanzieller als auch struktureller Hinsicht mit sich. Aber diese Probleme haben auch nicht annähernd die Dimension einer Katastrophe. Behauptungen, die GKV sei mit der Bewältigung der zu erwartenden Entwicklung grundsätzlich überfordert, sind entweder schlecht verdaute Faktenverarbeitung oder gezielte PR-Kampagnen zur Förderung besonderer Geschäftinteressen der Finanzwirtschaft. Bei genauem Hinsehen ergibt sich nämlich, dass

- die vorliegenden demographischen Prognosen für die nächsten 40 bis 50 Jahre keineswegs so gesichert sind wie allgemein behauptet,
- die scheinbar einleuchtende Formel „Je älter die Menschen, umso höher die Gesundheitsausgaben" in dieser Schlichtheit nicht stimmt,
- die wirtschaftlichen Folgen für das Gesundheitswesen bzw. die GKV weit weniger dramatisch sind als behauptet und die Umlagefinanzierung der GKV allemal zuverlässiger ist als ein kapitalgedecktes System.

Demographische Prognosen: Fakten oder Kaffeesatzleserei?

Publizisten, die von Demographie und Ökonomie wenig, vom Agendasetting in den Medien und der Vermarktung ihrer Bücher hingegen sehr viel verstehen, wittern ein „Methusalem-Komplott", mit dem die Alten einen Krieg der Generationen anzetteln würde. Zur Illustration der angeblich dramatischen demographischen Entwicklung wird häufig eine Grafik des Statistischen Bundesamtes aus dessen Bevölkerungsvorausberechnung verwendet, welche die säkulare Entwicklung der Bevölkerungsstruktur optisch als die Transformation einer Pyramide mit einem hohen Kinder- und einem kleinen Altenanteil in eine Amphore darstellt, die sich nach unten verjüngt und nach oben ausbeult. Der Pyramidenform wird implizit eine Vorbildfunktion gegeben, die ihr nicht zukommt. Eher das Gegenteil ist der Fall. Sie hat es in Deutschland zuletzt Anfang des 20. Jahrhunderts gegeben und kam durch hohe Kindersterblichkeit und niedrige Lebenserwartung in den unteren Schichten sowie eine hohe Lebenserwartung nur für privilegierte Schichten zustande. Auch ist die sinkende Geburtenhäufigkeit kein zeitgenössisches Phänomen, sondern ein säkularer Prozess, wie der Bevölkerungswissenschaftler Herwig Birg darlegt: „In Deutschland hatte seit dem Jahrgang von 1856 (5,2 Kinder) jeder Frauenjahrgang weniger Kinder als der jeweils vorangegangene. Beim Jahrgang 1904 wurde zum ersten Mal die Zahl von zwei Lebendgeborenen pro Frau erreicht und dann unterschritten." Seither hat es auch immer wieder Schwankungen in der Geburtenhäufigkeit gegeben, die das Resultat von Kriegen oder anderen außergewöhnlichen historischen Ereignissen waren.

Auf jeden Fall ist der säkulare Trend einer abnehmenden Zahl von Geburten pro Frau im gebärfähigen Alter kein Anlass zur Sorge.

Die vorhandenen demographischen Prognosen basieren auf den Bevölkerungsvorausrechnungen des Statistischen Bundesamtes. Die jüngste stammt aus dem Jahr 2006 und beruht auf folgenden Modellannahmen:

- Bevölkerungsstruktur vom 31. Dezember 2003,
- Konstanz der Geburtenhäufigkeit von zwischen 1,2 und 1,6 Kindern pro Frau bis 2050,
- steigende Lebenserwartung von Neugeborenen bis 2050 um 7,6 Jahre auf 83,5 Jahre für Jungen und um 6,5 Jahre auf 88,0 Jahre für Mädchen sowie
- langfristiger durchschnittlicher Zuwanderungsüberschuss von 100.000 bis 200.000 Personen.

Das Statistische Bundesamt weist ausdrücklich darauf hin, dass es sich nicht um eine Vorhersage für das Jahr 2050 handelt: „Da der Verlauf der maßgeblichen Einflussgrößen mit zunehmender Vorausberechnungsdauer immer schwerer vorhersehbar ist, haben solche langfristigen Rechnungen Modellcharakter." Im Grunde sind es Hochrechnungen, die Aussagen darüber treffen, was passiert, wenn kein Trendwechsel eingeleitet wird und alles so bleibt, wie es ist. Diese Erläuterung der Fachleute des Statistischen Bundesamtes, die sie bereits 2003 zur 10. Bevölkerungsvorausberechnung machten, konnte ihren Präsidenten Johann Hahlen allerdings nicht davon abhalten, auf einer Pressekonferenz zur Vorstellung ihrer Arbeitsergebnisse von einer „vorgegebenen und unausweichlichen Entwicklung zu sprechen". Mit solchen Behauptungen verlassen Demographen das wissenschaftliche Terrain und übertreten die Grenze zur Demagogie, stellt der Politikwissenschaftler Dieter Oberndörfer fest.

Derartige langfristige, bis ins Jahr 2050 reichende Prognosen sind für die Politik als Planungsgrundlage kaum brauchbar. Sie beruhen auf Hochrechnungen des Status quo mit Schätzvarianten und unterstellen dabei eine weitgehend statische historische Entwicklung. Der Statistiker Gerd Bosbach wirft den Demographie-Apokalyptikern „moderne Kaffeesatzleserei" vor:

- 50-Jahres-Prognosen seien grundsätzlich unsinnig, weil gesellschaftliche Strukturbrüche und kulturelle Veränderungen nicht vorhergesehen werden können. Eine z. B. im Jahr 1950 aufgestellte Bevölkerungsprognose hätte unmöglich Entwicklungen wie die Verbreitung der Antibabypille, die Anwerbung von Millionen von Gastarbeitern, den Trend zum Single-Leben oder den Zuzug von 2,5 Mio. Spätaussiedlern vorhersagen können.
- Die Modellannahmen seien zumindest teilweise politisch beeinflussbar. Mit einer familien- und kinderfreundlichen Politik könne man die Geburtenrate erhöhen, wie das Beispiel Frankreich zeige. Dort stieg von 1993 bis 2000 die Zahl der Kinder pro Frau von 1,65 auf 1,88. Auch sei der Zuzug von Ausländern keine konstante Größe, sondern von der Immigrationspolitik und Veränderungen in der EU etwa durch die Osterweiterung abhängig.

Tabelle 3.1: Entwicklung des Altenquotienten in Deutschland *

Jahr	Variante 1 Altersgrenze		Variante 2 Altersgrenze		Variante 3 Altersgrenze	
	65	67	65	67	65	67
2005	31,7	25,8	31,7	25,8	31,7	25,8
2010	33,5	29,5	33,6	29,5	33,7	29,6
2020	38,0	32,3	38,7	32,9	39,5	33,6
2030	50,2	42,0	52,2	43,4	54,2	45,1
2040	57,2	50,8	61,4	54,5	65,3	58,1
2050	60,0	50,7	64,3	56,2	70,9	62,3

* 65- bzw. 67-Jährige je 100 Personen von bis unter 65 bzw. 67. Variante 1: relativ junge Bevölkerung. Variante 2: mittlere Bevölkerung. Variante 3: mittlere Bevölkerung (Obergrenze).
Quelle: Statistisches Bundesamt, eigene Zusammenstellung

Diese Kritik trifft auch auf Prognosen des Altenquotienten zu, der das Verhältnis der Zahl der älteren Menschen zur Zahl der Personen im erwerbsfähigen Alter angibt. Wer zu welcher Gruppe gehört, ist eine Definitionsfrage bzw. abhängig vom Rentenzugangsalter und der durchschnittlichen Ausbildungsdauer. Je nach (politischer) Bestimmung des Rentenalters ergeben sich sehr unterschiedliche Größenordnungen der Erwerbsbevölkerung. Auch ist der Zeitpunkt des durchschnittlichen Eintritts in das Erwerbsleben eine flexible, von konjunkturellen Entwicklungen sowie der Bildungs- und der Arbeitsmarktpolitik bestimmte Größe. Die vorliegenden Prognosen haben daher eine von den zugrunde gelegten Annahmen abhängige Bandbreite:

• Die Enquête-Kommission Demographischer Wandel geht in ihrer Modellrechnung von zwei unterschiedlichen altersmäßigen Eingrenzungen der Erwerbsbevölkerung bzw. der nicht mehr im Erwerbsleben stehenden alten Menschen aus: einmal von 25 bis 65 Jahre, zum anderen von 20 bis 60 Jahre. Bei der Variante 65/25 steigt der Altenquotient von 36,1 in 2010 auf 39,2 in 2020, bei der Variante 60 / 20 von 45,6 auf 52,8.

• Die 11. Bevölkerungsvorausberechnung des Statistischen Bundesamtes von 2006 basiert auf zwei verschiedenen Altersruhegrenzen und kommt zu dementsprechend unterschiedlichen Prognosen (Tabelle 3.1). Je nach Annahme und Altersgrenze schwankt der für 2030 errechnete Altenquotient zwischen 42,0 und 54,2 %; 2050 erhöht sich die Bandbreite der Schätzungen auf 20 Prozentpunkte (zwischen 50,7 und 70,9 %).

Tabelle 3.2: Altenquotient in Europa

Land	2005	Prognose 2040
Italien	29	63
Deutschland	28	50
Schweden	27	47
Spanien	25	57
Frankreich	25	45
Österreich	24	54
Portugal	24	46
Finnland	24	45
Großbritannien	24	38
Dänemark	23	45
Ungarn	22	40
Niederlande	21	44
Tschechien	20	47
Polen	18	37
Irland	17	32

Quelle: G+G Spezial 3/2006 (Bonn: Kompart), eigene Zusammenstellung

- Im europäischen Vergleich hat Deutschland zwar aktuell einen relativ hohen Altenquotienten (Tabelle 3.2), der mit 28 nach dem in Italien der zweithöchste ist. In der Prognose für das Jahr 2040 liegt der deutsche Altenquotient hingegen mit 50 im oberen Mittelfeld zwischen den Extremen Irland (32) und Italien (63). Alles in allem sind die deutschen Perspektiven in dieser Hinsicht nicht schlechter als in den meisten anderen EU-Ländern.

Beim Altenquotienten handelt es sich um eine von politischen Entscheidungen abhängige Größe, die zudem über die wirtschaftlichen Auswirkungen auf die erwerbstätige Bevölkerung durch Sozialabgaben keine Auskunft gibt. Ob nämlich z. B. die jüngst beschlossene schrittweise Anhebung des Rentenzugangsalters von 65 auf 67 Jahre tatsächlich zur Entlastung der Erwerbsbevölkerung führt, hängt von den Chancen älterer Arbeitnehmer auf dem Arbeitsmarkt ab. Treten hier keine signifikanten Verbesserungen ein, findet nur eine Lastenverschiebung von den für die Renten zuständigen Sozialversicherungsträgern zum Arbeitslosengeld bzw. der Grundsicherung statt, mithin ein sozialpolitisches Nullsummenspiel, aber keine Entlastung der Erwerbstätigen. Unabhängig davon handelt es sich bei der Zunahme des Altenquotienten in der historischen Perspektive um eine eher begrüßenswerte als problematische Entwicklung. Das Statistische Bundesamt weist darauf hin, dass im Jahr 1900 12,4 Personen im erwerbsfähigen Alter (15-64 Jahre) auf eine Person über 64 Jahre kamen. 50 Jahre später lag diese Quote bei 6,9 und im Jahr 2000 bei 4,1. Vor 100 Jahren war demnach die Altersstruktur gemäß diesem Kriterium mehr als drei Mal so günstig wie heute. „Müsste es für einen hochrechnenden Ökonomieprofessor nicht rätselhaft sein," konstatiert Hagen Kühn vom Wissenschaftszentrum Berlin, „wie in diesem Zeitraum der materielle Reichtum für alle Altersgruppen so enorm wachsen und parallel zur demographischen Alterung der letzten 50 Jahre das Sozialsystem ausgebaut werden konnte, das nun nicht mehr zu finanzieren sein soll?" Die aus der volkswirtschaftlichen Perspektive entscheidende Frage ist nicht die nach der Entwicklung des Altenquotienten, sondern die nach der Entwicklung der Produktivität und des wirtschaftlichen Wachstums, die zur Finanzierung des Sozialleistungssystems erforderlich ist.

Vor diesem Hintergrund empfiehlt sich eine Beschränkung auf überschaubare Zeiträume, wenn man die auf das Gesundheitswesen zukommenden demographischen Probleme realistisch einschätzen will. Szenarien mit einem Zeithorizont von 10 bis 20 Jahren schärfen den Blick für die absehbaren Handlungsbedarf signalisierenden Trends. Langfristige Prognosen lassen zu viel Raum für Spekulationen, um als Grundlage für solide politische Entscheidungen taugen zu können. Man muss auch kein Bevölkerungswissenschaftler sein, um zu erkennen, dass wir ab den Jahren 2015 bis 2025 schrittweise mit einer erhöhten Inanspruchnahme des Gesundheitswesens zu rechnen haben. Dann kommen die „Babyboomer" der Jahrgänge 1955 bis 1965 in die für einen steigenden Bedarf an aufwändiger medizinischer Behandlung besonders anfällige Alterskohorte der 60- bis 70-Jährigen. Es wäre fahrlässig, diese absehbare Entwicklung zu leugnen.

Alterungsprozess und Gesundheitsausgaben

Zu der in Zukunft zu erwartenden Entwicklung der Gesundheitsausgaben und der GKV-Beitragssätze sind in ihrer Summe eher verwirrende als erhellende Schätzungen im Umlauf. Der Aussagegehalt der vorliegenden Versuche, die Höhe der Beitragssätze für die Jahre 2030, 2040 oder 2050 zu schätzen, tendiert mit der zeitlichen

Tabelle 3.3: Prognosen zur Beitragssatzentwicklung der GKV

Quelle	Prognosezeitraum	Beitragssatz in %
Schmähl 1983	2030	16
Dudey 1993	203	26
SVR-G 1994	2040	15-16
Erbsland und Wille 1995	204	15-16
Knappe 1995	2030	16-25
Busch et al. 1996	2040	16,1-15,4
Oberdieck 1998	2030	25
Prognos 1998	2040	16
Buttler et al. 1999	2040	18->30
Birg 1999	2035	22
Erbsland et al. 1999	2040	15-16
Breyer und Ulrich 2000	2040	23
DIW 2001	2050	34
Hof 2001	2050	17-26
Pfaff 2001	2050	17
Pfaff 2002	2050	20,2-21,4

Quelle: Enquete-Kommission Demographischer Wandel, eigene Zusammenstellung

Entfernung des Prognosejahres immer weiter gegen Null, schon weil ihre Ergebnisse von den zugrunde gelegten Annahmen abhängen und dadurch sich selbst erfüllende Prophezeiung sein können. Die zahlreichen vorhandenen Modellrechnungen kommen je nach angewandter Methodik und gewählten Ausgangsannahmen zu einer großen Spannbreite der von ihnen prognostizierten Krankenkassenbeiträge. Eine von der Enquête-Kommission Demographischer Wandel zusammengestellte Übersicht von 16 Beitragssatzprognosen aus den Jahren 1995 bis 2002 ergibt für das Jahr 2030

Schwankungen zwischen 16 und 26 %, für 2040 zwischen 15 und 34 % sowie für 2050 bzw. 2055 zwischen 17 und 26 %. Diese großen Differenzen basieren auf unterschiedlichen, teilweise spekulativen Annahmen über ein Bündel von sehr variablen Einflussfaktoren, als da sind:

- Auswirkungen der Altersstruktur der Bevölkerung auf den Behandlungs- und Betreuungsbedarf,
- die Entwicklung und Umsetzung des medizinisch-technischen Fortschritts,
- Reduzierung bzw. Spreizung der sozialen Ungleichheit,
- das allgemeine Wirtschaftswachstum und die sich daraus ergebenden Produktivitäts- und Verteilungseffekte sowie
- die Finanzierungs- und Versichertenstruktur der GKV.

Alle diese Faktoren sind keine Naturereignisse, sondern unterliegen mehr oder weniger ausgeprägten politischen Einflussmöglichkeiten. Das gilt nicht nur für die Finanzierungs- und Versichertenstruktur der GKV, sondern auch für die Umsetzung des medizinisch-technischen Fortschritts. Die Entwicklung in der Medizin ist keineswegs so rasant wie allgemein behauptet (> S. 75 ff.). Längst nicht alles, was sich als Fortschritt darstellt, hat tatsächlich einen nennenswerten Zusatznutzen für die Patientinnen und Patienten. Es wurde bereits oben (S. 31 ff.) gezeigt, dass die wirtschaftlichen Zuwachsraten im Gesundheitswesen in den 1970er und 1980er Jahren doppelt so hoch waren wie heute und Experten von eher abflachenden Wachstums- und Beschäftigungseffekten im Gesundheitswesen ausgehen. Es wird eine zunehmend wichtigere Aufgabe der politischen und fachlichen Entscheidungsinstanzen im Gesundheitswesen sein, neue Untersuchungs- und Behandlungsmethoden unter Kosten-Nutzen-Aspekten zu bewerten. Auch ist allen Fachleuten klar, dass ohne eine Reform ihrer Finanzierungsbasis das GKV-System den Herausforderungen der demographischen Entwicklung nicht gewachsen sein wird. Wir werden uns diesen Themen im Zusammenhang mit den Mythen 4 (S. 15 ff.) und 6 (S. 117 ff.) näher widmen. An dieser Stelle stehen die sich unter sozialepidemiologischen Aspekten ergebenden Behandlungs- und Betreuungsbedarfe im Gesundheitswesen im Mittelpunkt.

Medikalisierungs- und Kompressionsthese

Die Frage, ob die steigende Lebenserwartung und der zunehmende Bevölkerungsanteil der über 60-Jährigen zu wachsenden Gesundheitsausgaben führen, ist gar nicht so klar zu beantworten, wie es zunächst scheint. Natürlich nehmen ältere Menschen das Gesundheitswesen häufiger in Anspruch als jüngere. Die über 65-Jährigen stellen in Deutschland gegenwärtig 17,3 % der Bevölkerung, haben aber mit 42,9 % einen um das 2,5-fache höheren Anteil an den Krankheitskosten (Tabelle 3.4). Dementsprechend ist es auch unstrittig, dass mit einem wachsenden Altersdurchschnitt der Bevölkerung die Gesundheitsausgaben eine steigende Tendenz haben. Unklar ist hingegen das Ausmaß dieser Zunahme. Die vorliegenden empirischen Untersuchungen zeigen, dass die aus Tabelle 3.4 scheinbar simpel abzuleitende Parole „je älter, desto teurer", in dieser Schlichtheit nicht stimmt.

Bei der Frage, welche Auswirkungen die steigende Lebenserwartung auf die Gesundheitsausgaben haben, stehen sich zwei Postulate gegenüber, die Medikalisierungs- und die Kompressionsthese. Die *Medikalisierungsthese* geht davon aus, dass mit der Alterung der Bevölkerung die Zahl der chronisch Kranken und Multimorbiden wächst und mit ihr quasi synchron die Leistungsinanspruchnahme bzw. Behandlungsausgaben zunehmen. Das scheinen sowohl die Daten des Statistischen Bundesamtes (Tabelle 3.4) als auch Untersuchungen auf Basis von GKV- und PKV-Daten zu belegen, die mit zunehmendem Alter einen Zuwachs an Leistungsausgaben aufweisen. Bei näherem Hinsehen bietet das vorhandene empirische Material allerdings ein diese Annahme relativierendes Bild. Es fällt auf, dass die durchschnittlichen Behandlungsausgaben pro Kopf zwischen dem 75. und 89. Lebensjahr ein deutlich geringeres Wachstum haben als zwischen dem 60. und 74. Lebensjahr und ab dem 85. Lebensjahr mehr oder weniger konstant bleiben. Verschiedene Studien geben sogar deutliche Anhaltspunkte dafür, dass die Pro-Kopf-Ausgaben für akutmedizinische Behandlungen ab der Altersgruppe von 70 bis 75 Jahren sinken. In den USA wies bereits in den 1980er Jahren Scivotsky in einer umfangreiche Studie über die Behandlungskosten der Rentner-Krankenversicherung Medicare nach, dass die über 80-Jährigen erheblich weniger Leistungsausgaben aufwiesen als die unter 65-Jährigen.

Tabelle 3.4: Krankheitskosten und Altersstruktur im Jahr 2002

Altersgruppe	Anteil in v. H.	
	Bevölkerung	Krankheitskosten
bis 15	15,2	5,6
15 - 29	17,2	7,9
30 - 44	24,5	15,2
45 - 64	25,9	28,3
65 - 85	15,5	34,6
über 85	1,8	8,3

Quelle: Statistisches Bundesamt, eigene Zusammenstellung

Dafür gibt es eine Reihe von Erklärungsansätzen. Hochbetagte
- haben bestimmte kostenträchtige Eingriffe bereits hinter sich,
- sind eine gesellschaftliche Selektion von „gesunden Alten",
- sind bestimmten aggressiven und teuren akutmedizinischen Behandlungen nicht mehr gewachsen und werden ihnen daher nicht mehr ausgesetzt,
- haben bei langjährigen Krankheiten wegen der vorab bereits erfolgten diagnostischen Abklärungen geringere Fallkosten.

Auf jeden Fall ist die Vorstellung, die Menschen würden mit zunehmendem Alter immer kränker, falsch. Sie beruht, wie Kruse et al. (2003) feststellen, auf zu pessimistischen Annahmen über die voraussichtliche Entwicklung des Gesundheitszustands der Alten der Zukunft. An diesen Phänomenen knüpft die bereits in den 1970er Jahren von Fries entwickelte *Kompressionsthese* an. Sie sieht zwischen steigender Lebenserwartung und einer Verschlechterung des allgemeinen Gesundheitszustands keinen linearen Zusammenhang. Die Phase ausgeprägter Multimorbidität werde in ein immer höheres Alter verschoben, zugleich nähmen die für ältere Menschen eigentlich typischen Belastungen durch Krankheit und Behinderung ab. Mit einer Verlängerung der Lebenserwartung weiteten sich als Folge besserer Lebensbedingungen (Ernährung, Hygiene, Vermeidung von Altersarmut), der Aktivierung der Eigenpotenziale zur Gesundherhaltung sowie einer verbesserten medizinischen Versorgung die Lebensphasen in guter Gesundheit aus. Daher sollte sich die Behandlung von Gesundheitsproblemen alter Menschen vor allem auf zwei Ziele konzentrieren: a) Ausschöpfen der ihnen möglichen Lebensjahre für immer mehr Menschen und b) Verlagerung der typischen Gesundheitsstörungen des Alters möglichst nahe an die maximale Lebensdauer.

Der durchschnittliche Gesundheitszustand der über 65-Jährigen ist heute tatsächlich deutlich besser als noch vor 20 oder 30 Jahren. Auch ist mittlerweile gut belegt, dass der größte Teil der Gesundheitsausgaben im Laufe eines Menschenlebens in den beiden Jahren vor dem Tod anfällt, wobei es einen gegenläufigen Zusammenhang mit dem Todesalter zu geben scheint:
- Auswertungen von GKV-Daten zeigen, dass die Behandlungsausgaben im Zusammenhang mit dem Sterben mit höherem Todesalter kontinuierlichen sinken. Sie sind nach Angaben von Boroch (2005) bei den 60- bis 64-Jährigen pro Fall fast doppelt so hoch (45.275 €) wie bei den 75 bis 79-Jährigen (23.040 €) und mehr als dreimal so hoch wie bei den 85 bis 89-Jährigen (14.087 €).
- Ähnliche Ergebnisse brachte eine Studie in den Niederlanden. Demnach verursachen Versicherte im letzten Lebensjahr durchschnittlich das 16-fache der Behandlungsaisgaben der gleichaltrigen überlebenden Versicherten. Bei den über 65-Jährigen lag dieser Faktor bei 4,66, bei den unter 65-Jährigen bei 27,31. Diese Zahlen werden im Trend von Erhebungen aus der Schweiz gestützt, die zeigen, dass die Behandlungskosten für Versicherte im letzten Jahr ihres Lebens fünf bis sieben Mal höher sind als bei den Überlebenden.

- Medicare, die staatliche Krankenversicherung für Rentner in den USA, verzeichnet für die letzten zwei Lebensjahre von im Alter von 70 Jahren Verstorbenen um 50 % höhere Ausgaben als für 90-Jährige.
- Berechnungen von Kruse et al. (2003) zeigen, dass die Behandlungskosten der Sterbenden im Alter von 65 bis unter 70 Jahren pro Fall bei 76.106 Euro lagen, bei Überlebenden hingegen nur bei 4018 DM. Bei den 80- bis 85-Jährigen sanken die Ausgaben bei den Sterbenden auf 36.243 DM, bei den Überlebenden stiegen sie auf 4.669 DM an.
- Hagen Kühn berichtet von einem Großprojekt der US-Armee auf Basis von medizinischen Daten von Personen, deren Geburtsjahrgänge bis ins 19. Jahrhundert reichen. Demnach ist das Erkrankungsalter für chronische Krankheiten bei Männern, die zwischen 1895 und 1910 65 Jahre alt waren, gegenüber jenen deutlich zurückgegangen, die zwischen 1983 und 1992 dieses Alter hatten. Es ist in einem 80-Jahres-Zeitraum bei den am meisten verbreiteten chronischen Krankheiten (Herz-Kreislauf, Arthritis, Krebs) um 10 Jahre gestiegen, während im selben Zeitraum die Lebenserwartung dieser Gruppe sich um „nur" 6,6 Jahre erhöhte.

Die Kompressionsthese hat insbesondere bei Mittel- und Oberschichten eine hohe empirische Evidenz, wie Surveys aus vergleichbaren Ländern wie Schweden, den Niederlanden oder den USA zeigen. Das entspricht Erkenntnissen der Sozialepidemiologie, wonach ein erheblicher Teil der dem Alter zugeschriebenen Morbidität eigentlich der sozialen Ungleichheit anzulasten ist. Daraus folgt, dass die Kompressionsthese in dem Maß an Bedeutung gewinnt, wie es gelingt, sozial bedingte Morbiditätsunterschiede zu nivellieren. Das hat auch Auswirkungen auf die Schätzungen der Ausgabenentwicklung im Gesundheitswesen. Je nachdem ob die Medikalisierungs- oder die Kompressionsthese zugrunde gelegt wird, kommen entsprechende Prognosen zu unterschiedlichen Ergebnissen. Das Ifo-Institut rechnete in einer 2004 für das Bundesfinanzministerium angefertigten Studie aus, dass bei der Medikalisierungsthese die GKV-Beiträge bis 2050 auf 26 % steigen werden, bei der Kompressionsthese hingegen in etwa konstant bleiben oder nur leicht zunehmen. Demnach bewegt sich die Ausgabenentwicklung im Gesundheitswesen in dem Maß in einem moderaten Rahmen, wie es gelingt, sozial bedingte Disparitäten im Gesundheitszustand zu nivellieren.

Fasst man die vorhandenen empirischen Untersuchungen zusammen, dann hat die Kompressionsthese gegenüber der Medikalisierungsthese zwar eine höhere empirische Evidenz, kann sie aber nicht völlig widerlegen. Der Gesundheits-Sachverständigenrat geht in seinem Jahresgutachten 2005 davon aus, dass beide Thesen je nach Population bzw. sozialer Schicht, Krankheit und Therapie Gültigkeit haben. Bezieht man sich nur auf die medizinischen Akutbehandlungen, gibt es für die Kompressionsthese solide empirische Belege. Studien auf Basis der Daten von Medicare, der Senioren-Krankenversicherung in den USA, zeigen allerdings, dass die Langzeitpflege zusammen mit der Palliativmedizin die Kostenreduktion in der Akut-

Versorgung von Hochbetagten wieder ausgleicht, wenn nicht überkompensiert. Die Behandlungs- und Betreuungskosten können so insgesamt, wie auch Kruse et al. zeigen, zwar mit dem Alter steigen. Jedoch kann man durch gezielte Prävention und geriatrische Rehabilitation den Bedarf an ärztlicher Behandlung in Grenzen halten. Die eigentliche demographische Herausforderung liegt daher nicht in der medizinischen Akut-Versorgung und den Erfolgen der Intensivmedizin, sondern in dem Hinauszögern chronischer Erkrankungen auf ältere Jahrgänge sowie in der Koordinierung der medizinischen Behandlung einschließlich der geriatrischen Rehabilitation mit der sozialen Betreuung älterer Menschen.

Die Kapitaldeckung: Sinnvolle Alternative zur Umlagefinanzierung?

Der Umlagefinanzierung der gesetzlichen Krankenversicherung (GKV) wird vorgeworfen, sie sei nicht „demographiefest" und belaste vor dem Hintergrund einer immer älter werdenden Gesellschaft die wirtschaftlich aktive Generation in nicht hinnehmbarer Weise. Ihre nicht nach Alter differenzierten Beiträge bewirkten eine zu Lasten der Jüngeren gehende Umverteilung zwischen den Generationen. Mehr Generationengerechtigkeit könne man nur erreichen, wenn die GKV-Finanzierung sukzessive auf eine altersspezifische Prämienkalkulation mit einer Kapitaldeckung der Altersrisiken umgestellt werde. Diese Forderung wird zwar nach dem Zusammenbruch der internationalen Kapitalmärkte im Oktober 2008 nicht mehr ganz so lautstark vertreten. Aber natürlich möchte die Versicherungswirtschaft nicht auf das Geschäftsfeld der privaten Krankenversicherung mit Kapitaldeckung verzichten. Auch stellt CDU das von ihr verfochtene Modell einer Kopfprämie mit einem Kapitalstock für die Altersrisiken (> S. 131 ff.) nicht wirklich in Frage.

Fragwürdige „Generationenbilanzen"

Ausgangspunkt für die Behauptung, die GKV sei nicht demographiefest finanziert, sind Generationenbilanzen, mit denen sich vor allem Bernd Raffelhüschen und seine Mitarbeiter im Forschungszentrum Generationenverträge an der Universität Freiburg profiliert haben. Die Umlagefinanzierung der GKV beruhe auf altersmäßigen Durchschnittszahlungen, was auf Kosten der Jüngeren bzw. der zukünftigen Erwerbsbevölkerung ginge. Für das Jahr 2055 prognostizieren Stefan Felder und Stefan Fetzer (2007) einen Beitragssatz in der GKV von 22 %. Sie errechnen daraus eine „implizite Schuld" der heutigen Beitragszahler in der GKV gegenüber zukünftigen Generationen in Höhe von knapp 25 % des BIP. Inwieweit diese Generationenbilanz die Schulden, die heutige Beitragszahler angeblich ihren Kindern und Enkeln hinterlassen, quantitativ korrekt erfasst, soll hier nicht weiter zur Debatte stehen. Dazu nur so viel: Ihre Berechnung, bis 2055 würde der GKV-Beitragssatz auf 22 % steigen, steht auf tönernen Füßen. Derart langfristigen Prognosen basieren, siehe oben, auf mutigen Annahmen, die ihr Ergebnis als quasi sich selbst erfüllende Prophezeiung wesentlich beeinflussen. Schon deshalb sind Generationenbilanzen, die sich zwangsläufig über drei und mehr Jahrzehnte erstrecken, prinzipiell spekulativ.

Sie sind vor allem aber fragwürdig, weil sie Alt und Jung in unsinniger Weise gegeneinander ausspielen. Mit dem gleichen Recht, wie zukünftige Belastungen der Jüngeren durch die irgendwann anfallenden Krankheitskosten ihrer Eltern und Großeltern zu deren „Schulden" aufsummiert werden, könnten letztere ihrem Nachwuchs deren Ausbildungskosten in Rechnung stellen oder zumindest eine Saldierung mit ihren Krankheitskosten im Alter verlangen. Ganz zu schweigen von einer Aufrechnung der als Erbschaften und Schenkungen daherkommenden intergenerativen Vermögenstransfers. Wenn man schon Generationenbilanzen erstellt, müssten auch diese Faktoren berücksichtigt werden. Das wäre gesellschaftspolitisch zwar grober Unfug und zudem ohne belastbare empirische Datenbasis, entspräche aber der von Felder und Fetzer postulierten ökonomischen Gleichgewichtslogik, wonach jede Generation für die von ihr wie auch immer beanspruchten bzw. verursachten Sozialleistungen selbst aufzukommen hat. Bei Licht besehen sind solche Generationenbilanzen nichts weiter als der Versuch, der privaten Krankenversicherung mit einem Kapitaldeckungsverfahren zur Absicherung von Altersrisiken die Weihen wohlfahrtsökonomischer Vernunft zu geben.

Eine Umstellung der GKV-Finanzierung auf die Kapitaldeckung wäre zudem mit unzumutbaren Belastungen für die derzeit wirtschaftlich aktive Generation verbunden. Ein dafür aufzubauender Kapitalstock benötigte unmittelbar stattliche Finanzmittel, die nur mit erheblichen Beitragsanhebungen aufzubringen wären. Die Beitragszahler wären einem „Sandwich-Effekt" ausgesetzt. Sie müssten sowohl die für ihre eigene Absicherung erforderliche Kapitalmenge ansparen, als auch die erworbenen Ansprüche der Rentnergeneration finanzieren. Cassel und Overdieck kommen in einer Modellrechnung für die Jahre 2003 bis 2040 zu dem Ergebnis, dass man je nach Annahme bei einem ab 2003 konstanten GKV-Beitragssatz von 15,9 bzw. 17,3 % und einer Kapitalrendite von 4 % im Jahr 2040 einen Kapitalstock mit leichten Überschüssen erhält, bei 3,5 % Rendite aber schon im Defizitbereich liegt. Der durchschnittliche GKV-Beitrag lag 2007 bei 13,51 %, d. h. man müsste aktuell den Beitragssatz um 2,4 bzw. 3,8 Prozentpunkte anheben. Würde dieser Beitragsaufschlag, wie Cassel und Overdieck vorschlagen, zudem allein von den Versicherten getragen, würde sich deren Beitragsbelastung zusammen mit dem Sonderbeitrag von 0,9 % von 7,65 auf 10,05 bzw. 11,45 % erhöhen. Der Aufbau eines Kapitalstocks würde also mit deutlichen Verlusten beim verfügbaren Einkommen erkauft, ein sozial wie volkswirtschaftlich nicht gerade überzeugendes Konzept.

Die Illusionen der „Hausväterökonomie"

Die Befürworter der Kapitaldeckung von demographischen Risiken pflegen die Volksweisheit „Spare zur Zeit, dann hast du in der Not". Was aus der Perspektive eines Privathaushalts plausibel erscheint, ist aus gesamtwirtschaftlicher Sicht eine Illusion. Die moderne Volkswirtschaft kennt keinen mit Geld gefüllten Tresor wie den von Dagobert Duck, den man bei Bedarf wie einen Geldautomaten anzapfen kann. Es gilt vielmehr der 1952 von Gerhard Mackenroth formulierte makroökonomische Kernsatz, „dass aller Sozialaufwand immer aus dem Volkseinkommen der laufenden Periode gedeckt werden muß." Anders ausgedrückt: Die Altersrisiken lassen sich von einer Volkswirtschaft nicht vorfinanzieren, sondern müssen dann von ihr geschultert werden, wenn sie in Form von Renten und Gesundheitsausgaben konkret anfallen. Demnach stellt sich das demographische Risiko sowohl für das Umlage- als auch für das Kapitaldeckungssystem. Beide basieren auf Rechtsansprüchen bzw. Anwartschaften für eine Beteiligung am Volkseinkommen zukünftiger Zeiten, die in Form von Steuern, Abgaben oder Versicherungsbeiträgen an einen Fonds entstehen, der die Altersrisiken finanziell absichert.

Entscheidend für die Einlösung dieses Vertrages ist immer die Leistungsfähigkeit der Volkswirtschaft zu dem Zeitpunkt, an dem die Ansprüche an das jeweilige System fällig werden. Das gilt auch für die Kapitaldeckung, die zur Erfüllung ihrer Verpflichtungen ein ausgewogenes Verhältnis von Sparen und Entsparen benötigt. Akkumulierte Reserven können nur dann ohne Verluste für die Älteren aktiviert werden, wenn die sparende Generation mit ihren Beiträgen entsprechend hohe Mittel zu ihrer Refinanzierung einschießt. Bringen mehr Entsparer ihr Portfolio auf den Markt, als Sparer zu kaufen bereit oder finanziell in der Lage sind, führt dies zwangsläufig zu einer Entwertung der angehäuften Altersrückstellungen. Das gesparte Geld ist nicht mehr so viel wert, wie zum Einzahlungstermin erhofft; man kann damit nicht mehr so viele Güter kaufen, wie man sich mal ausgerechnet hatte. Genau das aber ist bei der prognostizierten demographischen Entwicklung eher wahrscheinlich. Kämen heute noch 1,7 Sparer auf einen Entsparer, so werde sich dieses Verhältnis bis 2040 ausgleichen, wenn nicht umkehren, beschreibt die Hypovereinsbank (2003) das in der Literatur als „Asset Meltdown" bekannte Demographieproblem der Kapitalmärkte. Vor dem Hintergrund von erwartbarer Produktivität und Inflation sei ein Verhältnis der Sparer zu den Entsparern von mindestens 1,2 zu 1 erforderlich, wenn die Versicherungsunternehmen und deren Kunden keine Wertverluste des angesparten Kapitals erleiden sollen. Sie halten die damit verbundenen Risiken jedoch für beherrschbar, zumal sie einen überschaubaren Zeitraum beträfen, für den man finanztechnische Vorsorge tragen könne. Damit kommen die Mechanismen der Finanzmärkte ins Spiel.

Die Kapitaldeckung und die Globalisierung

Auf das „Mackenroth'sche Gesetz" reagieren die Verfechter der Kapitaldeckung oft etwas gelangweilt. Die daraus abgeleitete Favorisierung des Umlagesystems sei ein alter Hut aus der deutschen Nachkriegsgeschichte, als es darum gegangen sei, die Kriegsfolgen zu bewältigen. Zudem gelte dessen Logik nur für das Modell einer geschlossenen Volkswirtschaft. In Zeiten der Globalisierung stehe für die Abdeckung der Altersrisiken auch der internationale Kapitalmarkt zur Verfügung. Auf diesem Weg könne man Diskrepanzen zwischen Sparen und Entsparen im eigenen Land durch die Kapitalnachfrage in „jüngeren" Volkswirtschaften überbrücken. Das Demographieproblem soll also quasi exportiert und aus der Wertschöpfung anderer Länder zusätzlich abgesichert werden. Eine solche Strategie wäre, wenn überhaupt, nur dann Erfolg versprechend, wenn allein Deutschland vor einem demographischen Problem stünde. Ein Blick auf entsprechende Vergleichsstatistiken zeigt, dass so gut wie alle führenden Industrienationen dieses Schicksal teilen und nach entsprechenden Kompensationsmöglichkeiten suchen müssten. Nach Berechnungen der UN werden 2020 die über 60-Jährigen folgende Anteile an der Bevölkerung haben: Italien und Japan 42 %, Schweiz 39 %, Deutschland und Schweden 38 %, UK 34 %, Frankreich und Niederlande 33 % sowie die USA 27 %. Diese Länder scheiden also als Anlagemarkt weitgehend aus, weil sie ähnliche Demographieprobleme wie wir haben.

Bleiben noch die aufstrebenden Volkswirtschaften Asiens und Lateinamerikas übrig, um aus den dort zu erwartenden Kapitalerträgen die demographischen Risiken unserer Pensionsfonds zu decken. Diese Strategie setzt darauf, dass „junge" Länder wie Indien oder China einerseits zusätzliches Kapital für ihre wirtschaftliche Entwicklung benötigen, andererseits selbst keine demographischen Probleme haben. Beide Annahmen sind falsch. Der Anteil der über 60-Jährigen an der Bevölkerung wird sich in China und Indien den nächsten 30 bis 40 Jahren mehr als verdreifachen. Diese Länder haben also reichlich mit der Entwicklung von Strategien zur Absicherung ihrer eigenen zukünftigen Altersrisiken zu tun und taugen nicht als Kapitalreserve für unsere Alterslasten. Auch von Kapitalknappheit kann weder global noch in diesen boomenden Volkswirtschaften auch nur annähernd die Rede sein. Wir können vielmehr schon seit Jahren eine weltweite Überakkumulation an Kapital registrieren, die für die periodischen Krisen der internationalen Finanzmärkte verantwortlich ist, ganz besonders für den Crash von Oktober 2008. Allein zwischen 2000 und 2005 hat sich weltweit das Vermögen von institutionellen Investoren (Banken, Pensionsfonds, Versicherungen) um fast 50 % von 37 auf 55 Billionen Dollar erhöht. Nie zuvor hatte so viel Anlage suchendes Kapital auf den Markt gedrängt, wobei sich insbesondere in den asiatischen Schwellenländern ein enormes Potenzial an Geldkapital gebildet hat. Die „Zeit" (Nr. 29/2007) dokumentiert einen enormen globalen Kapitalüberfluss vor allem in den Ländern des mittleren und fernen Ostens. Demnach sind die liquiden Mittel weltweit von etwa 1.200 Milliarden US-Dollar im Jahr 1999 auf 2.000 Milliarden US-Dollar im Jahr 2007 gestiegen. In den asiatischen Schwellenländern hatten die Ersparnisse in den neunziger Jahren im Jahresdurchschnitt ein Niveau von

32,9 % des BIP; dieser Wert ist bis 2007 auf 42,2 % gestiegen. Zum Vergleich: der
globale Durchschnitt liegt 2007 bei 22,8 %, während die Quote in den USA 13,7 %
beträgt. Allein China besitzt mit Währungsreserven in Höhe von 1,5 Billionen Dollar
eine „finanzielle Atombombe" (I. Warde in „Le Monde Diplomatique", Juni 2008).
Würden die „alten" Volkswirtschaften versuchen, ihre Alterslasten über die Wertschöpfung dieser „jungen" Volkswirtschaften zu bewältigen, träfe dieser Kapitalzu-
fluss auf ein eh schon vorhandenes Überangebot an liquiden Mitteln, mit der zwangsläufigen Folge eines Aufpumpens von Spekulationsblasen an den Finanzmärkten.

Welche Folgen das hat, können wir einmal mehr am jüngsten Zusammenbruch der
Kapitalmärkte im Oktober 2008 studieren. Vorausgegangen waren 1997 die Asien-
Krise („Tigerstaaten-Rallye") und 2001/2002 das Platzen des New Economy-Booms,
die nach dem gleichen Grundmuster wie der Crash von 2008 abliefen. Die 2003 vom
Mitglied des Wirtschafts-Sachverständigenrates Peter Bofinger geäußerte Hoffnung,
die „kollektiven Erfahrungen" aus den Krisen von 1997 und 2002 und die damit
verbundene Diskreditierung von Spekulanten würden eine neue Blase verhindern, hat
sich als Illusion erwiesen. Diese periodischen Krisen sind keine Betriebsunfälle,
sondern immanente Eigenschaft eines unregulierten globalen Finanzmarktes, der in
seiner eigenen, von der Realwirtschaft abgekoppelten Welt lebt. Frédéric Lordon
beschreibt ihn als ein selbstreferenzielles System mit einer manisch-depressiven
Psychopathologie, das sich nicht an der Wertschöpfung von Wirtschaftsunternehmen
orientiert, sondern an davon losgelösten Verkaufserfolgen und „Hypes" auf dem
Börsenparkett. Diesen Prozess, in dem bei allgemeiner Entscheidungsunsicherheit
alle Akteure des Finanzmarktes darauf schauen, was die anderen machen, und man
sich gegenseitig hochschaukelt oder mit Depressionen infiziert, hat Hyman P. Minsky bereits in den 1970er Jahren in seiner „Theorie der finanziellen Instabilität" analysiert. Bestimmte Finanzpakete, wie z. B. die berüchtigten Kreditderivate, versprechen
große Gewinne. Die Banken geben angesichts steigender Kurse entsprechender
Fonds bedenkenlos im großen Stil Kredite für diese Geschäfte, obwohl sie deren
komplizierte Produkte kaum noch durchschauen. Ein eigentlich von Zentralbanken
zur Förderung von Investitionen in der Realwirtschaft gedachte Politik des billigen
Geldes unterstützt sogar noch unfreiwillig diese fast ausschließlich über Kredite
finanzierten Wettgeschäfte. Es entsteht eine Spekulationsblase, deren ebenso erwart-
bares wie die Player an den Casinos der Finanzmärkte überraschendes Platzen das
fragile Geflecht der Kreditmärkte erschüttert. Die erst ohne Skrupel alle möglichen,
auch dubiose Fonds finanzierenden Banker wissen nicht mehr, wie sie die Risiken
bewerten sollen und geraten in Panik. Die Euphorie, mit der von den Banken zuvor
Geld in den Markt gepumpt wurde, weicht einer paranoiden Vorsicht bei der Kredit-
vergabe. „Banken vertrauen sich untereinander nicht mehr und drehen deswegen den
Geldhahn zu", konstatierten die Finanzmarktexperten Franke und Krahnen bereits ein
Jahr vor dem Zusammenbruch von Lehmann Brothers, Bear Stearns und Co., gemäß
den Worten des großen Helmut Qualtinger: „I trau dena nöt. I kenn mi!".

Spätestens wenn die Depression an den Finanzmärkten die gesamte Finanzwirtschaft ins Wanken bringt und in eine allgemeine wirtschaftliche Rezession umzu-

schlagen droht, erfolgen laute Hilferufe an die Zentralbanken und Regierungen. Das war nicht erst im Herbst 2008 so. Bereits 2003 musste die Bundesregierung als „stiller Retter" („Spiegel" Nr. 43/2003) mit einem milliardenschweren Hilfspaket in Form von erweiterten Abschreibungsmöglichkeiten die Versicherungswirtschaft vor einem finanziellen Desaster bewahren. Diese hatte in den drei vorangegangenen Jahren über 100 Milliarden Euro an der Börse versenkt. Dieselben Wirtschaftsjournalisten, die noch vor 10 Jahren Norbert Blüm mit seinem Spruch „Die Rente ist sicher" verspotteten und empfahlen, die Alterssicherung der Bürger den boomenden Kapitalmärkte anzuvertrauen, fordern heute massive Staatsinterventionen in der Finanzbranche. Es ist kein Geheimnis, dass Marktführer in der PKV, die sich immer als „demographiefest" gerühmt haben, besonders massiv auf die staatliche Intervention bei der „Hypo Real Estate" gedrängt haben, weil sie dort finanziell stark engagiert waren und ohne ein solches Hilfspaket mit in den Krisenstrudel gezogen worden wären. Auf einmal scheuen sich sonst fanatische Verfechter der freien Privatinitiative nicht, sogar die Verstaatlichung von Banken zu fordern, um zu retten, was noch zu retten ist. Wenn schon das Finanzkapital im Ernstfall auf den Staat als „weißen Ritter" setzt, welchen Grund sollten dann die Bürger haben, ihre soziale Sicherung dem Finanzmarkt und nicht dem Staat anzuvertrauen? Nicholas Barr von der London School of Economics zieht aus seiner Analyse der Kapitaldeckung vor dem Hintergrund der Globalisierung den Schluss: „Aus wirtschaftlicher Sicht ist der demographische Wandel kein gutes Argument zugunsten kapitalgedeckter Systeme". Der über Steuern und Abgaben finanzierte Wohlfahrtsstaat sei in Verbindung mit einem effektiven, eine hohe Produktivität der Wirtschaft sichernden Bildungssystem das besser und vor allem sicher funktionierende „Sparschwein" moderner Volkswirtschaften.

Exkurs: Strukturprobleme der Pflegeversicherung

Dieses Buch beschäftigt sich mit Problemen der Krankenversicherung. Im Zusammenhang mit der demographischen Entwicklung und den daraus entstehenden ökonomischen Problemen muss aber auch die Pflegeversicherung angesprochen werden, zumal die Grenzen zwischen diesen Säulen unseres Sozialstaates fließend sind. Zudem ist die soziale Pflegeversicherung (SPV) von der Alterung der Bevölkerung noch stärker betroffen als die GKV. Seit 1994, dem Startjahr der Pflegeversicherung, ist fast die gesamte Bevölkerung gegen das Risiko der Pflegebedürftigkeit abgesichert, davon etwa 90 % in der sozialen und 10 % in einer privaten Pflegeversicherung (PPV). Grundsätzlich hat die Pflegeversicherung eine andere Struktur als das Krankenversicherungssystem. Zwar wird auch bei ihr zwischen einer sozialen und einer privaten Pflegeversicherung unterschieden. Aber insgesamt hat sie der Gesetzgeber als eine politische Einheit konzipiert, was vor allem darin zum Ausdruck kommt, dass sowohl für die SPV als auch die PPV das Sozialgesetzbuches XI den rechtlichen Rahmen bildet. Die SPV unterscheidet sich strukturell von der GKV vor allem in folgenden Punkten:

- Sie deckt nicht, wie die GKV, den gesamten Behandlungs- bzw. Pflegebedarf ab („Vollkasko"), sondern übernimmt die Kosten bei Pflegebedürftigkeit nur bis zu einem bestimmten, in Pflegestufen definierten Limit („Teilkasko"). Reicht das seit Jahren relativ konstante Budget der SPV nicht aus, sinken entweder Leistungsumfang und -qualität, oder die Versicherten haben die zusätzlichen Kosten zu tragen.

- Die gegliederte GKV ist seit Mitte der 1990er Jahre wettbewerblich mit einem kassenspezifischen Beitragssatz und einem Risikostrukturausgleich konzipiert. Krankenkassen mit unterdurchschnittlichen Leistungsausgaben können günstigere Beitragssätze anbieten bzw. nach Einführung des Gesundheitsfonds Prämien an ihre Versicherten ausschütten. Hingegen ist die SPV faktisch eine Einheitsversicherung mit einem per Gesetz festgelegten einheitlichen Beitragssatz (seit 1996: 1,7 %; ab 2009 1,96 %). § 66 Abs. 1 SGB XI bestimmt, dass die Pflegekassen gemeinsam die Leistungsaufwendungen und die Verwaltungskosten nach dem Verhältnis ihrer Beitragseinnahmen tragen. Zu diesem Zweck erfolgt ein vom Bundesversicherungsamt durchgeführter monatlicher Liquiditätsausgleich, ergänzt durch einen Jahresausgleich.

- Während die einzelnen Krankenkassen und ihre Verbände eigene Vertragskompetenzen haben, werden die Leistungen und Vergütungen in der SPV einheitlich und gemeinsam für alle Pflegekassen zentral festgelegt.

- Die SPV gewährt ihre Leistungen nur auf Antrag und nach Genehmigung durch den Medizinischen Dienst (MDK), die GKV hingegen bei der Inanspruchnahme.

Die PPV ist für alle PKV-Mtiglieder obligatorisch und unterscheidet sich von der SPV in einer Reihe von Merkmalen. Die Beiträge werden nach Lebensalter und für Neuverträge ab 1995 nach dem Gesundheitszustand kalkuliert. Allerdings dürfen die Prämien bei Versicherten mit über 5 Jahren Versicherungspflicht nicht höher liegen als der Höchstbeitrag der sozialen Pflegeversicherung. Kinder sind im Unterschied zu den beitragspflichtigen Ehepartnern beitragsfrei mitversichert. Die PPV bietet ausschließlich Geldleistungen nach dem Kostenerstattungsprinzip, wobei sie aber im Unterschied zur PKV über keine den Gebührenordnungen für Ärzte und Zahnärzte vergleichbare Tarife verfügt. Während die Beitragseinnahmen pro Mitglied in der PPV nur etwa 10 % unter dem Niveau in der SPV liegen, sind die Pro-Kopf-Ausgaben in der SPV mehr als vier Mal so hoch wie in der PPV. Selbst alters- und geschlechtsadjustiert verursachen PPV-Versicherte nur etwa 30 % der Ausgaben der SPV-Versicherten. Das ist nicht nur ein klarer Fall von Risikoselektion. Es haben sich bei den privaten Versicherungen auch enorme Überschüsse angesammelt, die weit über das für die Sicherung der Altersrisiken erforderlich Maß hinausgehen. Sie sind vor allem in den letzten Jahren stark angestiegen. Der Rückstellungsbestand der PPV hat sich allein vom Jahr 2000 bis zum Jahresende 2005 weit mehr als verdoppelt (von 6,53 Mrd. Euro auf 15,17 Mrd. Euro).

Tabelle 3.5: Daten zur sozialen Pflegeversicherung

	1996	2000	2004	2006
Leistungsempfänger	1.546.748	1.822.104	1.925.703	1.969.505
- ambulant in %	75,1	69,2	67,3	66,5
Pflegestufe in %:				
I	40,1	49,0	51,5	52,5
II	43,3	37,5	35,6	34,7
III	16,6	13,5	12,9	12,8
Leistungsart in % der Ausgaben:				
Pflegegeld	60,4	50,7	48,4	48,3
Pflegesachleistung	6,8	8,5	8,5	8,6
Kombinationsleistung	8,7	10,3	10,3	10,3
Urlaubspflege	0,2	0,3	0,6	0,9
Tages- und Nachtpflege	0,4	0,5	0,8	0,8
Kurzzeitpflege	0,3	0,4	0,5	0,6
Vollstationäre Pflege	22,7	26,3	27,7	26,8
Bewilligungsquote %	71,0	73,2	72,3	71,5
Einnahmen Mrd. €	12,04	16,55	17,49	18,49
Ausgaben Mrd. €	10,86	16,67	17,69	18,03
Mittelbestand Mrd. €	2,96	3,37	2,27	2,29

Quelle: BMG, eigene Zusammenstellung

Demgegenüber verzeichnet die SPV seit 1999 Defizite (Tabelle 3.5). Der ausgeglichene Haushalt im Jahr 2006 war auch eine Folge des ab 2005 angehobenen Pflegeversicherungsbeitrags für Kinderlose, der zusätzliche Einnahmen von bis zu 700 Mio. Euro brachte. Zwar ist angesichts der immer noch ausreichenden Mittelbestände die Liquidität der SPV aktuell nicht gefährdet. Aber mittel- bis langfristig werden sich diese Defizite aus folgenden Gründen weiter erhöhen und ohne Beitragssatzsteigerungen nicht zu bewältigen sein:

• Bei gleich bleibender altersbedingter Pflegbedürftigkeit wird die Zahl der Pflegefälle bis 2040 um 1,2 bis 1,5 Millionen steigen. Diese Zunahme erfolgt nicht kontinuierlich, sondern in zwei Wellen. Die erste Welle rollt bereits jetzt an und wird ihren Höhepunkt um das Jahr 2010 erreichen. Dann wird die jährliche Zunahme der Fallzahlen wieder von 1,7 % bis zum Jahr 2030 auf ca. 0,7 % sinken, um dann bis 2040 wieder auf 1,4 % zu verdoppeln.

• Es wird allgemein mit einer Verschiebung von der familialen hin zur professionellen Pflege gerechnet. Zwar zeigen die Befragungen des Bertelsmann Gesundheitsmonitors eine immer noch hohe Bereitschaft zur Pflege von Angehörigen. Aber die anstehenden sozialstrukturellen Veränderungen lassen an diesem Trend keinen Zweifel. Als Stichworte seien genannt: steigende Frauenerwerbstätigkeit und damit abnehmendes „Töchterpotenzial", wachsende Zahl von Ein-Personen-Haushalten sowie höhere Opportunitätskosten der Pflege.

• Seit dem Start der SPV sind die Leistungssätze mehr oder weniger konstant geblieben, ebenso die definierten Betreuungsbedarfe. Nach Berechnungen von Heinz Rothgang würde selbst bei einer inflationsbereinigten Leistungsdynamisierung die Kaufkraft der Pflegeversicherungsleistungen sich bis 2040 halbieren, wenn hier keine Anpassungen vorgenommen werden. Soll die Kaufkraft der Leistungen erhalten bleiben bzw. sich an den durchschnittlichen nominalen Bruttolöhnen orientieren, müssten die Pflegleistungen nach Berechnungen der Rürup-Kommission jährlich um 2,25 %, nach Schätzungen der Bundesregierung in ihrem Pflegebericht 2004 um 1,75 % dynamisiert werden.

• Dieser Effekt der Leistungsdynamisierung wird noch erhöht durch die weitgehend unbestrittene Notwendigkeit, Demenzerkrankungen bei den Pflegeleistungen stärker zu berücksichtigen. Pflegewissenschaftler kritisieren bereits seit Jahren, dass der der SPV zugrunde liegende Begriff der Pflegebedürftigkeit von den realen Betreuungsbedürfnissen von Pflegebedürftigen teilweise erheblich abweicht. So werden z. B. bei der für die Definition der Pflegestufe entscheidenden Bestimmung des Zeitaufwandes besondere Betreuungsbedarfe für Demenzkranke nicht berücksichtigt.

Insgesamt ergeben sich nach Berechnungen von Heinz Rothgang folgende jährliche Ausgabensteigerungen:

• Fallzahlenerhöhung: 1,2 bis 1,5 %
• Verschiebungen zur professionellen Pflege: 0,5 %
• Leistungsdynamisierung: 2,0 %
• Gesamt: 3,7 bis 4,0 %.

Bei einer an der Lohnentwicklung orientierten Dynamisierung der Pflegeleistungen würde der Beitragssatz in der SPV bis 2040 auf 3,5 bis 4 % steigen – eine ökonomisch wie politisch kaum verkraftbare Dimension. Die SPD konnte bei der jüngsten Reform der Pflegeversicherung sich mit der Forderung nicht durchsetzen, Teile der für die demographisch bedingten Ausgabenzuwächse in der PPV nicht benötigten Rückstellungen zur Stützung der SPV zu verwenden. Die Union hat zwar selbst bei der Einführung der Pflegeversicherung mit der Einbindung der PPV in das SGB XI die ordnungspolitische Grundlage für einen solchen Transfer geschaffen, will aber heute nichts mehr davon wissen.

Die SPV konnte daher um eine Beitragssatzsteigerung ab 2009 auf knapp 2 Prozentpunkte nicht umhinkommen. Das haben übrigens die Macher der SPV bereits 1994 prognostiziert. In der Begründung zum Referentenentwurf des Pflege-Versicherungsgesetzes von 1994 wurde von einer demographiebedingten Beitragssatzsteigerung auf 1,9 % im Jahr 2010 und 2,4 % im Jahr 2030 ausgegangen. Eine solche moderate Beitragssteigerung ist auch erreichbar, wenn zwei Projekte in Angriff genommen werden:

- Durch eine gezielte Gesundheitsförderung und geriatrische Rehabilitation kann die Zahl der Pflegebedürftigen sowohl absolut als auch nach ihrer Pflegebedürftigkeit beeinflusst werden.

- Eine ausreichende Finanzierung der SPV bei zugleich erträglichem Beitragssatz kann nur erreicht werden, wenn die Trennung in soziale und private Pflegeversicherung aufgehoben und die Beitragsbemessungsgrundlage erweitert wird. Zudem müssen die besonderen Bedingungen in der SPV, insbesondere die wellenförmige Fallzahlenentwicklung, in der Beitragsgestaltung in Form von Finanzreserven berücksichtigt werden.

Empfohlene Literatur

Enquête-Kommission Demographischer Wandel (2002): Herausforderungen unserer älter werdenden Gesellschaft an den einzelnen und die Politik. Berlin: Deutscher Bundestag (Hrsg.): Zur Sache 3/2002, 385-608

Felder, S. (2008): Im Alter krank und teuer? Gesundheitsausgaben am Lebensende. G+G-Wissenschaft 8 (4): 23-30

Kühn, H. (2004): Demographischer Wandel und demographischer Schwindel. Zur Debatte um die gesetzliche Krankenversicherung. Blätter für deutsche und internationale Politik 49 (6), 742-751

Reiners, H. (2008): Kapitaldeckung in der Krankenversicherung: Die Fallen der "Hausväterökonomie". G+G-Wissenschaft 8 (3), 24-30

Rothgang, H. (2005): Finanzbedarf und Finanzierungsoptionen für eine Reform der Pflegeversicherung. Soziale Sicherheit 54 (4), 114-121

Mythos 4:
Die Medizin in der Fortschrittsfalle

Der Präsident der Bundesärztekammer Jörg Hoppe sprach in einem Interview mit der „Welt" (19.5.2008) ein vermeintliches Tabu an. Der Grundsatz „Alles für alle" sei im deutschen GKV-System nicht mehr bezahlbar. Daher sei „eine Form von Rationierung medizinischer Leistungen unumgänglich." Das müsse die Politik den Bürgern endlich klar machen, anstatt die Ärzte damit zu behelligen und mit einer „Vorschriftenmedizin" zu kujonieren. Worin der Unterschied zwischen einer „Vorschriftenmedizin" und einer „Rationierung" besteht, erklärte er nicht. Die Position vieler Ärztefunktionäre in dieser Frage ist widersprüchlich, wenn nicht konfus. Einerseits verwahren sie sich gegen jede Form von politischer Einflussnahme auf die ärztliche Berufsausübung. Andererseits fordern sie von der Politik, sie solle endlich klar definieren, welche Leistungen die Ärzte auf Kosten der Kassen ihren Patienten anbieten dürfen und welche nicht. Hoppe tut so, als ob es dafür im GKV-System keine Regeln gäbe und die Ärztinnen und Ärzte mit ihren Budgets den damit nicht zu befriedigenden Wünschen ihrer Patienten hilflos ausgeliefert wären. Dass mit dem gemeinsamen Bundesausschuss (G-BA) eine Institution vorhanden ist, die sich um genau diese Fragen der Gestaltung des GKV-Leistungskatalogs und der Vergütungen von ärztlichen Leistungen verbindlich kümmert, und dass die Kassenärzte und Krankenhäuser mit ihren Verbänden an deren Entscheidungen maßgeblich beteiligt sind, verschweigt Hoppe. Das ähnelt eher einem „Schwarzer Peter"-Spiel als einem seriösen Umgang mit der sehr komplizierten, medizinische, ethische und ökonomische Dimensionen betreffende Frage, was medizinischer Fortschritt ist und was er kostet.

Die Behauptung ist nicht neu, die moderne Medizin überfordere mit ihren Möglichkeiten ihre Finanzierbarkeit durch das Umlagesystem der gesetzlichen Krankenkassen, daher müsse man deren Leistungen rationieren. Ihre Protagonisten gebärden sich gerne als schonungslose Tabubrecher, sind aber in Wirklichkeit unkritische Apologeten einer Mystifizierung von Möglichkeiten der modernen Medizin. Nicht nur der oben (> S. 18 f.) 1 bereits gewürdigte Ökonom Walter Krämer verbreitet seit über 25 Jahren in Publikationen und Vorträgen die These, die Entwicklung in der Medizin mache den Bürgern Angst, und zwar nicht wegen Pfusch und Fehlern, sondern wegen ihrer Erfolge. Ihr Hauptproblem sei, dass sie zuviel könne: „Sie strapaziert unser Sozialgefüge nicht durch einen Mangel, sondern durch ein Übermaß an Wunderdingen, die ihr heute zu Gebote stehen." Der medizinisch- technische Fortschritt habe die Grenzen des Finanzierbaren längst überschritten. Nicht alles medizinisch Sinnvolle sei auch bezahlbar; die „optimale Medizin für alle" gehöre der Geschichte an. Auf der Agenda stehe die Rationierung der Medizin: „Die Produktion von Gesundheitsgütern wird nicht bis zur Sättigungsmenge ausgedehnt, oder in normalem Deutsch: Es werden sinnvolle und erfolgversprechende Diagnosen und Therapien aus Kostengründen unterbleiben."

Der von Hoppe und Krämer verwendete Begriff der „Rationierung" medizinischer Leistungen ist entweder trivial oder fragwürdig. Trivial ist er dann, wenn damit gemeint ist, dass die Ressourcen nun einmal knapp sind und darüber entschieden werden muss, welche Leistungen sinnvoll sind und von den Krankenkassen bezahlt werden, und welche eher in den Bereich des privaten Konsums fallen. Längst nicht alles, was das Medizinsystem anbietet, ist auch wirklich medizinisch erforderlich. Es hat sich in Teilen zu einer Dienstleistungsbranche entwickelt, die sich mit „Antiaging"-Programmen und anderen Lifestyle-Angeboten vom traditionellen Selbstverständnis der Medizin als Heilkunst entfernt hat. Wenn Hoppe daher in dem zitierten Interview als Beispiel für auszugrenzende Leistungen den „Wellnessbereich" nennt, dann baut er einen Popanz auf, weil die Kassen dafür schon lange kein Geld mehr ausgeben dürfen. Das heißt nicht, dass sie es nicht tun. Etliches von dem, was Krankenkassen bislang unter Gesundheitsförderung angeboten haben, gehört im Grunde zur Kategorie „Wellness". In Zukunft werden Kassen solche Leistungen wohl nur noch dann anbieten, wenn die Zuweisungen aus dem Gesundheitsfonds ihre Pflichtausgaben übersteigen und sie in der Lage sind, „Wohlfühl"-Angebote als Bonusleistungen zu gewähren. Solche Schmankerln bewegen sich aber außerhalb des Pflichtangebots der Kassen.

Fragwürdig wird die Verwendung des Begriffs „Rationierung" dann, wenn sie mit Ängsten der Bürger spielt. Es streift die Grenzbereiche der politischen Erpressung, wenn damit suggeriert wird, dass das medizinisch Notwendige nicht mehr erbracht werden kann, wenn man die Ärzte nicht besser bezahlt und auf Budgetbegrenzungen verzichtet. Für die Behauptung, die Medizin befinde sich in einer „Fortschrittsfalle", weil sie immer mehr ermögliche, aber immer weniger für alle bezahlbar sei, gibt es keine belastbare empirische Grundlage. Sie ist vielmehr Ausdruck einer Glorifizierung der Medizin mit der sich selbst erfüllenden Prophezeiung, sie könne die an sie gerichteten Erwartungen nur aus ökonomischen Gründen nicht befriedigen. Die Medizin wird so, wie der Diabetologe Michael Berger 2002 in einem Vortrag beim Royal College of Physicians in London anmerkte, zu einem „Goldenen Kalb": „Unbeschadet der Aufklärung und des Fortschritts der medizinischen Wissenschaften fußen die Erwartungen und Anforderungen der Öffentlichkeit an das Medizinsystem ... ganz erheblich auf Mystizismus und Irrationalität. Diese gefährliche und kostentreibende Haltung wird umgekehrt gestärkt durch die Fehlorganisation der Praxis des Gesundheitssystems und durch die kapitalistischen Kräfte des medizinisch industriellen Komplexes." Das ist keine haltlose Polemik, sondern eine empirisch belegbare Feststellung eines Mannes, der als langjähriger Klinikchef und Dekan der Medizinischen Fakultät der Universität Düsseldorf wusste, wovon er sprach. Die Medizin kann dieser Mystifizierung und einer damit zusammenhängenden unrealistischen

Erwartungshaltung nur durch eine nüchterne Diskussion über ihre wirklichen Möglichkeiten und Grenzen entgehen.

Was kann die Medizin leisten?

Man muss nicht die These von Ivan Illich teilen, die etablierte Medizin habe sich zu einer ernsten Gefahr für die Gesundheit entwickelt, um den Nutzen und die Fortschritte der modernen Medizin zu relativieren. Die gestiegene allgemeine Lebenserwartung der Menschen wird gerne in Zusammenhang mit den Erfolgen der Medizin gebracht. Dabei wissen wir spätestens seit den Bahn brechenden epidemiologischen Untersuchungen von Thomas McKeown, dass das so nicht stimmt. McKeown zerstörte den Mythos, der sich um Infektionsmediziner wie Robert Koch rankt, indem er nachwies, dass die Tuberkulose und andere ansteckende Krankheiten ihren Status als dominierende Volkskrankheiten schon eingebüßt hatten, als die sie bekämpfenden Impfstoffe erstmals eingesetzt wurden. Das heißt nicht, dass kein Zusammenhang zwischen dem medizinischen Fortschritt und einer erhöhten Lebenserwartung besteht. Es gibt vor allem zwei Bereiche, in denen die Entwicklung der Medizin zu einer signifikant erhöhten (statistischen) Lebenserwartung geführt haben: bei Frühgeburten und akutem Herzinfarkt. So ist die sinkende Sterblichkeit bei Herz-Kreis-Erkrankungen von über 55-Jährigen in Ostdeutschland nach 1990 vor allem der verbesserten medizinischen Versorgung zu verdanken. Das ändert aber nichts an der in zahlreichen Studien belegten Tatsache, dass die allgemeinen Lebensverhältnisse und das soziale Gefüge einer Gesellschaft erheblich mehr Einfluss auf die allgemeine Lebenserwartung haben als das Medizinsystem. Ein Bauarbeiter stirbt in der Regel immer noch einige Jahre früher als ein Professor, auch bei gleichen Zugangsregeln zur medizinischen Versorgung. Selbst Maßnahmen zur Prävention und Gesundheitsförderung haben, wie Hagen Kühn nachwies, je nach sozialer Schicht unterschiedliche Wirkungen.

Mehr Ärzte = mehr Gesundheit?

Die Zahl der Ärzte pro Kopf der Bevölkerung hat nachweislich kaum Einfluss auf die durchschnittliche Lebenserwartung. Japan z. B. hat eine deutlich geringere Arztdichte als Deutschland, aber eine höhere allgemeine Lebenserwartung. In den USA haben verschiedene Studien gezeigt, dass weder die allgemeine Sterberate noch die Zahl der Krankenhauseinweisungen bei einer gut funktionierenden ambulanten Versorgung von der Arztdichte abhingen. Ein vermehrter Ressourceneinsatz im Medizinsystem erhöht also nicht zwangsläufig die allgemeine Lebenserwartung. In dieser Hinsicht waren vermutlich die Gurtanlegepflicht und die Verbesserungen in der passiven

Sicherheit der Autos effektiver als die Errungenschaften der Medizintechnik. In entwickelten Gesellschaften, deren Morbiditätsstruktur von chronisch-degenerativen bzw. nur bedingt heilbaren Krankheiten bestimmt wird, besteht ein wesentlicher Beitrag der Ärzte darin, das Leben der Menschen angenehmer zu machen und Leiden zu lindern. Es ist kaum möglich, die Wirksamkeit dieser Funktion der modernen Medizin mit ökonomischen Kosten-Nutzen-Kategorien zu messen. Den Gewinn an Lebensqualität, den ein künstliches Hüftgelenk bedeutet, kann man beschreiben, aber nicht quantifizieren. Sowohl leistbar als auch unverzichtbar sind jedoch Prüfungen von Untersuchungs- und Behandlungsmethoden in Bezug auf ihren (zusätzlichen) Nutzen und ihr Schadenspotenzial für die Patienten, aber auch für die Erleichterung ärztlicher Tätigkeiten und die Effektivierung des Medizinbetriebes.

Nicht dem medizinischen Fortschritt an sich, sondern dem praktizierten Medizinbetrieb wohnt ein Trend zum „Add-on" inne. Neue Diagnose- und Behandlungsverfahren werden oft nicht anstelle, sondern zusätzlich zu den alten Methoden eingesetzt, auch dann, wenn sich deren mangelnder Nutzen herumgesprochen haben müsste. Die Medizin ist keineswegs die auf klaren wissenschaftlichen Erkenntnissen basierende Disziplin, als die sie sich gerne sieht und auch in der Öffentlichkeit erscheint. Etliche ihrer gängigen Verfahren sind eher zweifelhafte Heilungsversprechen ohne gesicherten Nutzen für die Patienten als gesicherter Fortschritt. Eine lukrative Medikalisierung des Lebens bauscht normale körperliche Prozesse des Alterns oder Alltagsbeschwerden zu behandlungsbedürftigen medizinischen Problemen auf. Wie so etwas funktioniert, hat Christopher Lane am Beispiel von Schüchternheit beschrieben. In der englischsprachigen Literatur hat man dafür den Ausdruck „disease mongering" gefunden, was man mit „Verhökern von Krankheiten" übersetzen kann. Diese Entwicklungen sind nicht unvermeidlich und können durch eine konsequente Politik der Qualitätssicherung bzw. evidenzbasierten Medizin und daran orientierten Vergütungssystemen in ökonomisch wie medizinisch gleichermaßen vertretbare Bahnen gelenkt werden. Dabei geht es nicht um eine ethisch fragwürdige Rationierung von Leistungen, wie z. B. dem grundsätzlichen Ausschluss der Bezahlung bestimmter Eingriffe ab einem gewissen Alter auch aus nichtmedizinischen Gründen, sondern um die alles andere als einfach zu beantwortende Frage, was medizinisch sinnvoll und bewährt ist. Sie lässt sich nicht durch einen immer detaillierter gestalteten Leistungskatalog beantworten, sondern durch mehr Transparenz über die Entscheidungsprozesse, ob ein Eingriff oder bestimmte Leistungen notwendig sind und als Kassenleistung erbracht werden sollten oder nicht.

Erfolge der Medizin und Scheininnovationen

Keine Frage, die moderne Medizin hat in den vergangenen Jahrzehnten bedeutende Fortschritte zu verzeichnen, die hier nur sehr allgemein und unvollständig angesprochen werden können:

- Organtransplantationen wurden durch die deutlich verbesserte Beherrschung von

Abstoßungsreaktionen zur technischen Routine.

- Es wurden künstliche Gelenke mit hoher Lebensdauer entwickelt, die für viele Menschen eine große Erleichterung in der Bewältigung des Alltags sind.
- Die minimal-invasive Chirurgie ermöglicht Eingriffe mit kurzer stationärer Verweildauer, die früher entweder gar nicht möglich oder mit einem längeren Krankenhausaufenthalt verbunden waren.
- Neue bildgebende Verfahren beschleunigen den Diagnoseprozess und geben eine höhere Treffsicherheit. Sie sind für die tägliche Arbeit von Ärzten eine große Erleichterung und tragen auch zur Schonung der Patienten bei. So sind z. B. explorative Öffnungen der Bauchhöhle kaum noch erforderlich.
- Zur Behandlung von Herz-Kreislauf-Erkrankung, in der Krebstherapie und in der Psychiatrie bzw. Neurologie wurden Medikamente mit evidenter Wirksamkeit entwickelt.

Dieser sicher noch zu verlängernden Liste zum Teil spektakulärer Erfolge stehen aber auch Scheininnovationen und Misserfolge gegenüber. Hinzu kommt, dass etliche im Prinzip wirksame Verfahren übermäßig oder falsch angewendet werden. So steht z. B. die massenhafte, im Einzelfall auch überflüssige Anwendung bildgebender Verfahren in einem schlechten Verhältnis zu dem damit erzielten klinischen Nutzen. Auch sind minimal-invasive Eingriffe nicht per se nützlich, wie das Beispiel der viel zu häufig durchgeführten Gallenblasenoperationen zeigt. Der normale Bürger ist mit einer Unterscheidung zwischen wirklichen und vermeintlichen Fortschritten überfordert und neigt eher dazu, einen Arzt mit einer beeindruckend ausgerüsteten Arztpraxis für besser zu halten als einen, der mit einer für seine Fachrichtung notwendigen Grundausstattung auskommt. Einiges von dem, was Ärzte oder Krankenhäuser als medizinischen Fortschritt präsentieren, ist eher Marketing. In Deutschland hat erst in den letzten Jahren eine breite gesundheitspolitische Debatte über Kriterien einer „evidenzbasierten Medizin" und die praktische Umsetzung dieses Postulats in Form von Bewertungsinstitutionen eingesetzt. Zuvor war dies nur ein Thema für einige Wissenschaftler, die sich damit in der Medizinbranche nicht beliebt machten. Im staatlichen Gesundheitsdienst Großbritanniens hat man in dieser Hinsicht nicht nur mit dem 1999 eingerichteten National Institute for Health and Clinical Excellence (NICE) eine längere Erfahrung. Sie beruht auch darauf, dass man dort die Diskussion über Qualität und Kosten-Nutzen-Bewertungen in der Medizin seit jeher sehr viel nüchterner geführt hat als bei uns. Schon Medizinstudenten werden an englischen Universitäten und Lehrkrankenhäusern früh damit vertraut gemacht, dass bei jedem Behandlungsschritt zu prüfen ist, ob er wirklich medizinisch erforderlich oder nur ärztliches Ritual ist.

Nach einer gängigen Faustformel hat das medizinische Wissen eine Halbwertzeit von durchschnittlich fünf Jahren. Das heißt, dass ein Arzt, der auf regelmäßige Fortbildungen verzichtet, schon nach relativ kurzer Zeit den Anschluss an den Stand des Wissens seiner Disziplin verliert. Jedoch sind die Fragen, was ein medizinischer Fortschritt ist und welchen Nutzen neue Diagnose- und Behandlungsmethoden konkret haben, alles andere als leicht zu beantworten. Nach einer viel zitierten Studie von Field und Lohr können nur 4 % der medizinischen Leistungen als wissenschaftlich sehr gut abgesichert gelten. Bei rund 50 % kann ein Nachweis an medizinischer Evidenz nicht erbracht werden. Der Rest gilt als einigermaßen bis gut bewährt, d. h. hier bewegen sich die Ärzte auf einem zwar unsicheren, aber nicht direkt fragwürdigen Terrain. Man kann diese Relationen – wie alle Faustformeln – in Frage stellen, zumal für die Behandlung bestimmter Krankheiten der wissenschaftliche Nachweis ihrer Evidenz wegen der zu geringen Fallzahl nicht erbracht werden kann, sie aber deshalb nicht unnütz sind. Aber unstreitig ist, dass viele Verfahren und Therapien, die als medizinischer Fortschritt angepriesen werden, diese Bezeichnung nicht verdienen und entweder keinen oder nur einen sehr geringen zusätzlichen Nutzen haben. Für den einzelnen Arzt ist es kaum möglich, den Überblick über die Flut an Publikationen über vermeintliche oder wirkliche Innovationen zu behalten und auch noch die Spreu vom Weizen zu trennen.

Das gilt auch für den Arzneimittelbereich. Das Hauptgeschäft der Pharmaindustrie, so die Bestandsaufnahme von Marcia Angell (Harvard Medical School), besteht seit Jahren darin, alten Wein in neue Schläuche zu füllen. Von den zwischen 1998 und 2002 von der US-Arzneimittelbehörde FDA neu zugelassenen 415 Medikamenten waren nur 14 % wirklich innovativ. Weitere 9 % waren Weiterentwicklungen alter Präparate, die die FDA als Verbesserungen bewertet. Die restlichen 77 % waren Analog-Präparate, die keinen Fortschritt gegenüber bereits auf dem Markt befindlichen Medikamenten darstellten und auch „Me too"-Präparate genannt werden. Ähnliche Relationen kann der Arzneiverordnungsreport 2007 für Deutschland melden. Von den seit 1978 insgesamt zugelassenen 947 neuen Wirkstoffen haben nur 227 therapeutisch bedeutsame neue Wirkprinzipien. Weitere 197 Wirkstoffe weisen nur verbesserte pharmakodynamische oder pharmakokinetische Eigenschaften auf, haben also auch einen gewissen Zusatznutzen. 514 neue Arzneimittel sind „Me too"-Präparate, also im Prinzip überflüssig. Wenn die Pharmaindustrie in Anzeigenkampagnen die großen Erfolge ihrer Forschung für die Menschheit feiert und damit ihren gesellschaftlichen Nutzen beweisen will, dann verschweigt sie, dass ein erheblicher Teil der großen pharmakologischen Fortschritte der letzten Jahrzehnte auf Arbeiten staatlich finanzierter Forschungsprojekte beruht, deren Ergebnisse von den Pharmakonzernen eingekauft wurden (Angell 2004a) .

In der Literatur gibt es zahlreiche empirische Belegen für den Mangel an Evidenz von verbreiteten Untersuchungs- und Behandlungsmethoden, von denen hier nur ein paar herausgegriffen werden können [11]:

- Im „New England Journal of Medicine" wurde im Jahr 2000 berichtet, dass eine aggressive neue Methode zur Behandlung von Brustkrebs nicht erfolgreicher war als die bisherige Standardtherapie, dafür aber erheblich toxischer und doppelt so teuer.

---

11 Ich beziehe mich hier vor allem auf die in den Literaturverweisen angeführten Arbeiten von Jörg Blech, Richard A. Deyo und Donald L. Patrick sowie Norbert Schmacke.

- Im Jahre 2002 belegte die bislang mit 33.000 Probanden größte Studie zur medikamentösen Therapie von Bluthochdruck, dass altmodische Diuretika wirkungsvoller sind als neuere Präparate.

- Im selben Jahr wurde bekannt, dass die seit Jahrzehnten eingesetzte Hormonersatztherapien für Frauen nach der Menopause oft mehr Schaden als Nutzen stiften. Die zu erwartenden Nebenwirkungen hatten sich als weit schädlicher herausgestellt als die erhofften positiven Auswirkungen auf den Knochenstoffwechsel. Dabei handelte es sich nicht um eine nur vereinzelt angewendete Therapie, sondern um einen gynäkologischen Standard. „Die Frau wurde de facto von den Gynäkologen mit Eintritt der Menopause in ein Hormonmangelwesen umdefiniert, welches Östrogenersatz benötigt wie der juvenile Diabetiker das Insulin", konstatiert der Sozialmediziner Norbert Schmacke. 2003 sprachen sich die Arzneimittelkommission der deutschen Ärzteschaft und das Bundesinstitut für Arzneimittel gemeinsam dafür aus, diese Therapie nur noch in wenigen begründeten Ausnahmefällen anzuwenden.

- Seit 2002 weiß man, dass eine weit verbreitete arthroskopische Operationsmethode an verschlissenen Kniegelenken keine wirklichen Effekte hat. Das Geld für diese Operationen, die nach Recherchen des Medizinjournalisten Jörg Blech im Jahr 2000 an mehr als 50.000 Patienten allein in deutschen Krankenhäusern durchgeführt wurde, hätte man sich zumeist sparen können.

- Viele Krankenhäuser rüsteten sich vor einigen Jahren für den Einbau eines künstlichen Hüftgelenks mit Robotern aus, die eine größere Stabilität dieses Eingriffs versprachen. Heute weiß man, dass die Haltbarkeit der Hüftgelenke dadurch nicht verbessert wurde. Dafür verlängerten sich die Operationszeiten; Komplikationen und Infektionen traten häufiger auf als beim traditionellen Verfahren.

- Von zweifelhaftem Nutzen sind auch bestimmte Untersuchungen zur Früherkennung von Krankheiten. Das weiß man seit über 20 Jahren, als Louise Russel folgende Bilanz zog (zitiert nach Schmacke 2005): „Screening ist im Fall von Gebärmutterhalskrebs effektiv, aber jährliches Screening ist nur unwesentlich effektiver als dreijähriges, und wesentlich teurer. Screening im Fall von Prostatakrebs hat in den letzten Jahren dramatisch zugenommen, vor allem im Gefolge der Publikationen zum Prostata-spezifischen Antigen (PSA), aber es gibt keine belastbare Evidenz, dass die zur Verfügung stehenden Behandlungsverfahren effektiv sind. Screening der gesamten Bevölkerung auf Cholesterin ist ein teures Phänomen der letzten zehn Jahre, und wahrscheinlich trägt es nicht zur Lebensverlängerung bei."

- Ärzte selbst scheinen gegenüber ihrem eigenen Metier skeptischer zu sein, als sie es gegenüber ihren Patienten womöglich zugeben würden. Das zeigt eine von F. W. Schwartz et al. durchgeführte Befragung von 200 Ärztinnen und Ärzten aus fünf Fachrichtungen. Sie stellten ihnen die Frage, ob sie bei Vorliegen einer bestimmten Diagnose die dafür in den Standard-Lehrbüchern indizierte Therapie bei sich selbst durchführen lassen würden. Bei 4 der 23 in der Befragung genannten Erkrankungen war weniger als die Hälfte der Ärzte bereit, sich der emp-

fohlenen Standardtherapie zu unterziehen: Bandscheibenoperation bei chronischen Rückenschmerzen, Bypass-OP bei einer Herzkrankheit mit 60-prozentiger
Verengung der Hauptsstammarterie, Gebärmutterentfernung bei gutartigen Wu-
cherungen (Myom) sowie Prostataresektion bei gutartiger Vergrößerung der
Vorsteherdrüse mit Restharnbildung.

- Oben (S. 39) wurde bereits auf die zum Teil erheblichen regionalen Unterschie-
de in der Häufigkeit bestimmter chirurgischer Eingriffe und diagnostischer
Maßnahmen hingewiesen, die nichts mit der Alters- und Morbiditätsstruktur der
Bevölkerung zu tun haben, sondern mit Anreizsystemen und Arbeitskulturen im
Medizinsystem. Norbert Schmacke (2006) zitiert in diesem Zusammenhang eine
vergleichende Studie von US-Staaten, die zwischen erhöhten medizinischem
Aufwand und der Mortalität keinen positiven Zusammenhang erkennen kann, im
Gegenteil: „Staaten mit höheren Aufwändungen für Medicare weisen eine niedrigere Versorgungsqualität auf. Diese negative Relation ist vielleicht bedingt
durch eine intensive, kostenaufwändige Versorgung, die die Anwendung kosten-
günstiger Verfahren verdrängt hat. Ein Wirkungsmechanismus könnte in der Mischung der Fachberufe zu finden sein: Staaten mit einem höheren Anteil an Allgemeinärzten zeigten eine kosteneffizientere Versorgung, während Staaten mit
einem höheren Spezialistenanteil höhere Kosten und schlechtere Qualität aufweisen."

Diese Liste von Beispielen für fragwürdige Praktiken, Scheinnovationen und Effek-
tivitätsmängeln im Medizinbetrieb ließe sich beliebig fortsetzen. Aber sie zeigt schon
in der hier gebotenen Kürze, dass weniger die Frage gestellt werden muss, ob die
Medizin zu viel kann, sondern vielmehr, ob sie nicht zu viel verspricht. Am Ende
seiner voluminösen Geschichte der Medizin von der Antike bis heute zieht der Medi-
zinhistoriker Roy Porter ein ernüchterndes Fazit: „Die Medizin hat zu übersteigerten
Erwartungen geführt, welche die Öffentlichkeit gern übernahm. Da aber diese Erwartungen ins Unermessliche wachsen, werden sie unerfüllbar. Die Medizin wird ihre
Grenzen neu definieren müssen, auch wenn ihre Möglichkeiten immer größer werden." Demnach droht der modernen Medizin tatsächlich eine Fortschrittsfalle. Aber
nicht, weil ihre Fortschritte die vorhandenen ökonomischen Ressourcen übersteigen,
sondern weil sie oft überwertet und mystifiziert werden. Aus dieser Falle kommt die
Medizin nicht durch vermehrten Ressourceneinsatz mit immer geringerem Grenznutzen heraus, sondern durch die nüchterne und transparente Bewertung ihrer eigenen
Möglichkeiten. Das hilft auch den Ärzten in ihrer alltäglichen Arbeit, sowohl zur
eigenen Sicherheit als auch zum Schutz vor unrealistischen Erwartungen ihrer Patienten.

Rationierung oder evidenzbasierte Medizin?

In dem oben (S. 75) zitierten Interview mit der „Welt" fordert der Ärztekammer-Präsident Hoppe eine offene Diskussion über die „Rationierung medizinischer Leistungen", die an die Stelle der herrschenden staatlichen „Zuteilungsmedizin" treten solle. Er spricht sich für einen „Gesundheitsrat" aus, in dem Ärzte mit Juristen, Ökonomen und Ethikern darüber beraten und Empfehlungen aussprechen sollen, „welche Prioritäten es bei der medizinischen Versorgung geben soll." Dieser auf dem Ärztetag 2008 mit großem Beifall bedachte Vorschlag ist begrifflich schlampig und auch sonst eher konfus als erhellend. Die gesetzlich geregelte Budgetierung von GKV-Ausgaben ist etwas völlig anderes als eine Rationierung von Leistungen, die laut Duden eine Zuteilung in „festgelegten, relativ kleinen Rationen" ist. So mag zwar mancher Kassenarzt seine Sprechstundenzeiten seinem von der KV ermittelten Praxisbudget anpassen, aber damit passt seine eigene Arbeit seinen Einkommensvorstellungen an, rationiert aber nicht die von der GKV gewährten und ihren Versicherten zustehenden Leistungen. Nicht jeder Engpass und nicht jede Warteschlange hat etwas mit Rationierung zu tun. Es empfiehlt sich dringend, dieses Wort in der gesundheitspolitischen Diskussion nicht zu verwenden, weil es bei den Bürgern nur Assoziationen an schlechte Zeiten und Lebensmittelmarken weckt. Aber vielleicht ist das ja Absicht, wie der von Hoppe benutzte Kampfbegriff der „Zuteilungsmedizin" nahe legt.

Rationierung und Priorisierung von Leistungen

In der Literatur wird das wörtliche Verständnis von Rationierung als einer willkürlichen Verteilung von Mitteln und Ressourcen unter extremen Mangelbedingungen leider kaum berücksichtigt. Hier steht Rationierung zumeist für eine von bestimmten Auswahlkriterien geleitete Begrenzung der Verfügbarkeit medizinischer Leistungen. Öffentlich diskutiert wurde dieses Thema erstmals in den 1990er Jahren durch eine Klassifizierung der Leistungen von Medicaid, der Krankenversicherung für Sozialhilfeempfänger, im US-Staat Oregon („Oregon Medical Care Case"). Ausgangspunkt war die Frage, welche Leistungen den Sozialhilfeempfängern zustehen sollten und welche nicht. Die Liste der Oregon Health Services Commission aus dem Jahr 2001 umfasst 735 mögliche Behandlungsanlässe, die nach folgenden Merkmalen in eine Rangordnung gebracht werden:

- Wahrscheinlichkeit des therapeutischen Nutzens,
- Kosten,
- Häufigkeit sowie
- die Bedeutung für die Lebensqualität.

Rationierungskriterien sind dabei das Alter, Risikofaktoren, die Beteiligung der Patienten am Heilungsprozess (Compliance), der Schweregrad einer Krankheit sowie der erforderliche Behandlungsaufwand. Da alle diese Kriterien von der sozialen Lage der Betroffenen abhängig sind, entsteht aus dieser scheinbar objektiven Rangordnung eine soziale Diskriminierung, von den damit im Einzelfall verbundenen ethischen Fragwürdigkeiten ganz abgesehen.

Aus diesem Grund sprechen andere Konzepte auch nicht mehr von einer Rationierung, sondern bevorzugen den Begriff „Priorisierung". Unter dieser Bezeichnung wird festgelegt, welche Leistungsbereiche vorrangig ausgestattet und welche als weniger wichtig betrachtet werden sollen. Über dieses Postulat lässt sich seriös diskutieren, obwohl auch damit sehr heikle Aspekte verbunden sind. Seit April 2007 gibt es dazu in Deutschland ein von der DFG für drei Jahre mit insgesamt 1,64 Mrd. Euro finanziertes Forschungsprojekt, an dem mehrere Forschungseinrichtungen beteiligt sind. Im selben Jahr veröffentlichte die Zentrale Ethikkommission bei der Bundesärztekammer eine Stellungnahme zur Priorisierung im GKV-System. In Skandinavien kann man auf eine über 20 Jahre alte öffentliche Diskussion und politische Praxis der Priorisierung medizinischer Leistungen zurückblicken. In Norwegen beschloss das Parlament 1987, dass bestimmte medizinische Behandlungen Vorrang vor anderen haben und bei der Ressourcenverteilung besser ausgestattet werden sollten als andere. Schweden richtete 1992 eine parlamentarische Kommission ein, auf deren Empfehlungen 1997 gesetzliche Vorgaben zur Priorisierung erlassen wurden. Diese Regeln sind sehr allgemein und bestehen aus vier Gruppen. Die höchste Priorität hat die Versorgung lebensbedrohlicher akuter Erkrankungen und schwerer chronischer Krankheiten. Ihr folgen die Prävention und die Rehabilitation, die Versorgung weniger schwerer akuter und chronischer Erkrankungen sowie die Versorgung von Bagatellerkrankungen. Für die letzte Gruppe sollten normalerweise keine öffentlichen Gelder verwendet werden.

Die konkrete Festlegung dieser Liste liegt in der Hand der Provinziallandtage Schwedens, in deren Hand die Verantwortung für die Verteilung der finanziellen Ressourcen in der gesundheitlichen Versorgung liegt. Allerdings bestehen erhebliche Meinungsunterschiede darüber, was denn in die Gruppe der nicht vom staatlichen Gesundheitssystem zu bezahlenden Behandlungen fällt. Auch haben noch längst nicht alle Provinzen eine solche konkrete Liste erstellt, was auf die damit verbundenen Schwierigkeiten verweist. Auswertungen aus der Provinz Östergötland, wo man über mehrjährige Erfahrungen im Umgang mit Priorisierungslisten verfügt, ergaben, dass diese eher zu Konflikten als zu sinnvollen Problemlösungen führen. Sie seien ein allzu bequemer Ausweg aus der komplizierten Debatte darüber, was medizinisch erforderlich sei und was nicht. Außerdem dürfe man nicht ganze Krankheitsgruppen aus der öffentlichen Finanzierung ausschließen. Allenfalls könne man festlegen, dass die Gruppen mit der höchsten Priorität besser ausgestattet werden sollen als die der Bagatellerkrankungen. Priorisierungslisten sollten auch keine Anweisungen an die Ärzte sein, sondern eher Empfehlungen, auf deren Basis im Einzelfall entschieden werden müsse. Sie sollten die Ärzte nicht davon befreien, ihren Patienten die medizinische Notwendigkeit oder Überflüssigkeit einer Behandlung zu erläutern. Diese sicher nicht immer einfache Aufgabe auf eine staatlich verordnete Liste abschieben zu wollen, ist nicht nur bequem, sondern auch praxisfremd und letztlich ethisch fragwürdig. Wenn eine Behandlung medizinisch notwendig bzw. sinnvoll ist, muss ein Arzt sie durchführen; ist sie es nicht, wäre es eher Körperverletzung als die Ausübung von Heilkunst. Diese Unterscheidung ist im Einzelfall nicht immer leicht und eine Frage der Abwägung. Die auf dem Eid des Hippokrates beruhende allgemeine Ethik des Arztberufes fordert vom Arzt, das für die Behandlung eines Patienten medizinisch Notwendige zu unternehmen und nicht das gemäß Gebührenordnungen Abrechenbare.

Was ist „medizinisch notwendig" und wer bestimmt es?

Gemäß § 27 Abs. 1 SGB V haben Kassenpatienten einen Anspruch auf Krankenbehandlung, „wenn sie notwendig ist, um eine Krankheit zu erkennen, zu heilen, ihre Verschlimmerung zu verhindern oder Krankheitsbeschwerden zu lindern." Dabei gilt das in § 12 Abs. 1 SGB V festgelegte „Wirtschaftlichkeitsgebot", wonach die Leistungen „ausreichend, zweckmäßig und wirtschaftlich" sein müssen und „das Maß des Notwendigen nicht überschreiten" dürfen: „Leistungen, die nicht notwendig oder unwirtschaftlich sind, können Versicherte nicht beanspruchen, dürfen Leistungserbringer nicht erbringen und die Krankenkassen nicht bewilligen." Im Prinzip soll mit dieser allgemeinen Rahmenvorschrift klar gestellt werden, dass zum einen allen GKV-Versicherten eine Versorgung auf dem Stand des Wissens in der Medizin zur Verfügung steht, also das Bedarfsprinzip gilt. Zum anderen soll aber auch nicht mehr als das dafür Erforderliche geleistet werden. Allerdings kann eine solche aus unbestimmten Rechtsbegriffen bestehende Generalklausel für sich genommen nichts bewirken. Welche Leistung ist notwendig und welche nicht? Wann sind Leistungen unwirtschaftlich oder überschreiten das Maß des Notwendigen? Diese Fragen lassen sich nicht einfach mit einem Katalog beantworten, in dem Ärzte und Patienten nachschlagen können, um zu wissen, was eine gute, ausreichende und von den Kassen bezahlte Behandlung im Einzelfall ist. Das ist für die medizinische Wissenschaft eine oft strittige Frage, und es bedarf fachlich kompetenter Clearingstellen, um sie zu beantworten.

Die Forderung von Hoppe und anderen Ärztefunktionären nach einer Priorisierung von medizinischen Versorgungsleisten tut so, als ob es im GKV-System überhaupt keine Einrichtungen gibt, die sich um die Frage kümmern und verbindlich beantworten, welche Leistungen erforderlich sind und welche nicht. Das wissen sie eigentlich besser, weil sie im Gemeinsamen Bundesausschuss (G-BA) maßgeblich vertreten sind, der sich mit genau dieser Frage beschäftigt. Der G-BA ist das wohl wichtigste Gremium des GKV-Systems, weil in ihm konkret festgelegt wird, welche Leistungen bzw. Leistungskomplexe von der GKV finanziert werden und wie die dafür zu zahlenden Vergütungen gestaltet werden. Er wird deshalb auch der „kleine Gesetzgeber" genannt. Er ist der Kern der gemeinsamen Selbstverwaltung von Kassen und Leistungserbringern und besteht aus der Kassenärztlichen bzw. Kassenzahnärztlichen

Bundesvereinigung, (KBV, KZBV) der Deutschen Krankenhausgesellschaft (DKG) und dem GKV-Spitzenverband. Patientenvertreter haben ein Mitspracherecht und das Recht auf Anwesenheit bei der Beschlussfassung, aber kein Mitentscheidungsrecht. Es gibt ein gemeinsames Beschlussgremium des G-BA, bestehend aus einem unparteiischen hauptamtlichen Vorsitzenden mit zwei hauptamtlichen Vertretern, fünf Vertretern des GKV-Spitzenverbandes, je zwei Repräsentanten der KBV und der DKG sowie einem Vertreter der KZBV. Die fachliche Arbeit wird in Ausschüssen geleistet, z. B. die Festlegung des Rahmens für die vertragsärztliche Vergütung im Bewertungsausschuss.

Der G-BA wurde als Körperschaft des öffentlichen Rechts vom Gesetzgeber mit der Durchführung folgender Aufgaben beauftragt:

- Festlegung von Richtlinien, die die Leistungen der GKV konkretisieren, z.. B. in der ärztlichen und zahnärztlichen Behandlung, der Früherkennung von Krankheiten, der Arznei-, Heil- und Hilfsmittelversorgung sowie der häuslichen Krankenpflege;
- Festlegung von Bedarfsplanungsrichtlinien in der vertragsärztlichen Versorgung;
- Bewertung von neuen Untersuchungs- und Behandlungsmethoden und Entscheidung über deren Aufnahme in den Leistungskatalog der GKV;
- Bestimmung von Arzneimittelgruppen, die für Festbeträge erstattet werden;
- Erstellung von Empfehlungen für die Förderung der Qualitätssicherheit und die Anforderungen an die Qualifikation von Ärzten bei der Anwendung von bestimmten Untersuchungs- und Behandlungsmethoden.

Die Entscheidungen des G-BA sollen auf allgemeinen wissenschaftlichen Erkenntnissen beruhen. Dafür werden seine Gremien und Ausschüsse von drei wissenschaftlichen Instituten unterstützt, dem für Fragen der Qualitätssicherung und Wirtschaftlichkeit in der medizinischen Versorgung zuständigen IQWIG sowie den sich mit Vergütungsfragen in der ambulanten und stationären Versorgung beschäftigenden Instituten INBA und INEK. Der Ausschluss von Arzneimitteln aus der Erstattungspflicht der GKV wird ebenso wissenschaftlich begründet wie die Zulassung bzw. der Ausschluss von neuen Untersuchungs- und Behandlungsmethoden. Dabei wird sowohl die Evidenz des jeweiligen therapeutischen bzw. diagnostischen Nutzens bewertet, als auch der medizinische und wirtschaftliche Zusatznutzen gegenüber Behandlungsmethoden, die bereits von der GKV finanziert werden. Um bei der Anerkennung neuer medizinischer Verfahren keine unnötigen Verzögerungen aufkommen zu lassen, wurde 2007 im GKV-WSG verfügt, dass eine neue Methode automatisch zugelassen wird, wenn der G-BA nicht innerhalb von sechs Monaten eine Entscheidung trifft und auch und in den folgenden sechs Monaten keine Bewertung vorlegt.

Die Forderung des Ärztekammerpräsidenten Hoppe nach einer Priorisierung von Leistungen der GKV stößt also ins Leere, weil es mit dem G-BA bereits eine Einrichtung gibt, die nach wissenschaftlichen Kriterien festlegt, was als medizinischer Fortschritt zu werten ist und was nicht. Ohne Vergleiche und das Setzen von Prioritäten geht das gar nicht. Die Frage ist nur, an welchen Kriterien sich eine solche Bewertung orientiert. Bei den Entscheidungen des G-BA und seines Vorgängers, des Bundesausschusses Ärzte und Krankenkassen bzw. dessen Ausschusses Ärztliche Behandlung, haben bislang fast ausschließlich medizinische Aspekte eine Rolle gespielt. Gesundheitsökonomische Bewertungen, wo z. B. der Nutzendifferenz zwischen zwei im Prinzip gleichwertigen Verfahren auch ihre Kostendifferenz gegenübergestellt wird, sind in die Bewertungen des G-BA kaum eingeflossen, obwohl das Gesetz dies seit 1997 teilweise ermöglicht. Mit dem GKV-WSG von 2007 wurde das insofern geändert, als der § 35 b SGB V jetzt vorsieht, dass die Bewertung von Arzneimitteln auf Basis einer Kosten-Nutzen-Analyse stattfinden hat.

Das für solche Untersuchungen zuständige IQWIG hat im Januar 2008 eine Methodik vorgelegt, die das Resultat von Fachgesprächen mit internationalen Experten ist. Dieses Papier wurde von verschiedenen Seiten heftig kritisiert, wie eine Dokumentation des IQWIG belegt (www.iqwig.de > Methoden & Werkzeuge). Dass die Pharmaindustrie daran kein gutes Haar lassen würde, war zu erwarten, schon weil sie sich stets gegen die Einführung von Kosten-Nutzen-Bewertungen gewehrt hat. Es wurde aber auch von neutraler Seite Kritik geübt, vor allem vom Ausschuss für Gesundheitsökonomie im „Verein für Socialpolitik". Der vom IQWIG verwendete Nutzenbegriff bleibe unklar und berücksichtige den internationalen Wissensstand nicht adäquat. Anstatt das international bewährte sog. „Qualy"-Konzept für die deutschen Verhältnisse passfähig zu machen, setze das IQWIG auf ein bislang nicht validiertes Scoring-System zur Abwägung von Nutzen und Schaden. Inwieweit diese Kritik berechtigt ist, kann hier nicht beurteilt werden. Unterm Strich hat jedes Bewertungssystem von Kosten und Nutzen, auch das der gar nicht so unumstrittenen „Qualys", seine spezifischen Probleme, weil in die Festlegung des Nutzens immer nur kardinale und nicht ordinale Kriterien eingehen können. Sie sind daher für subjektive Bewertungen anfällig und können als Einfallstore für die Einflussnahme wirtschaftlicher Interessen dienen oder - siehe „Oregon Medical Care Case" (> S. 83) - zu ethisch fragwürdigen Selektionspraktiken führen. Einige der Gesundheitsökonomen, die die Stellungnahme des Vereins für Socialpolitik mitgezeichnet haben, müssten sich da eigentlich auskennen. Wie immer man zu den Auffassungen des IQWIG steht, mit ihm und seinen Empfehlungen ist eine transparente Diskussion in Gang gesetzt worden, die es zuvor in dieser Qualität und Verbindlichkeit in Deutschland nicht gab. Außerdem hat sich dieses Institut in der kurzen Zeit seines Bestehens ein hohes internationales Ansehen erarbeitet. Das ist umso wichtiger, als die Entscheidungen des G-BA rechtlich angefochten werden können. Hierzu liegt mittlerweile eine umfangreiche Rechtssprechung vor, die sich vor allem mit der Frage beschäftigt, nach welchen Kriterien welche neuen Untersuchungs- und Behandlungsmethoden den GKV-Leistungen zugeordnet und welche ausgegrenzt werden können. Die vorliegenden Urteile von Sozialgerichten haben dem G-BA hier einen relativ großen Entscheidungsspielraum zugebilligt, Die Gerichte haben aber selbst keine fachliche Kompetenz in Sachen evidenzbasierter Medizin und Kosten-Nutzen-Bewertung. Sie müssen sich auf die allgemeine Fachdiskussion beziehen, die sich um die Fragen einer evidenzbasierten Medizin ranken.

Die evidenzbasierte Medizin und IGeL-Leistungen

Die Entscheidungen des G-BA über die Anerkennung neuer Untersuchungs- und Behandlungsmethoden beruhen ebenso auf Erkenntnissen der „evidenzbasierten Medizin" (EbM) wie auch seine Leitlinien für Disease Management-Programme (DMP). [12] Die wissenschaftlichen Grundlagen für diese Entscheidungen stellt das IQWIG zusammen. EbM ist keine „Kochbuchmedizin", als die sie Ärztefunktionäre gelegentlich verächtlich machen wollen, sondern ein international bewährtes Verfahren zur kontinuierlichen Bewertung und Umsetzung medizinischer Innovationen. Angesichts der für den einzelnen Arzt nicht zu bewältigenden Flut von Informationen über neue Behandlungsmethoden einerseits, der individuell sehr unterschiedlichen Anforderungen durch die Patienten andererseits, soll den Ärzten eine praktische Hilfestellung in der Umsetzung des aktuellen Wissensstandes in der Medizin gegeben werden. EbM fragt zunächst im Rahmen einer systematischen Literaturrecherche und -bewertung, welche Belege es für den jeweiligen Nutzen oder Schaden einer Behandlungsmethode gibt. Wenn bewährte Methoden vorliegen, müssen neue Verfahren diesen überlegen sein. Gibt es für diese keine guten Belege, können sie trotzdem im Einzelfall angewendet werden, was allerdings mit den Patienten besprochen werden sollte. David Sacket, einer der Pioniere der EbM, definierte diese als „den bewussten und verständigen Einsatz der gegenwärtigen Forschung und der gegenwärtig besten Evidenz aus der medizinischen Forschung, um Entscheidungen über die medizinische Versorgung von einzelnen Personen zu treffen. EbM zu praktizieren bedeutet, die individuelle klinische Erfahrung mit der besten zur Verfügung stehenden externen Evidenz aus systematischer Forschung zu integrieren" (zitiert nach Kunz und Neumayer).

Dabei handelt es sich nicht um genaue Vorschriften für Behandlungen bestimmter Krankheitsbilder, auch nicht um Empfehlungen, wie sie von medizinischen Fachgesellschaften verbreitet werden. Es geht vielmehr um eine für die Ärzte in ihrer täglich Praxis handhabbare Methode zur Ermittlung dessen, was als medizinischer Fortschritt gelten kann und was nicht. Nach bestimmten Regeln werden vorhandene Erkenntnisse zu diagnostischen und therapeutischen Verfahren im Hinblick auf ihre Aussagekraft und klinische Relevanz wissenschaftlich auf Basis statistischer Verfahren geprüft. Dabei werden die Behandlungsmethoden nicht nur allein für sich anhand klinischer Expertisen bewertet, sondern auch mit anderen Verfahren verglichen. Ziel ist es, sowohl die Anwendung unwirksamer oder gar schädlicher Behandlungsmethoden, als auch die unangemessene Anwendung anerkannter Verfahren zu verhindern. Die nach einem der Pioniere des Konzepts der evidenzbasierten Medizin, Archibald Cochrane, benannte Cochrane Collaboration, ein internationales Netzwerk von Ärzten und klinischen Forschern, führt in diesem Sinn in systematischen Reviews das vorhandene medizinische Wissen zusammen. Auf der Webseite des Deutschen Cochrane-Zentrums kann man Näheres über den Stand des Wissens zur evi-

---

12 Im RSA werden seit 2003 DMPs berücksichtigt, die vom G-BA zertifiziert werden müssen.

denzbasierten Medizin erfahren (www.cochrane.de). Die Entscheidungen des G-BA über die von den Kassen zu vergütenden medizinischen Leistungen sind also nicht willkürlich oder folgen irgendwelchen medizinischen Schulen, sondern beruhen auf einem international anerkannten Stand des Wissens. Das heißt nicht, dass alle Leistungen, die den Kriterien des G-BA nicht genügen, medizinischer Humbug („Voodoo-Medizin") sind; aber ihre medizinische Notwendigkeit ist nach wissenschaftlichen Kriterien nicht ausreichend belegt.

Viele niedergelassene Ärzte bieten ihren Patienten zusätzlich oder alternativ zu den Kassenleistungen genannte „Individuelle Gesundheitsleistungen" an, kurz: IGeL. Seit 1998 gibt es einen ständig erweiterten IGeL-Katalog, der auf einem vom damaligen stellvertretenden Hauptgeschäftsführer der KBV Lothar Krimmel ausgearbeiteten Konzept beruht. Er umfasst zahlreiche Diagnose- und Behandlungsmethoden, die verbindet, dass sie nicht von der GKV bezahlt, sondern privatärztlich abgerechnet werden und keiner wirklichen Qualitätskontrolle unterliegen. Sie lassen sich in verschiedene Gruppen unterteilen. Zum einen sind es Leistungen, die grundsätzlich nicht von den Kassen abgerechnet werden, wie z. B. Schönheitsoperationen oder Wellnessprogramme. Zum größten Teil besteht die IGeL-Liste aus medizinischen Verfahren, die nicht als Kassenleistung anerkannt sind, sei es, weil sie wegen fehlender Evidenz vom G-BA abgelehnt wurden, sei es, dass er sie noch nicht abschließend beraten hat. Es handelt sich aber auch um Leistungen, die nur bei eingegrenzten Indikationen von der GKV vergütet werden, wie z.B. Augeninnendruckmessungen oder bestimmte Laborleistungen und Tests.

Nach einer Schätzung des Wissenschaftlichen Instituts der AOK (WIdO) haben 2007 27 % der Patienten Leistungen aus dem IGeL-Katalog im Wert von etwa 1 Milliarde Euro bekommen. Zwei Drittel davon wurden vom Arzt vorgeschlagen, nur ein Drittel wurde unaufgefordert vom Patienten nachgefragt. Sie werden vor allem Linie Gutverdienern angeboten. So berichten 30 % der Einkommensgruppe ab 4.000 Euro pro Monat von einem solchen Vorschlag des Arztes, aber nur 20 % der Einkommensgruppe bis 1.000 Euro. Über 80 % der aus dem IGeL-Katalog in Anspruch genommenen Leistungen entfallen auf nur 8 Leistungskomplexe, die vor allem zum diagnostischen Bereich gehören:

- Ultraschalluntersuchungen (19,1 %),
- Augeninnendruckmessung (12,7 %),
- Krebsfrüherkennung bei Frauen (12,1 %),
- Blutuntersuchungen und Laborleistungen (9,2 %),
- Medikamente und Heilmittel (7,6 %),
- Hautkrebsvorsorge (5,1 %), [13]
- Kosmetische Leistungen (3,3 %),
- Akupunktur (3,2 %).

---

13 Das Hautkrebs-Screening wurde mittlerweile in den GKV-Leistungskatalog aufgenommen.

Den unbefangenen Betrachter mag es wundern, dass zu diesen Leistungen auch Krebsfrüherkennungsuntersuchungen gehören. Aber gerade in diesem Bereich werden Verfahren mit ausgesprochen fragwürdigem Nutzen angeboten, die von den Kassen zu Recht nicht bezahlt werden. Längst nicht alle als Krebsvorsorge angebotene Leistungen haben einen verlässlichen Nutzen. Einige können sogar schon wegen der damit verbundenen psychischen Belastungen schädlich sein. Ein Beispiel hierfür ist der PSA-Test zur Entdeckung eines Prostatakrebses. Bei vielen älteren Männern kann man dabei Werte entdecken, die auf ein irgendwann einmal womöglich entstehendes Karzinom hinweisen. Auch wenn tatsächlich eine Krebserkrankung diagnostiziert wird, erlaubt der PSA-Test keine Aussage darüber, ob eine frühzeitige Behandlung angezeigt ist. Dies gilt insbesondere für davon betroffene hoch betagte Männer. In der Literatur wird zusammenfassend an PSA-Tests kritisiert, dass sie für sich genommen kaum Informationswert haben und zur Verunsicherung von Patienten beitragen, die befürchten, demnächst an Krebs zu erkranken, obwohl der Test dafür keine wirklichen Anhaltspunkte liefern kann.

Über solche fragwürdigen IGeL-Eigenschaften werden aber die meisten Patienten nicht hinreichend informiert, manche überhaupt nicht. Das WIdO ermittelte, dass nur ein gutes Drittel der IGeL in Anspruch nehmenden Patienten hierüber mit ihrem Arzt eine schriftliche Vereinbarung getroffen haben. Überhaupt ist wenig Aufklärung durch die Ärzte angesagt, wie die Befragung des WIdO über die Erfahrungen von Patienten mit dem IGeL-Katalog gezeigt hat. Zumeist werden diese Leistungen mit dem einfachen Hinweis angeboten, dieser medizinische Fortschritt werde von den Kassen nicht bezahlt und müsse daher privat abgerechnet werden. Weshalb die Kasse die Kosten nicht übernimmt, ob diese Leistungen wirklich einen Fortschritt darstellen oder nützlich sind, darüber wird nur mit wenigen Patienten gesprochen. Es wird so getan, als sei das ein einsamer Beschluss der Krankenkassen ohne medizinischen Sachverstand. Dass im G-BA Vertreter der Ärzteschaft maßgeblich beteiligt sind und auch die Krankenkassen keine Sozialversicherungsfachangestellten in dieses Gremium schicken, sondern qualifizierte Mediziner, wird ausgeblendet. Alles in allem ist, wie der Sozialmediziner Norbert Schmacke feststellt, der „IGeL-Katalog in pekuniärer Sicht sehr gelungenes, aus der Sicht der ärztlichen Profession und des Vertrauens in die Krankenversicherung perfides Verwirrspiel. Wenn zum Beispiel Frauen gesagt wird, die gynäkologische Vorsorgeuntersuchung auf Gebärmutterhalskrebs entspreche nicht mehr dem Stand der Wissenschaft, dann bedeutet das nichts anderes, als dass mit der Angst vor Krebs ein Geschäft gemacht wird." Das IGeL-Geschäft kann sich, wie der Allgemeinmediziner Harald Abholz schon vor 10 Jahren anmerkte, aus folgenden Gründen zu einem Sprengsatz für die GKV entwickeln:

- Die Ärzte haben eine zweite Einkommensquelle auch für GKV-Patienten und können so mehr Geld verdienen.
- Da es keine von der ärztlichen Selbstverwaltung vorgegeben Qualitätsrichtlinien für diese Leistungen gibt, geht die Kompetenz des ärztlichen Berufsstandes verloren, sich selber ethische Normen und Qualitätsstandards zu setzen.
- Innerhalb der Ärzteschaft droht ein Kampf zwischen einzelnen Ärzten und Arzt-

gruppen. Die Patienten werden in eine Auseinandersetzung hineingezogen, „als deren Pole der Lump und der Idealist, der auf sein Einkommen verzichtet, zu bezeichnen sind." (Abholz)

Umso wichtiger ist es, dass die Krankenkassen ihre Versicherten über ihr im Prinzip sehr hohes Leistungsniveau umfassend informieren und eine neutrale Versorgungsforschung Erkenntnisse dafür liefert, was eine gute Medizin ausmacht und wo deren Grenzen liegen.

Empfohlene Literatur

Berger, M. (2003): Am Ende der Aufklärung steht das Goldene Kalb. G+G-Wissenschaft 3 (2): 29-35

Deyo, R. A. und Patrick, D. L. (2005): Hope or Hype. The Obsession with Medical Advances and the High Costs of False Promises. New York, NY: Amacom

Klemperer, D. (2008):Evidenzbasierte Medizin. Ein Überblick. Dr. med. Mabuse 175 (September/Oktober 2008): 24-27

Schmacke, N. (2005): Wie viel Medizin verträgt der Mensch? Bonn-Bad Homburg: Kompart

Zok, K. und Schuldzinski, W. (2005): Private Zusatzleistungen in der Arztpraxis. Ergebnisse aus Patientenbefragungen. Bonn: WIdO. Update der Befragungsdaten unter www.wido.de > Publikationen > WIdOmonitor > Versorgungsgeschehen > Selbstzahlerleistungen

Mythos 5:
Die Vollkaskomentalität der Versicherten als Kostentreiber

Zu den gängigen Argumentationsmustern in der Gesundheitspolitik gehört seit eh und je die Behauptung, die umfassende Absicherung der Bürger gegen Krankheitsrisiken führe zu einer „Vollkaskomentalität" und provoziere die missbräuchliche Inanspruchnahme des im übrigen völlig überdimensionierten Leistungskatalogs der Krankenkassen. Der „Spiegel" weiß es ganz genau: „Hypochonder ziehen von Praxis zu Praxis, bis sie endlich einen Doktor gefunden haben, der ihre Sorgen ernst nimmt. Es herrscht kollektive Verantwortungslosigkeit", heißt es in der Titelstory über die Gesundheitspolitik im Heft 27/2006. Es folgen die üblichen Erzählungen über Entzündungen von Intim-Piercings, Bandscheibenschäden von Bungeespringern und Knochenbrüchen von Drachenfliegern, für deren Behandlung die Solidargemeinschaft der GKV ungerechterweise aufkommen müsse, ganz so, als handele es sich dabei um alltägliche Gewohnheiten und Hobbys der Deutschen schlechthin. Sabine Christiansen mischte sich in diesen Diskurs mit einer Sendung über die „Melkkuh Sozialstaat" ein und fragte „Sind wir ein Volk von Abzockern?" (30.10.2005). In dieser Talkshow diskutierten mehrheitlich Leute, die über Erfahrungen im Abzocken verfügen mögen, dieses Talent aber als Privatversicherte bestimmt nicht in der Sozialversicherung zur Anwendung bringen können. Stattdessen projizieren sie die ihnen vertraute Gedankenwelt des „Koofmichs" auf das gemeine Volk, dem sie ein Verhältnis zur Krankenversicherung wie dem rheinischen Katholiken zur Beichte unterstellen. So, wie dieser sich mit dem „Te absolvo" des Pfarrers seine Seele von den großen und kleinen Sünden reinigen lässt und danach munter weiter gegen die kirchlichen Gebote verstößt, komme die GKV für die Folgen ungesunder Lebensweise ihrer Mitglieder auf. Dieses „Rundum-sorglos-Paket", so das Plädoyer in manchem Leitartikel oder Politiker-Statement, müsse aufgeschnürt und die Versicherten für die Folgen ihres Verhaltens in die Verantwortung genommen werden.

Die Behauptung, die GKV führe wegen fehlender finanzieller Anreize für ein kostenbewusstes Verhalten der Versicherten zur Verschwendung von Ressourcen, verwöhne ihre Mitglieder und verleite sogar zu einem gesundheitlich riskantem Lebensstil, ist so alt wie die GKV selbst. Der Arzt und deutschnationale Politiker Gustav Hartz stellte schon 1928 die rhetorisch gemeinte Frage: „Geht man nicht bedenkenlos ein Dutzend Mal zum Arzt, wenn einmal genügte – nur weil es die Kasse bezahlt?" In den 1960er Jahren kritisierte die von der Erhard-Regierung eingesetzte Sozialenquete-Kommission die Mängel der GKV in der Erziehung zur Gesundheitspflege:

„Wäre das Kranksein mit wirtschaftlichem Schaden verbunden, so würde ein Appell an den Realismus des verzagten Menschen ausgelöst, der gesunde Gegenkräfte auslöst." Mitte der 1980er Jahren erntete der damalige Vorsitzende des Gesundheits-Sachverständigenrates Michael Arnold in seinen Kreisen breite Zustimmung für die Behauptung, der volle Versicherungsschutz der GKV verfälsche das Anspruchsvolumen und führe „zu immer höheren Kapazitäten und damit zu anhaltenden Kostensteigerungen bei gleichzeitigem Abbau des eigenverantwortlichen Schutzes der Gesundheit". Heute machen Politiker wie Dieter Thomae, bis 2005 fast 15 Jahre lang gesundheitspolitischer Sprecher der FDP-Bundestagsfraktion, nicht die Krankenkassen und die Kassenärztliche Vereinigung dafür haftbar, dass die Ärzte nur das medizinisch Erforderliche machen, sondern die Patientinnen und Patienten. Das Sachleistungsprinzip der GKV sorge dafür, „dass der Versicherte sich keine Gedanken darüber macht, ob alle vom Arzt empfohlenen Maßnahmen auch wirklich notwendig und sinnvoll sind und ob er das auch wirklich alles zu dem zu zahlenden Preis haben möchte." Mit anderen Worten: Die Patienten sollen, bevor sie zum Arzt gehen, wenn schon kein Medizinstudium absolviert, so doch erst einmal intensive Google-Abfragen über ihr Leiden gemacht haben, das sie dadurch womöglich überhaupt erst entdecken. Natürlich müssen sie sich vorher auch noch in die ärztlichen Gebührenordnungen einarbeiten, um dann zu entscheiden, ob sie sich diesen oder jenen vom Arzt empfohlenen Eingriff angesichts des Preises auch leisten wollen. Wenn sie diese Recherchen abgeschlossen haben und noch nicht wegen akuter Beschwerden in ein Krankenhaus eingeliefert wurden, können sie sich endlich auf die Suche nach einem Arzt machen, der bereit ist, sie zu ihren Bedingungen zu behandeln. Ganz so, als hätten sie darüber zu befinden, ob sie sich einen VW oder einen Mercedes kaufen oder doch besser versuchen sollten, ihre alte Möhre noch einmal durch den TÜV zu bringen. Leider sind wir aber noch nicht so weit, uns Krankheiten nach Plan gestatten zu können. Knochenbrüche, Herzattacken und Mittelohrentzündungen kündigen sich nicht so rechtzeitig an, dass wir vorher noch Ärzte und Krankenhäuser nach Qualität und Preisen der entsprechenden Behandlungen checken können.

Bei kaum einem anderen gesundheitspolitischen Paradigma ist die Distanz zur Wirklichkeit so groß wie bei der Behauptung, finanzielle Anreize und Sanktionen für die Versicherten seien der Schlüssel für eine effektive Ressourcensteuerung im Gesundheitswesen. Sie ist eigentlich auch nur ein vorgeschobenes Argument. Dahinter steht unausgesprochen die grundsätzliche Ablehnung des Solidaritätsprinzips und damit der sozialen Krankenversicherung. Es wird als Zumutung betrachtet, dass sie als Zwangsversicherte die medizinische Behandlung von Menschen mit finanzieren sollen, die doch, so die feste Überzeugung, an ihrem Schicksal wesentlich selbst Schuld haben. Mitte der 1990er Jahre, als Bill Clinton in den USA (vergeblich) eine allgemeine gesetzliche Krankenversicherung einführen wollte, schalteten private Versicherungsgesellschaften Fernsehspots, in denen heruntergekommene Alkoholiker und Penner gezeigt wurden und eine Off-Stimme fragte: „Und für diese verantwortungslosen Leute sollen Sie mitbezahlen"? Derart plump würde man in Deutschland eine Kampagne zur Unterminierung der sozialen Krankenversicherung natürlich niemals führen. Diese genießt schließlich eine im Prinzip sehr hohe Akzeptanz in der Bevölkerung, und der Krankenversicherungsschutz für alle Bürger ist in Europa eine selbstverständliche zivilisatorische Errungenschaft. Wer will schon als unsozial und herzlos dastehen? Man muss der Sache schon einen anderen Dreh geben. Also wird behauptet, dass die GKV selber unsozial ist, weil sie zur missbräuchlichen Inanspruchnahme von Leistungen verführe und damit Geld verschwende, das für die Betreuung der wirklich Kranken und Bedürftigen nicht mehr zur Verfügung stehe.

„Moral Hazard" als gesundheitspolitisches Paradigma

Den theoretischen Überbau für die angeblich systemimmanenten Fehlanreize der GKV liefert der Begriff „Moral Hazard", in etwa mit „moralisches Risiko" zu übersetzen. Er kommt aus der amerikanischen Feuerversicherung und bezieht sich auf absichtliche Brandstiftung oder fahrlässiges Verhalten seitens der Versicherten. Als gesundheitsökonomisches Paradigma wurde Moral Hazard Ende 1968 vom amerikanischen Ökonomen Mark Pauly entwickelt. Abhandlungen zu dieser Theorie, die der deutsche Sozialökonom Herder-Dorneich auch „Rationalitätenfalle" nennt, nehmen breiten Raum in den Lehrbüchern zur Gesundheitsökonomie ein. Behauptet wird, dass soziale Krankenversicherungen und staatliche Versorgungssysteme die Versicherten bzw. Bürger zu einer Überinanspruchnahme von Leistungen verführen. Die öffentliche Finanzierung medizinischer Leistungen sei grundsätzlich mit einer Verschwendung von Ressourcen verbunden und daher ökonomisch suboptimal. Da die einzelnen Versicherten einer Krankenkasse die Gegenleistungen für ihre Beitragszahlungen nicht abschätzen könnten und ihre Beiträge unabhängig von der Leistungsinanspruchnahme seien, seien wenn schon nicht alle, so doch die meisten Versicherten bestrebt, so viele Leistungen wie möglich in Anspruch zu nehmen. Sie müssten überdies bei geringer Inanspruchnahme Nachteile befürchten, weil sie mit ihrer individuellen Bescheidenheit die Anspruchsmentalität Anderer finanzierten. Ein solches Verhalten sei nicht unmoralisch, sondern ökonomisch rational, da den Patienten durch jede zusätzlich in Anspruch genommene Leistung keine Zusatzkosten entstünden. Die Schuld liege, so Pauly, nicht bei ihnen persönlich, sondern bei den falschen Anreizen eines per Umverteilung finanzierten Gesundheitswesens. Man könne nicht von einem in der Marktwirtschaft auf individuelle Nutzenmaximierung programmierten Individuum erwarten, dass es sich bei der Inanspruchnahme medizinischer Leistungen als ein dem Gemeinwohl verpflichteter Altruist verhalte. Deshalb dürften sich Krankenversicherungssysteme nicht darauf verlassen, dass Missbrauch ihrer Leistungen nicht stattfinde. Vielmehr müssten sie Anreize geben, nur bei wirklichem Bedarf zum Arzt zu gehen oder ein Krankenhaus aufzusuchen. Pauly lehnt eine öffentlich finanzierte medizinische Versorgung nicht grundsätzlich ab, sondern hält sie nur in Verbindung mit Selbstbeteiligungen der Versicherten für tragfähig.

Das Moral Hazard-Paradigma ist eine Übertragung des der neoklassischen Ökonomie zugrunde liegenden Denkmodells des individuellen Nutzenmaximierers, des „Homo oeconomicus", auf die Mechanismen des Sozialstaates und des Gesundheitswesens. Die Chancen, gesund zu bleiben, und die Risiken, krank zu werden, sind in dieser Gedankenwelt nicht abhängig von der sozialen Lage und den genetischen Voraussetzungen, die Menschen mit sich bringen, sondern vor allem die Folge individuellen Verhaltens, das man mit finanziellen Anreize für die Versicherten steuern könne. Dieses Paradigma ist ein klassisches Beispiel für die bereits oben (S. 35) als „ökonomischer Imperialismus" angesprochene Attitude von Ökonomen, ihre auf Kosten-Nutzen-Kalkülen beruhende Denkweise auf alle sozialwissenschaftlichen Themen anzuwenden und aus dem „Homo oeconomicus" ein Deutungsmuster für alle möglichen gesellschaftlichen Phänomene zu machen. Das Handlungsmuster von Moral Hazard, in dem individuell rationales Handeln zu wohlfahrtsökonomischer Irrationalität führt, ist der „Logik des kollektiven Handelns" von Mancur Olson entlehnt, einem Klassiker der „Public Choice"-Theorie, der wenige Jahre vor Paulys Veröffentlichung erschienen war. Olson geht davon aus, dass Organisationen, die auf die Befriedigung gemeinschaftlicher Bedürfnisse ausgerichtete Kollektivgüter anbieten, vor einem Dilemma stehen. Eine freiwillige Mitgliedschaft habe „Trittbrettfahrer"-Effekte zur Folge, da auch Nicht-Mitglieder von den Leistungen profitierten. Mithin sei das Beiträge zahlende Mitglied der oder die Dumme. Auf jeden Fall ergebe es für den Einzelnen keinen ökonomischen Nutzen, dieser Organisation beizutreten. Deshalb könne sie nur auf Basis einer Zwangsmitgliedschaft überleben. Diese wiederum provoziere eine Überinanspruchnahme von Leistungen, da jedes Mitglied ohne Rücksicht auf seinen tatsächlichen Bedarf für seine Beiträge so viel wie möglich wieder aus dem gemeinsamen Topf herauszuholen versuche. Aus der Tatsache, dass es für alle Gruppenmitglieder vorteilhaft wäre, wenn das gemeinsame Ziel erreicht würde, folge nämlich nicht, dass sie auch ihr individuelles Handeln auf die Erreichung dieses Ziels ausrichten würden. Zwar sei es im Interesse aller, sich solidarisch zu verhalten. Da jedoch die einzelne Gruppenmitglieder befürchten müssten, dass die jeweils anderen sich nicht solidarisch verhalten und sich damit Vorteile verschaffen, verhalten sie sich selber – sozusagen prophylaktisch – auch unsolidarisch, um nicht zu den Benachteiligten zu gehören. Gruppenziele und individuelles Verhalten der Gruppenmitglieder würden sich in dem Maß auseinander entwickeln, wie die Gruppe an Umfang wachse. Je größer diese sei, umso schwieriger sei es für Einzelne, das Verhalten der anderen einzuschätzen bzw. zu kontrollieren. Diese Anonymität großer sozialer Einheiten verführe zwangsläufig dazu, sich des von der Gruppe bereitgestellten Gutes übermäßig zu bedienen.

Zur Illustration der Moral-Hazard-These werden gerne Begebenheiten aus dem Alltag herangezogen, die mit dem Gesundheitswesen nichts zu tun haben. Herder-Dorneich z. B. wählt das Gleichnis eines alkoholseligen Betriebsausfluges. Werde ein solches Vergnügen per Umlage mit der gleichen Pauschale für alle Teilnehmer finanziert, sei es für niemanden lohnend, auf ein Bier zu verzichten. Im Gegenteil, es sei ökonomisch rational, mehr als die anderen zu trinken, um hinterher nicht derjenige zu sein, der mit seiner Enthaltsamkeit den Rausch der anderen finanziert. Herder-Dorneich konstatiert: „Bei Umlagen wird Zurückhaltung im Konsum irrational." Das mag ja bei der Deckung des alltäglichen Bedarfs im Supermarkt und auch bei Betriebsausflügen eine plausible Annahme sein. Aber im Gesundheitswesen? Sicher, wir alle kennen jemanden, der oder die nicht wirklich krank ist, aber dauernd zum Arzt geht oder sich den „gelben Schein" mit der ärztlichen Bestätigung der Arbeitsunfähigkeit holt, wenn der Stress im Job zu groß wird. Aber ist das wirklich ein kostspieliges Massenphänomen oder nicht doch eher ein „gefühltes" Problem, weil uns ein solches Verhalten im Alltag ärgert?

Eine Untersuchung des Sozialwissenschaftlers Carsten Ulrich aus dem Jahr 1995 ergab, dass die Befragten ein Moral-Hazard-Verhalten bei anderen Versicherten für wahrscheinlich hielten, für sich selbst aber ausschlossen. Das weist darauf hin, dass die Moral-Hazard-Theorie an allgemeine Vorurteile appelliert, aber nicht mit empirischen Fakten unterlegt ist. Dabei ist sie schon auf der Ebene der Alltagserfahrungen nicht sehr einleuchtend. Sie unterstellt nämlich, dass die Inanspruchnahme medizinischer Leistungen ein erstrebenswerter Genuss ist, von dem, wenn schon nicht alle, so doch die meisten Versicherten gar nicht genug bekommen können. Diese Annahme kann man schon mit dem Hinweis auf schmerzhafte Zahnbehandlungen, die lästige 24-Stunden-Blutdruckmessung und den reichlich herben Genuss einer Bypass-Operation oder Chemo-Therapie als unrealistisch verwerfen. Sie taugt noch nicht einmal als Arbeitshypothese, es sei denn, man unterstellt dem Menschen an sich einen immanenten Hang zur Hypochondrie oder zum Masochismus. Wer geht schon zum Arzt oder lässt sich Pillen verschreiben, nur weil er oder sie befürchtet, weniger an Leistungen zu erhalten als die anderen Versicherten? Richtig ist, dass soziale Krankenversicherungssysteme die Schwelle zur Inanspruchnahme medizinischer Leistungen herabsetzen. Das ist auch gewollt und sinnvoll, um das Aufsuchen eines Arztes nicht am fehlenden Geld scheitern zu lassen. Kein Zweifel, die Deutschen haben im internationalen Vergleich die höchste Zahl von Arztkontakten pro Patient (16,3 im Jahr). Aber wenn alte Menschen die Wartezimmer füllen, wo doch Sozialarbeiter oder Seelsorger ihnen womöglich eher helfen könnten als ein Arzt, dann hat das mit der Medikalisierung sozialer Probleme und der Monopolstellung des ärztlichen Berufsstandes sehr viel, mit dem von der Moral-Hazard-Theorie unterstellten Bestreben der Versicherten, für die gezahlten Beiträge möglichst viel an Gegenleistungen aus dem Medizinsystem herauszuschlagen, aber sehr wenig zu tun.

Außerdem steht die Intensität, mit der Moral Hazard im Gesundheitswesen von Ökonomen diskutiert wird, im Gegensatz zu seiner grundsätzlich relativ geringen ökonomischen Relevanz. Nach einer international unter Gesundheitsökonomen gängigen, auf zahlreichen empirischen Untersuchungen beruhenden Faustformel entfallen 80 %t der Gesundheitsausgaben auf 20 % Prozent der Patienten, allesamt chronisch oder schwer kranke Personen, denen man nicht nachsagen kann, medizinische Leistungen ohne Not in Anspruch zu nehmen. Moral Hazard unterstellt generell eine

Patientenautonomie, die es, wenn überhaupt, nur bei den relativ gesunden Menschen geben kann, auf die 20 % der Gesundheitsausgaben entfallen. Ihnen wird eine zentrale Steuerungsfunktion im Gesundheitswesen zugewiesen, die sie schon wegen ihrer vergleichsweise geringen Inanspruchnahme von Leistungen gar nicht haben können. Die gesundheitspolitische und Teile der gesundheitsökonomischen Debatte leiden darunter, dass der übliche Gang zum Hausarzt, den man auch schon mal verschieben kann, zum Leitbild für das Funktionieren des Gesundheitswesens insgesamt gemacht wird. Das ist ungefähr so, als würde man den samstäglichen Wochenmarkt als Nukleus der modernen Marktwirtschaft betrachten.

Die Wirkung von Selbstbeteiligungen: Befunde

Fast so alt wie die GKV sind auch die Rezepturen gegen angeblichen Missbrauch bzw. Überinanspruchnahme ihrer Leistungen. Gesundheitlich riskantes Verhalten müsse man mit Beitragszuschlägen sanktionieren und die Schwelle zur Inanspruchnahme von Kassenleistungen durch Zuzahlungen anheben. Damit begrenze man nicht nur die Krankenkassenausgaben auf ein vernünftiges Maß, sondern fördere auch den eigenverantwortlichen Umgang mit der Gesundheit. Rationales Verhalten der Versicherten sei nur zu erwarten, wenn über die regelmäßigen Beiträge hinaus die Inanspruchnahme von Leistungen mit einer Selbstbeteiligung verbunden sei. Diese kann verschiedene Ausgestaltungen haben:

- Die *prozentuale Selbstbeteiligung* sieht vor, dass die Versicherten einen festgelegten Anteil der Behandlungskosten selbst tragen.
- Bei der *absoluten Selbstbeteiligung*, auch *Franchise* genannt, tragen die Versicherten die Kosten bis zu einer bestimmten Höchstgrenze selbst. Es können auch Ober- und Untergrenzen der Kosten festgelegt werden, die die Versicherten selbst zu tragen haben.
- Für bestimmte Leistungen werden feste *Gebühren* erhoben, wie z. B. für jedes Rezept bzw. verordnete Medikament.
- *Wahltarife* können Leistungen ausschließen oder zusätzlich gewähren.
- Hinzu kommen *indirekte Selbstbeteiligungen,* wie Prämien, Beitragsrückerstattung oder Ausgleichszahlungen Nichtinanspruchnahme von Leistungen.

Es gibt keine empirische Studie, die Moral Hazard-Verhalten im Gesundheitswesen als relevantes Phänomen positiv belegen kann. Diese Theorie versuchen Ökonomen mit einem Umkehrschluss zu untermauern, nämlich aus der Wirkung von Zuzahlungen und Selbstbehalten der Versicherten auf die Inanspruchnahme medizinischer Leistungen. Geht diese nach einer Einführung oder Erhöhung von Selbstbeteiligungen zurück, wird das als Beleg für die Existenz von Moral Hazard und einer ohne diese Zuzahlungen entstehenden Überinanspruchnahme gewertet. Unerklärt bleibt dabei, wo denn die Grenze zwischen einer „normalen" bzw. „berechtigten" und einer „unnötigen" Nachfrage nach medizinischen Dienstleistungen liegt. Selbstbeteiligungen haben – zumindest ab einer bestimmten Höhe – zweifelsohne Auswirkungen auf die Leistungsanspruchnahme der Versicherten bzw. die Ausgaben der Krankenversicherungen. Die entscheidende Frage ist aber nicht, ob sie eine Reduzierung der Arztkontakte und der Leistungsmenge bewirken, sondern ob dieser Rückgang rational im Sinne einer Senkung der medizinisch unbegründeten Überinanspruchnahme ist. Es kann ja auch sein, dass die Selbstbeteiligung Versicherte von einer rechtzeitigen medizinischen Behandlung abhält, damit die Risiken noch erhöht und so zu einer eher schlechteren Ressourcenallokation im Gesundheitswesen beiträgt als zu deren Verbesserung. Diese Frage kann nur empirisch geklärt werden. Zentraler gesundheitspolitische Streitpunkt ist dabei, ob es so etwas wie eine „sozial verträgliche" Selbstbeteiligung geben kann, mit der die GKV-Ausgaben gesenkt werden, ohne damit sozial Schwache und chronisch Kranke auszugrenzen bzw. finanziell zu überfordern. Alle bisher zu diesem Thema gemachten Untersuchungen laufen darauf hinaus, dass es sich dabei um die Quadratur des Kreises handelt.

Das RAND-Experiment

Seit über 30 Jahren wird der Frage, wie der Umfang des Krankenversicherungsschutzes und die Nachfrage nach medizinischen Leistungen zusammenhängen, in zahlreichen empirischen Erhebungen nachgegangen. Die „Mutter" dieser Untersuchungen ist das in den 1970er Jahren in Kalifornien durchgeführte „Health Insurance Experiment" der RAND-Corporation. Auf sie beziehen sich auch heute noch Lehrbücher der Gesundheitsökonomie und zahlreiche Studien, wenn es darum geht, Moral Hazard und die Wirkung von Selbstbeteiligungen empirisch zu unterfüttern. In diesem aufwendigen Feldversuch wurden knapp 6.000 Bürger einer Stadt im Alter zwischen 14 und 65 Jahren per Zufallsprinzip verschiedenen Versicherungsverträgen zugeordnet und ihr Inanspruchnahmeverhalten über bis zu 5 Jahre beobachtet:

- Ein Vertrag bot umfassende medizinische Versorgung ohne Selbstbeteiligung.
- Drei Vertragsmodelle sahen eine 50-prozentige Selbstbeteiligung vor mit einer Obergrenze von 5, 10 oder 15 % des Haushaltseinkommens, maximal 1.000 US-Dollar.
- Dieselben Obergrenzen hatten drei Modelle mit einer Zuzahlung von 95 % sowie drei weitere Vertragstypen, die für psychiatrische und zahnmedizinische Behandlungen eine 50-prozentige, für alle anderen Behandlungen eine 25-prozentige Selbstbeteiligung enthielten.
- In einem Modell wurden stationäre Behandlungskosten voll übernommen, während bei ambulanter Behandlung 95 % vom versicherten selbst getragen werden mussten bis zu einer Obergrenze von 150 Dollar pro Person bzw. 450 US-Dollar je Familie.

Tabelle 5.1: Ergebnisse des RAND-Experiments

Versicherungsumfang	Kosten in v. H.	Wahrscheinlichkeit von mindestens einem	
		Arztkontakt	Krankenhausaufenthalt
Keine Selbstbeteiligung	100	100	100
Selbstbeteiligung von			
25 %	81	93	79
50 %	67	89	71
95 %	69	82	75
95 % bei ambulanter, keine bei stationärer Behandlung	77	87	88

Quelle Sommer und Leu 1984

Gemessen wurde die Wahrscheinlichkeit, wie stark die Behandlungsausgaben sinken, wenn von einer vollen Kostenerstattung zu einem der Selbstbeteiligungsmodelle gewechselt würde. Die Zahlen in Tabelle 5.1 scheinen eine eindeutige Botschaft zu vermitteln: Je höher die Selbstbeteiligung, desto niedriger die gesamten Behandlungskosten. Bei einer Selbstbeteiligung von 25 % sinken die Ausgaben gegenüber einer Vollversicherung um 19 %, bei einer 50-prozentigen Zuzahlung sogar um ein Drittel. Die für das RAND-Experiment verantwortliche Forschungsgruppe um J. P. Newhouse flankierte ihre Erhebung durch Untersuchungen zum gesundheitlichen Status der Probanden. Diese konnten keine Verschlechterung des Gesundheitszustands der Personen mit einer hohen Selbstbeteiligung gegenüber dem der Gruppe mit vollem Versicherungsschutz entdecken. Auch stellten sie zwischen den Vertragstypen keinen signifikanten Unterschied im Sterbensrisiko oder der gesundheitlichen Beeinträchtigung fest. Demnach müsste die sozial verträgliche Selbstbeteiligung tatsächlich nicht nur möglich sein, sondern auch zu einer insgesamt sinnvollen Ausgabensteuerung im Gesundheitswesen beitragen können.

Dieser Schluss wurde in den 1980er Jahren auch von mehreren deutschen Ökonomen aus den Daten des RAND-Experiments gezogen, ohne ihn aber wirklich belegen zu können. Aus der volkswirtschaftlichen Perspektive kann, wie der Gesundheitsökonom Martin Pfaff feststellt, ein solcher Effekt nur dann nachgewiesen werden, wenn folgende Bedingungen ausnahmslos erfüllt sind:

- Die Nachfrage nach medizinischen Leistungen muss preiselastisch sein, d.h. bei einer durch Selbstbeteiligung verursachten Preiserhöhung sinkt die Inanspruchnahme medizinischer Leistungen insgesamt, d. h. nicht nur die der GKV. Anders ausgedrückt: es finden keine Kostenverlagerungen zu anderen Trägern statt, z. B. privaten Haushalten oder Zusatzversicherungen.
- Dieser Nachfragerückgang darf nicht durch Preis- oder Mengeneffekte bei den

Anbietern (Ärzte, Krankenhäuser, Pharmaindustrie) konterkariert oder beeinflusst werden.
- Die Selbstbeteiligung darf nicht mit sozialen Benachteiligungen verbunden sein und in allen Schichten die mehr oder weniger die gleiche Wirkung haben.

Das RAND-Experiment kann keines dieser Kriterien erfüllen, wie Analysen u. a. von Jens Holst, Martin Pfaff und Herbert Reichelt nachgewiesen haben. Vor allem kann es eine sozial verträgliche Wirkung der Selbstbeteiligung entgegen dem eigenen Anspruch nicht belegen. Tiefer gehende Auswertungen der RAND-Daten ergeben ein kritisches Bild:
- Mit der Höhe der Selbstbeteiligung verringerte sich nicht nur die Zahl der Bagatellfälle, sondern auch die von eigentlich erforderlichen Arztbesuchen und Präventionsmaßnahmen. Das führte bei chronisch Kranken zu Beeinträchtigungen der Sehfähigkeit und schlechteren Blutdruckeinstellungen.
- Selbstbeteiligungen hatten in der Gruppe mit dem schlechtesten Gesundheitszustand einen negativen Einfluss auf die Überlebenszeit von Risikopatienten. Die volle Kostenübernahme durch die Versicherung verringerte das Sterberisiko dieser Personen um 10 %.
- Bluthochdruckpatienten waren in dem zuzahlungsfreien Versicherungsmodell besser versorgt als in denen mit Selbstbeteiligung.
- Die Häufigkeit von Symptomen wie Angina pectoris, Atemnot, Blutungen oder überdurchschnittlicher Gewichtsverlust lag in der Gruppe der Zuzahler deutlich höher als bei den Personen mit voller Absicherung.

Auch eine durchgehende Preiselastizität der Nachfrage nach medizinischen Leistungen kann das RAND-Experiment nicht aufzeigen. Im Gegenteil, schlüsselt man die Versicherten nach der Einkommenshöhe auf, zeigt sich, dass die Preiselastizität in den unteren Einkommensgruppen weit höher ist als in den höheren. Gutverdienende reagierten in ihrem Inanspruchnahmeverhalten so gut wie gar nicht auf die Zuzahlungshöhe, während Personen der niedrigen Einkommensgruppe einen überdurchschnittlich hohen Rückgang ihrer Arztbesuche aufwiesen, was gesundheitlich höchst problematische Auswirkungen hatte. Diese Effekte kann Jens Holst auch anhand zahlreicher anderer internationaler Untersuchungen belegen. Er verweist u. a. auf ein im „Journal of the American Medical Association" 2007 veröffentlichte Auswertung von 132 Studien über die Auswirkungen von Zuzahlungen bei Medikamenten. Dabei zeigte sich durchgehend, dass die Beteiligung der Patienten an den Arzneimittelkosten zu einem Rückgang der Medikationsraten, schlechterem Einnahmenverhalten und häufigeren Therapieabbrüchen führt. Aus diesem Grund gibt es in den meisten europäischen Gesundheitssystemen Härtefallregelungen, die bestimmte Personengruppen von Zuzahlungen ausnehmen bzw. deren Gesamthöhe begrenzen, in Deutschland z. B. für chronisch Kranke auf 1, für alle anderen auf 2 % des Haushaltseinkommens. Das verringert natürlich angesichts der Tatsache, dass auf chronisch Kranke ein erheblicher Teil der Gesundheitsausgaben entfällt, die Kosten senkende Wirkung von

Zuzahlungen. Wie gering die Preiselastizität der Nachfrage nach Gesundheitsgütern ist, zeigt allein schon die oben (S. 18 ff.) dargestellte Ausgabenentwicklung der GKV. Die in den diversen GKV-Reformen der letzten 30 Jahre verfügten Leistungs-kürzungen und Zuzahlungserhöhungen haben immer nur zu einer kurzfristigen Sen-kung der GKV-Ausgaben geführt, bei gleichzeitiger Anhebung der privaten Ausga-ben. Nach einem, spätestens zwei Jahren sind sich die Leistungsausgaben der Kran-kenkassen wieder auf das alte Niveau gestiegen, wenn sie es nicht sogar übertroffen haben.

Ein gravierender Mangel der RAND-Studie, wie auch anderer einschlägiger Un-tersuchungen, besteht zudem darin, dass das Verhalten der Leistungswerbringer ausgeblendet wird. Implizit wird damit unterstellt, dass die im Zusammenhang nach der Einführung oder Erhöhung von Selbstbeteiligungen ggf. zu beobachtenden Aus-gabenrückgänge oder -zuwächse nur auf das Patientenverhalten zurückzuführen sind. Dass sich zeitgleich auch das Verhalten der Ärzte aus verschiedenen Gründen ändern kann, findet keine Berücksichtigung. Wir werden gleich am Beispiel der seit 2004 zu zahlenden Praxisgebühr sehen, dass man mit Daten zum Patientenverhalten allein, ohne eine ergänzende Analyse von Handlungsparametern der Ärzte, zu keinen wirk-lich aussagefähigen Ergebnissen über die Wirkungen von Selbstbeteiligung kommen kann.

Erfahrungen aus den Niederlanden

In den Niederlanden wurde 1997 ein System von Selbstbeteiligungen eingeführt, in dem die Versicherten generell 20 % der Kosten aufzubringen hatten für
- Arznei- und Verbandmittel,
- fachärztliche Behandlung,
- Krankentransporte,
- Physiotherapie und andere Heilmittel sowie
- Hilfsmittel (Stützstrümpfe, Krücken usw.).

Außerdem mussten pro Behandlungtag im Krankenhaus oder in Rehabilitationszent-ren 8 Gulden zugezahlt werden. Insgesamt wurden die Zuzahlungen auf 200 bzw. 100 Gulden (für über 65-Jährige und sozial Schwache) pro Jahr begrenzt. Zugleich senkte man die Krankenversicherungsbeiträge, die aus einem einkommensabhängi-gen Teil und einer festen Prämie bestand. Der fixe Beitragsanteil wurde um 110 Gulden reduziert, in der Erwartung, dass sich diese Beitragssenkung durch die erhöh-te Selbstbeteiligung und die dadurch bewirkte Senkung der Inanspruchnahme refi-nanziert. Die Zuzahlungen wurden nicht bei der Leistungsinanspruchnahme erhoben, sondern von den Krankenkassen eingezogen. Die Versicherten sollten mindestens einmal im Quartal über die von ihnen beanspruchten Leistungen informiert werden.

Die Regierung der Niederlande erhoffte sich von dieser Regelung eine zielgenaue-re Ressourcenverteilung, mehr Transparenz und eine effektivere Steuerung des Versichertenverhaltens. Die Resultate dieser Reform wurden vom „Ziekenfondsraad", dem mittlerweile aufgelösten Dachverband der wichtigsten Institutionen im Gesundheitswesen der Niederlande, wissenschaftlich begleitet. Diese Untersuchung kam zu dem Ergebnis, dass die angestrebten Ziele im Hinblick auf die Finanzierungs- und Inanspruchnahmeeffekte nicht erreicht wurden. Die Versicherten verhielten sich fast genau so wie vor Einführung dieser Selbstbeteiligungen. Lediglich bei den unteren Einkommensgruppen wurde ein niedrigerer Arzneimittelkonsum festgestellt, was in der Begleituntersuchung des „Ziekenfondsraad" als nicht unbedingt erwünschter Effekt bezeichnet wurde. Auf jeden Fall konnte die Beitragssenkung von 110 Euro nicht durch ein sinkendes Inanspruchnahmeniveau kompensiert werden, was zwangsläufig zu Defiziten der Krankenkassen führte. Stefan Greß kommt in seiner Analyse zu dem Ergebnis, dass die Mindereinnahmen der Kassen nur bei einer deutlich höheren Selbstbeteiligung hätte vermieden werden können, was jedoch problematische soziale Folgen gehabt hätte. Die Regierung der Niederlande war so klug, aus diesem Untersuchungsergebnis Konsequenzen zu ziehen. Sie machte die von ihr eingeführten Selbstbeteiligungsregelungen und Prämiensenkungen wegen nachweisbarer Wirkungslosigkeit wieder rückgängig.

Die Praxisgebühr – ein Schlag ins Wasser

Mit dem am 1.1.2004 in Kraft getretenen GKV-Modernisierungsgesetz wurde in der GKV eine generelle Zuzahlung für erwachsene Patienten in Höhe von 10 % bzw. mindestens 5, maximal 10 Euro eingeführt (§ 61 SGB V). Damit gewährt die GKV grundsätzlich keine Leistung mehr ohne Zuzahlungen. In der ambulanten Versorgung führte dies erstmals zu einer „Praxisgebühr" von 10 Euro, die pro Quartal für die Inanspruchnahme von Vertragsärzten und ärztlichen Notdiensten fällig wird. Diese Regelung war Bestandteil eines zwischen den Unionsparteien und der damals regierenden rot-grünen Koalition erzielten Kompromisses. Für die CDU/CSU war die Einführung einer Selbstbeteiligung auf alle GKV-Leistungen der Preis, den SPD und Bündnis 90 / Die Grünen zahlen mussten, um ihre Ziele einer Reform der Versorgungsstrukturen (Integrationsversorgung, Qualitätssicherung) in diesem Gesetz unterbringen zu können. Dementsprechend unterschiedlich waren auch die Erwartungen, die beide Seiten mit der Praxisgebühr verbanden. Während die Unionsparteien mit diesem Instrument eine stärkere private Kostentragung anstrebte, sahen die rot-grünen Gesundheitspolitiker darin die Möglichkeit, die Zahl der Facharztbesuche zu reduzieren und die hausärztliche Versorgung zu stärken. In dem in erster Lesung verabschiedeten Gesetzentwurf wurde dieses Ziel in der Begründung deutlich hervorgehoben: „Ziel der Regelung ist es, den Versicherten zu rationalem, systemgerechtem Verhalten anzuhalten. Der Versicherte soll den Facharzt nicht direkt in Anspruch nehmen, sondern zunächst den Hausarzt aufsuchen, der zu entscheiden hat, ob und ggf. welche fachärztliche Weiterbehandlung medizinisch geboten ist. Es ist sachgerecht, eine Praxisgebühr nur dann zu erheben, wenn eine Facharztinanspruchnahme ohne fachärztliche oder hausärztliche Überweisung erfolgt." Da sowohl die Unionsparteien als auch die Fachärzte mit dieser Begründung nicht einverstanden waren, hieß es im endgültigen Gesetzentwurf nur noch lapidar: „Ziel der Regelung ist es, die Eigenverantwortung des Versicherten zu stärken." Das ist eine gängige Phrase, wenn keine sachlich-ökonomischen Gründe für Zuzahlungen geliefert werden können.

Die Bürger haben sich daran gewöhnt, dass GKV-Reformen stets mit erhöhten Zuzahlungen oder Leistungskürzungen verbunden sind. Aber noch nie war der Protest gegen solche zu Lasten der Patientinnen und Patienten gehenden Einschränkungen so heftig wie bei der Einführung der Praxisgebühr. Das hing weniger damit zusammen, dass es anfangs in vielen Arztpraxen und Notfallambulanzen von Krankenhäusern Unklarheiten darüber gab, wann die Praxisgebühr fällig ist und wann nicht. Diese Startschwierigkeiten waren bald ausgeräumt. Der Hauptgrund war, dass damit erstmals eine Art Eintrittsgeld im Gesundheitswesen erhoben wurde. Die Praxisgebühr ist die Abkehr von der Tradition der GKV, den Erstzugang zur medizinischen Versorgung ohne finanzielle Barrieren zu gewähren und das Arzt-Patient-Verhältnis möglichst frei von Geldzahlungen zu halten. Sie ist nicht nur eine Preiserhöhung wie z. B. bei Zuzahlungen für Arzneimittel, sondern zugleich eine Art Kulturbruch. Deshalb sind auch Vergleiche mit anderen Ländern wie Schweden nicht sachgerecht, die bei Arztkontakten schon seit Längerem eine Sondergebühr kennen. Dort ist der ärztlichen Behandlung ein System der Primärversorgung vorgeschaltet, das es bei uns nicht gibt. Von entsprechend ausgebildeten nicht-ärztlichen Gesundheitsberufen wird gebührenfrei geprüft, ob die Patienten überhaupt einer ärztlichen Untersuchung bzw. Behandlung bedürfen. Dadurch werden vor allem die Hausärzte von routinemäßig anfallenden Prozeduren entlastet, wie z. B. Blutdruckmessung und Blutzuckerkontrolle. Im deutschen Gesundheitssystem sind hingegen immer die Vertragsärzte die ersten Ansprechpartner, auch wenn es sich um Bagatellfälle handelt. Dies ist auch eine Erklärung dafür, dass, wie bereits erwähnt (S. 97), die Deutschen im internationalen Vergleich die höchste Zahl von Arztkontakten pro Jahr aufweisen.

Mittlerweile liegen repräsentative Daten über die Auswirkungen der Praxisgebühr auf das Versichertenverhalten vor. Der Gesundheitsmonitor der Bertelsmann Stiftung befragt seit dem Jahr 2002 regelmäßig Versicherte über die Häufigkeit ihrer Arztkontakte, seit 2004 auch über mögliche Verhaltensänderungen durch die Praxisgebühr. Dabei werden auch die Variablen Einkommenshöhe und Gesundheitszustand berücksichtigt. Dadurch erhält man wichtige Anhaltspunkte dafür, ob die Praxisgebühr

- die Zahl der Arztkontakte, insbesondere der Facharztbesuche, verringert;
- zu einer Verschiebung oder Verneidung von Arztbesuchen führt;
- schichtspezifische und vom Gesundheitszustand abhängige Wirkungen hat.

Tabelle 5.2 (S. 106) zeigt, dass nach der Einführung der Praxisgebühr im Jahre 2004 die Zahl der Arztkontakte bei den Allgemeinärzten kontinuierlich von 5,24 in 2003 auf 4,76 in 2007 gesunken ist. Interessant ist in dem Zusammenhang auch der relativ große Anstieg von 2002 auf 2003. Dahinter steckt der oben bereits als „Blüm-Bauch" (> S.23) bezeichnete Ankündigungseffekt von GKV-Reformen. Im letzten Quartal

2003 waren die Arztpraxen überfüllt, weil viele Versicherte in Erwartung der ab 2004 zu zahlenden Praxisgebühr ihren Medikamentenvorrat auffüllen wollten oder einen eigentlich erst für Anfang 2004 vorgesehenen Arztbesuch vorzogen. Alles in allem verhielten sich die Versicherten so, wie es der Gesetzgeber erwartet hatte. Zwar blieb der Anteil der Personen, die in den jeweils letzten 12 Monaten keinen Arzt aufgesucht hatten, konstant bei 2 bis 3 % der Befragten. Aber die Zahl der Arztkontakte ging ebenso zurück wie die Zahl der Facharztbesuche ohne Überweisung durch einen anderen Arzt. Während im Frühjahr 2003 noch gut 44 % der Befragten angaben, ohne Überweisung einen Facharzt aufgesucht zu haben, halbierte sich diese Quote bis 2007 auf knapp 20 %. Auf den ersten Blick scheint also die Praxisgebühr im Sinne ihrer Erfinder zu wirken, auch wenn die in 2007 wieder etwas zunehmenden Arztbesuche auf einen gewissen Gewöhnungseffekt hindeuten. Man kann es auch so bewerten, dass damit die Zahl der Arztkontakte auf einem wohl nicht mehr nennenswert weiter sinkenden Niveau angelangt ist.

Aber so einfach ist die Sache nicht. Schaut man sich die Daten näher an, kommt man zu einem anderen Bild, das die Moral-Hazard-Theorie eher widerlegt als bestätigt. Die Zahl der Arztkontakte sinkt nämlich vor allem bei Personen mit mehr als 10 Arztbesuchen pro Jahr. Machten 2003 die Mitglieder dieser Gruppe der „Hochfrequentierer" noch durchschnittlich 28,3 Arztbesuche, waren es 2006 nur noch 23,2. Zugleich stieg die Arztfrequenz bei der Gruppe mit 1 bis 4 Kontakten um etwa 10 %. Gerade den „Hochfrequentierern" bietet die Praxisgebühr aber überhaupt keinen Grund, weniger oft zum Arzt zu gehen. Ob sie dies einmal im Quartal oder jeden zweiten Tag machen, ist für sie in finanzieller Hinsicht egal. Gemäß dem Moral-Hazard-Theorem müssten sie sogar mehr Leistungen als zuvor abfordern, weil es sie ja keinen Cent mehr kostet und sich das Preis-Mengen-Verhältnis sogar günstiger gestaltet. Eigentlich müssten die „Geringfrequentierer", die maximal vier Mal pro Jahr zum Arzt gehen, einen viel höheren Anreiz haben, auf einen Arztbesuch zu verzichten. Aber genau in dieser Gruppe stieg die Zahl der Arztbesuche im Beobachtungszeitraum sogar um 10 %.

Die gleiche Verkehrung der Moral-Hazard-These zeigt sich, wenn man die Zahl der Arztkontakte nach subjektivem Gesundheitszustand betrachtet. Angenommen wird, dass die Selbstbeteiligung bei Versicherten mit ausgezeichnetem oder sehr gutem Gesundheitszustand, die also nicht unbedingt zum Arzt gehen müssten, eine Reduzierung der Arztkontakte zur Folge hat. Auch sollte demnach die Inanspruchnahme bei Versicherten mit einem weniger guten oder schlechten Gesundheitszustand nicht wesentlich sinken. Tabelle 5.3 aber zeigt, dass genau das im Zusammenhang mit der Praxisgebühr nicht passierte. Die Zahl der Arztkontakte ist im Jahr 2007 bei den Personen mit einem sehr guten bzw. ausgezeichneten Gesundheitszustand auf der gleichen Höhe wie 5 Jahre zuvor. Das gleich gilt für die Versicherten mit einem weniger guten bzw. schlechten Gesundheitszustand.

Tabelle 5.2: Zahl der Praxiskontakte je Versicherten *

Arztgruppe	2002	2003	2004	2005	2006	2007
Allgemeinarzt	5,41	5,24	5,38	5,14	4,97	4,76
Internist	4,26	4,60	4,21	3,89	3,29	3,52
Gynäkologe	2,43	2,41	2,32	2,40	1,98	2,16
Anderer Facharzt	4,14	4,72	3,89	4,18	3,89	4,16
Gesamt	9,53	9,84	8,71	8,67	8,33	8,43

* Gefragt wurde jeweils im Frühjahr des Jahres nach der Zahl der Arztkontakte in den vergangenen 12 Monaten (nur Personen mit mindesten 1 Arztkontakt)
  Quelle: Bertelsmann Gesundheitsmonitor (Reiners und Schnee)

Diese Befragungsergebnisse müssen für neoklassische Ökonomen, für die das Moral-
Hazard-Phänomen gleichsam konstitutiv für die soziale Krankenversicherung ist, ein
Rätsel sein. Sie unterliegen dabei nicht nur einer Fehleinschätzung des Patientenverhaltens; sie ignorieren zudem die zeitgleich ablaufenden Entwicklungen im Verhalten
von Ärzten und anderen Anbietern. Auch wenn dafür noch keine empirischen Unter-
suchungsergebnisse vorliegen, kann man davon ausgehen, dass die sinkende Zahl
von Arztkontakten der „Hochfrequentierer" auch im Zusammenhang mit den ein Jahr
nach den Praxisgebühr neu eingeführten Budgetregelungen und Honorarverteilungs-
mechanismen für die Vertragsärzte steht. Darauf verweist der außergewöhnlich starke Rückgang der Arztkontakte im Jahr 2005 bei Personen mit einem schlechten Gesundheitszustand. Zum 1. April 2005 wurden sog. „Regelleistungsvolumina" eingeführt, arztgruppenspezifische Grenzwerte, bis zu denen die von einer Arztpraxis
erbrachten Leistungen mit festen Punktwerten zu vergüten sind (> S. 171 ff.). Bei
Überschreitung dieses von den Krankenkassen und der Kassenärztlichen Vereinigung
auf Landesebene festgelegten Limits, werden die ärztlichen Leistungen mit degressi-
ven Punktwerten vergütet, d. h. je höher ein Arzt mit seinem Leistungsvolumen über
dem Grenzwert liegt, umso stärker sinkt sein Honorar für diese Behandlungen. Zwar
können z. B. bei einer hohen Zahl von schwer oder chronisch kranken Patienten
Praxisbesonderheiten geltend gemacht werden, die diesen Effekt wenn schon nicht
beseitigen, so doch abmildern. Aber das ist mit Papierkrieg und lästigen Streitereien
mit der KV verbunden, die sich die meisten Ärzte möglichst ersparen wollen. Stattdessen werden die Wiedereinbestellungen von Patienten reduziert oder aufs nächste
Quartal verschoben, die Zahl der neu aufgenommenen Patienten begrenzt und die der
abzurechnenden Fälle so gelenkt, dass die Budgetgrenzen möglichst punktgenau
getroffen werden. Für diese an den Regelleistungsvolumina orientierte Steuerung der
Leistungs- und Patientenströme gibt es bewährte Praxissoftware.

Tabelle 5.3: Zahl der Arztkontakte nach subjektivem Gesundheitszustand

Gesundheitszustand	2002	2003	2004	2005	2006	2007
ausgezeichnet	5,33	5,30	3,67	5,84	4,76	4,10
sehr gut	5,85	6,81	4,75	5,29	5,84	5,43
gut	8,91	8,40	7,35	7,40	7,70	7,35
weniger gut	14,77	16,37	15,78	15,20	13,20	14,49
schlecht	24,69	26,08	25,04	16,47	22,33	24,32

Quelle: siehe Tabelle 5.2

Diese Befragungsergebnisse müssen für neoklassische Ökonomen, für die das Moral-Hazard-Phänomen gleichsam konstitutiv für die soziale Krankenversicherung ist, ein Rätsel sein. Sie unterliegen dabei nicht nur einer Fehleinschätzung des Patientenverhaltens, ignorieren zudem die zeitgleich ablaufenden Entwicklungen im Verhalten gibt. In der Befragung berichteten von den Personen aus einem Haushalt mit einem Nettoeinkommen von über 5.000 Euro pro Monat

- 21 % wegen der Praxisgebühr Arztbesuche aufgeschoben zu haben;
- 11 % deshalb einen Arztbesuch vermieden zu haben; und
- 45 % sich von der Praxisgebühr gar nicht betroffen zu fühlen.

Bei Personen aus Haushalten mit einem Nettoeinkommen zwischen 500 und 999 Euro waren diese Anteile deutlich anders:

- 37 % haben einen Arztbesuch aufgeschoben;
- 26 % haben ihn vermieden; und
- 19 % fühlten sich nicht betroffen.

Von einer sozial verträglichen Wirkung der Praxisgebühr kann also kaum die Rede sein. Trotz der Härtefallregelungen nach § 62 SGB V, wonach die gesamten Zuzahlungen 2 %, bei chronisch Kranken 1 % des jährlichen Haushaltseinkommens nicht überschreiten sollen, sind die sozial schwachen Schichten deutlich stärker betroffen als die oberen Einkommensgruppen. Im Ergebnis hatte die Praxisgebühr keine rationale Steuerungswirkung. Selbstbeteiligungen können nur dann einen positiven allokativen Effekt haben, wenn sie den Versicherten die Wahl zwischen Angeboten mit in etwa gleichem Nutzen, aber unterschiedlichen Kosten lassen. Das gilt, wie Herbert Reichelt dargestellt hat, vor allem für Zuzahlungsregelungen bei Arzneimitteln. Er schlägt in seinem qualitätsorientierten Selbstbeteiligungsmodell eine Dreiteilung des Arzneimittelmarktes vor:

- Therapeutisch bewährte Präparate werden ohne Zuzahlungen der Patienten von

den Krankenkassen bezahlt.
- Therapeutisch umstrittene und mit hohen Risiken behaftete Präparate kommen auf die Negativliste der nicht von den Kassen erstatteten Medikamente.
- Über die Erstattung therapeutisch umstrittener und risikoarmer Präparate können Preisverhandlungen geführt werden. Sind die Hersteller nicht bereit, mit ihren Preisen unter das Niveau wirksamer Medikamente des gleichen Indikationsgebiets zu gehen, werden ihre Präparate mit einer Zuzahlung belegt.

Wahltarife: Königs- oder Holzweg?

Die Autoren des wohl meistgenutzten deutschsprachigen Lehrbuchs für Gesundheitsökonomie, F. Breyer et al., sehen in diesen empirischen Zusammenhängen aber kein grundsätzliches Problem der Selbstbeteiligung, sondern eher einen Anhaltspunkt für eine flexible Gestaltung von Wahltarifen. Die „optimale Höhe" der Selbstbeteiligung hänge entscheidend von den individuellen Erkrankungsrisiken und Präferenzen ab, die sich von Person zu Person unterschieden. Daher könne eine für alle verbindlich vorgeschriebene Versicherungsdeckung nicht wohlfahrtsmaximierend sein. Vielmehr solle der Gesetzgeber lediglich den Mindestumfang der Versicherungsdeckung festlegen, jedem Versicherten aber die Freiheit lassen, seinen Versicherungsschutz durch Zusatzverträge nach seinen Bedürfnissen aufzustocken. Den nahe liegenden Vorwurf, sie würden gravierende soziale Disparitäten in den gesundheitlichen Chancen und Risiken zu unterschiedlichen „Präferenzen" der Menschen verniedlichen, werden Breyer et al. zurückweisen. Sie würden ja einen Mindestumfang an Leistungen postulieren, der alle erforderlichen Basisleistungen enthalte und so die Benachteiligung chronisch Kranker bzw. sozial Schwacher verhindere. Dieses Konzept ist aber schon deshalb inkonsistent, weil ein verbindlicher Leistungskatalog für alle Versicherten einerseits abgelehnt, aber zugleich in Form eines nicht näher definierten Mindestumfangs der Versicherungsdeckung gefordert wird. Entweder wird dieser als das „medizinisch Notwendige" definiert; dann stößt diese Forderung insofern ins Leere, als die Leistungen der Krankenkassen gemäß § 12 SGB V das Maß des „Notwendigen" und „Zweckmäßigen" nicht überschreiten dürfen. Oder die Basisleistungen erfüllen dieses Kriterium nicht; dann bedeuten sie eine Diskriminierung sozial Schwacher und chronisch Kranker. Die entscheidende Frage, um die sich Breyer et al. herumdrücken, ist die nach der Definition der medizinischen Notwendigkeit von Diagnosen und Therapien bzw. nach einer Regelung, diese komplizierte Frage praxisgerecht zu beantworten. Welche Leistungen die Kriterien der medizinischen Notwendigkeit und Zweckmäßigkeit konkret erfüllen, wird nicht vom Gesetzgeber, sondern von einem Expertengremium bestimmt, dem Gemeinsame Bundesausschuss (> S. 85 ff.). Den Versicherten steht es frei, über diesen Rahmen hinausgehende Leistungen bei privaten Versicherungen abzusichern, die seit 2004 sogar mit den gesetzlichen Krankenkassen auf diesem Markt kooperieren können. Es gibt also bereits ein System von Mindest- und Zusatzleistungen, allerdings bis vor kurzem mit einer strikten Zuständigkeitstrennung zwischen GKV und PKV.

Diese ordnungspolitische Grenze hat das GKV-Wettbewerbsstärkungsgesetz gelockert. Es ermöglicht den Krankenkassen ab dem 1.4.2007, ihren Mitgliedern Tarife mit Selbstbehalten und Beitragsrückerstattung anzubieten. Eine solche Regelung kennt man seit über 10 Jahren in der Schweiz, allerdings verbindlich für alle Krankenversicherungen und nicht, wie in Deutschland, nur als eine „Kann"-Regelung. Die Versicherten haben die Wahl zwischen einer Vollversicherung mit einer Selbstbeteiligung von 10 % bzw. 230 Franken und Selbstbehalten, „Franchisen" genannt, in vier Stufen von 400, 600, 1.200 und 1.500 Franken. Nur etwa 10 % der Versicherten wählen die hohen Franchisen ab 600 Franken, während sich knapp 60 % für den Volltarif und weitere 30 % für die 400-Franken-Franchise entscheiden. Martin Schellhorn stellt in seiner Auswertung von Daten der repräsentativen schweizerischen Gesundheitsbefragung fest, dass eine durch den gewählten Tarif induzierte sparsamere Inanspruchnahme kaum festzustellen ist. Der Großteil der beobachteten Reduktion der Zahl der Arztkontakte sei auf Selbstselektion zurückzuführen. Nur gesündere Versicherte wählen höhere Franchisen. Insgesamt beinhaltet die Selbstselektion bei Wahltarifen die Gefahr von Mitnahmeeffekten, die per saldo die Finanzbasis der Krankenkassen schwächen, weil die sinkenden Beitragseinnahmen nicht durch entsprechend sinkende Ausgaben kompensiert werden. Diese Erfahrung hat man Anfang der 1990er Jahre auch in Deutschland in einem fünfjährigen Projekt bei fünf Betriebskrankenkassen und einer Landwirtschaftlichen Krankenkasse machen müssen. Eine Erprobungsregelung im § 65 SGB V sah damals vor, dass Krankenkassen in Modellversuchen ihren Versicherten bei Nichtinanspruchnahme von Leistungen Beitragsrückzahlungen von bis zu einem Monatsbeitrag zahlen können. Es zeigte sich eindeutig, dass dieses Modell vor allem für Gesunde attraktiv ist und den Krankenkassen keine Einsparungen brachte. Im Gegenteil, die entgangenen Einnahmen hatten ein Volumen von 0,2 Beitragssatzpunkten. Mit anderen Worten: Gesunde Versicherte werden von den Kranken quersubventioniert – eine Pervertierung des Solidaritätsprinzips.

Das konnte die CDU/CSU aber nicht davon abhalten, bei den Verhandlungen zur GKV-Reform 2007 die Einführung von Wahltarifen zum harten Verhandlungspunkt mit der SPD zu machen. Diese können die Krankenkassen ihren Versicherten seit April 2007 in Form von Beitragsrückgewähr bei Nicht-Inanspruchnahme oder Franchisen mit Selbstbehalt anbieten. Eingedenk der Erfahrungen der Modellprojekte in den 1990er Jahren wurde allerdings verfügt, dass die Genehmigung solcher Tarife durch die Aufsichtsbehörden daran gebunden ist, dass sie sich durch Einsparungen bei der Leistungsinanspruchnahme refinanzieren müssen und keine Quersubventionierung durch die anderen Versicherten stattfindet. Wie dies von den Aufsichtsbehörden effektiv überprüft werden kann, ist völlig unklar. Es gibt kein wirklich wirksames und gerichtsfestes Instrumentarium für diese Aufgabe, mit dem Ergebnis, dass den Aufsichtsbehörden kaum etwas Anderes übrig bleibt, als den von den Kassen vorgelegten Kalkulationen zu vertrauen. Die Kassen selbst stehen vor einem Blind-flug mit hohem Risiko. Rechnen sich nämlich die Wahltarife nicht, müssen sie mit der Einführung des Gesundheitsfonds ab 2009 über Zusatzbeiträge finanziert werden – eine für den Wettbewerb höchst unattraktive Angelegenheit. Die Wahltarife werden allerdings von den Versicherten nur sehr zögerlich angenommen, und die Kassen bewerben sie angesichts der damit verbundenen Risiken sehr zurückhaltend. Ende August 2007 schätzte der DAK-Chef Herbert Rebscher die Zahl der Verträge mit Wahltarif auf zwischen 30.000 und 50.000, was einem Marktanteil von noch nicht einmal 0,1 % entspricht. Den Politikern, die diese Wahltarifregelung durchsetzten, geht es auch gar nicht um irgendwelche Kostendämpfungseffekte oder eine Stabili-sierung der GKV-Finanzen. Sie machen keinen Hehl daraus, dass sie einen System-wechsel hin zu einer privaten Pflichtversicherung (> S. 125 ff.) anstreben, bei dem der Wahltarif ein erster Schritt sein soll, koste es, was es wolle.

Von einer anderen, in den Medien mit einiger Sympathie bedachten Maßnahme haben die Gesundheitspolitiker der großen Koalition Abstand genommen: der Über-führung von Unfallfolgekosten aus der Leistungspflicht der GKV in eine eigenstän-dige Versicherung. Ein solcher Schritt scheint zunächst plausibel, zumal in Fällen von Fremdverschulden bei einem Verkehrsunfall seit jeher die Haftpflichtversiche-rung des Unfallverursachers für die anfallenden medizinischen Behandlungskosten aufkommen muss. Die Sache ist jedoch nicht so einfach, wie sie aussieht. Ob eine Erkrankung persönliche Ursachen hat oder die Spätfolge einer Unfallverletzung ist, ist im Einzelfall nicht immer eindeutig zu klären und eher ein Henne-Ei-Problem. Um die daraus leicht entstehenden Verwaltungs- und Gerichtskosten zu vermeiden, haben sich die Haftpflichtversicherungen und die Krankenkassen in der Schadensab-wicklung von Verkehrsunfällen auf ein pragmatisches Verfahren geeinigt, in dem die Kosten für die Behandlung von Verkehrsunfallopfern pauschal geteilt werden. Wür-den die Krankenkassen gezwungen, einen eigenen Versicherungszweig für Haus- und Freizeitunfälle zu etablieren, würde das zu großen Problemen beim Schadens-ausgleichs und zu einer Flut von Sozialgerichtsprozessen führen. Sozialrechtler war-nten deshalb vor einer Trennung in Kranken- und Unfallversicherung, die eher für Verwirrung als für Klarheit sorgen würde. Hinzu kamen Proteste von Sportverbän-den, die anführten, es sei unlogisch, einerseits die Bürger zu mehr sportlicher Betäti-gung aufzufordern, sie aber zugleich mit einer privaten Zusatzversicherung für die damit verbundenen Verletzungsrisiken zu belasten. Diese auf die Vermeidung unsin-niger Streitkosten und anderer externer Effekte abzielenden Argumente gegen eine Einführung des Verschuldensprinzips in die GKV haben sich schließlich durchge-setzt.

Führt Kostenerstattung zu Kostenbewusstsein?

Zu den regelmäßigen Diskussionspunkten von Gesundheitsreformprojekten gehört die Forderung nach der Abschaffung des in der GKV grundsätzlich üblichen Sachleistungs- durch das Kostenerstattungsprinzip. Sie unterscheiden sich rein technisch in ihren unterschiedlichen Zahlungsströmen. Beim Sachleistungsprinzip bleiben die Patienten von den zwischen Krankenkassen und den Leistungserbringern laufenden Geldflüssen unberührt. Krankenhäuser, Ärzte und Apotheken rechnen direkt mit den Krankenkassen bzw. Kassenärztlichen Vereinigungen ab. Die Patienten geben, um diese Zahlungen auszulösen, nur ihre Chipkarte ab. Beim Kostenerstattungsprinzip hingegen stellen die Leistungserbringer den Patienten eine Rechnung aus, die von diesen beglichen und bei ihrer Krankenversicherung zur Erstattung eingereicht wird. Seit jeher wird dieses Instrument als Teil einer Gesundheitspädagogik propagiert, die auf die heilende Kraft von finanziellen Anreizen setzt. Sie unterstellt, dass das Geld für die Menschen ein höheres Gut ist als die eigene Gesundheit. Die Sozialenquete-Kommission führte 1966 das auch heute noch übliche Argument für die Kostenerstattung an: „Der Patient erfährt, was die Heilung seiner Krankheit kostet. Er wird zu der Einsicht in die Logik des Versicherungsprinzips erzogen; er erkennt, daß er dazu beiträgt, den Versicherungsschutz (in Form höherer Beiträge) zu verteuern, wenn er Versicherungsleistungen ohne zwingenden Grund oder fahrlässig in Anspruch nimmt." Diese Gedankenkette, wo sich aus der direkten Zahlungsbeziehung zwischen Ärzten und Patienten mehr Transparenz bzw. Kostenbewusstsein und daraus eine effizientere Inanspruchnahme von Leistungen ergibt, lässt sich weder theoretisch noch empirisch begründen. Das gilt erst recht dann, wenn man, wie fast alle Verfechter der Kostenerstattung, vom oben skizzierten Moral Hazard-Verhalten der Versicherten ausgeht. Diese Theorie unterstellt ja, dass der Versicherte schon allein deshalb Leistungen in Anspruch nimmt, weil ihn die dadurch verursachten Zusatzkosten wegen des Umlagesystems nicht spürbar treffen, sondern auf die Versichertengemeinschaft überwälzt werden. Aus dieser Sicht besteht überhaupt kein Anlass zu der Vermutung, die Kenntnis der Kostenhöhe würde zu sparsamerem Verhalten anleiten. Im Gegenteil, folgt man der Moral-Hazard-Theorie, müsste das sogar eher eine Steigerung der Inanspruchnahme zur Folge haben, schon weil die Patienten mangels anderer Maßstäbe im Gesundheitswesen dazu neigen, gerade die teuerste Leistung für die beste zu halten. Wenn also Politiker wie der oben zitierte Dieter Thomae einerseits Moral Hazard zur theoretischen Grundlage ihres gesundheitspolitischen Konzepts machen, andererseits aber auch entschiedene Anhänger der Kostenerstattung sind, dann passt das eigentlich nicht zusammen.

Empirische Überprüfungen geben der These, dass Kostenerstattung im Vergleich zum Sachleistungsprinzip zu einem wirtschaftlicheren Verhalten der Versicherten beiträgt, auch keine positive Bestätigung:

- In der PKV gilt das Kostenerstattungsprinzip. Die Steigerungsrate der Behandlungsausgaben war zwischen 1995 und 2004 in der PKV mit 48 % fast drei Mal so hoch wie in der GKV (18 %; > S. 121 f.).

- In einer Studie im Auftrag des damals für die GKV zuständigen Bundesarbeits-ministeriums stellten Schneider und Vetterle 1985 zwar fest, dass Kostenerstat-tung zu höherer Kostenkenntnis führt; alles andere wäre auch verwunderlich. Sie mussten aber zugleich konstatieren, dass Kosten*kenntnis* nicht mit Kosten*trans-parenz* gleichzusetzen ist. Die Versicherten mit Kostenerstattung hatten in der Regel große Probleme, die Arztrechnung zu verstehen. Wenn schon Ärzte gele-gentlich Mühe haben, die Gebührenordnungen korrekt anzuwenden und sich deshalb entsprechende Software zulegen, wie sollen dann die Patientinnen und Patienten Licht in dieses Dunkel bringen können?
- In der Auswertung einer Erprobungsregelung der IKK Mettmann zur Kostenerstattung kamen Jacobs und Reschke 1993 zu dem Schluss, dass die Kostenerstattung als eigenständiges Instrument, d. h. ohne Verknüpfung mit Wahltarifen oder Zuzahlungen überhaupt keine Wirkung zeigt. Diese Gewissheit hatte der Gesundheitsökonom Frank Münnich bereits 1984, als er das Vertrauen in verhaltenssteuernde Effekte der Kostenerstattung als „nutzlose Augenwischerei" bezeichnete.

Die Kostenerstattung hat nicht nur keine messbaren Auswirkungen auf das Kosten-bewusstsein der Versicherten. Sie ist auch mit erheblichem bürokratischem Mehr-aufwand verbunden. Die Höhe dieser Kosten lässt sich anhand eines einjährigen Modellversuches in Rheinland-Pfalz zur Einführung einer Patientenquittung zumin-dest erahnen. Eine Auswertung dieses Projekts durch das Zentralinstitut für die kas-senärztliche Versorgung (ZI) kommt zu dem Ergebnis, dass bei der Patientenquittung Kosten von zwischen 1,57 und 3,11 Euro je Quittung anfallen. Bei einer bundeswei-ten Einführung wären es geschätzten 500 Mio. Fälle pro Jahr, was auf Gesamtkosten zwischen 784,8 Mio. und 1.557,7 Mio. Euro hinausläuft. Die Kostenerstattung käme mit Sicherheit noch teurer, da sie mit etlichen Mahnverfahren und auch nicht ein-bringbaren Forderungen verbunden ist. Wenn Ärztefunktionäre dennoch an der Kos-tenerstattung festhalten, ist das nur vor dem Hintergrund verständlich, dass Ärzte es mit der Kostenerstattung erheblich leichter haben, ihren Patienten privat abzurech-nende, von der Kasse nicht erstattete Zusatzleistungen („IGeL", > S. 87 ff.) anzudie-nen. Sie sagen zwar, das diene der Transparenz, haben aber klar die Zahlungsfähig-keit ihrer Patienten im Blick. Das streift zwar schon mal die Grenze zum unethischen Verhalten, erhöht aber den Umsatz, was ja in unserer Gesellschaft nicht verboten ist. Wenn aber Politiker und Journalisten dieses Instrument immer wieder als Patentre-zept zur Kostentransparenz- und -ersparnis hervorkramen, ist das nur als Ausdruck eines ideologischen Tunnelblicks zu verstehen.

Volkssport „Blaumachen"?

Die Ideologie von der Vollkaskomentalität der Versicherten unterstellt nicht nur, dass finanzielle Sanktionen bzw. Anreize die Leistungsinanspruchnahme auf das medizinisch notwendige Maß reduzieren können; ihnen wird auch segensreicher Einfluss auf eine gesundheitsgerechte Lebensführung angedichtet. Vor allem der Lohnfortzahlung im Krankheitsfall wird seit jeher ein Moral Hazard-Effekt in Form von „Krankfeiern" nachgesagt. Wenn man hier Leistungen kürze, habe das nicht nur eine Senkung der Lohnkosten zur Folge. Es würde die Arbeitnehmer auch Anreize zu einer gesünderen Lebensweise geben. Das behaupten nicht nur Arbeitgeberfunktionäre, sondern auch Ökonomen wie Alfred Boss. Dies scheint sich auf den ersten Blick in den Arbeitsunfähigkeits-Statistiken der Krankenkassen zumindest indirekt zu bestätigen, die einen Zusammenhang von Arbeitsmarktlage und Zahl der AU-Fälle signalisieren. Krankenkassendaten zeigen, dass in allen Branchen der Krankenstand zwischen 1993 und 2006 kontinuierlich sank, z. B. im Handel von 5,4 auf 3,6 % und im Verarbeitenden Gewerbe von 6,1 auf 4,5 %. Insbesondere in den durch steigende Arbeitslosenzahlen gekennzeichneten Jahren nach 2000 nahm die AU-Häufigkeit ab. Allein von 2003 auf 2004 sank die Zahl der Krankmeldung der AOK-Versicherten um 8,9 %. Es liegt nahe, dahinter einen Zusammenhang mit der Angst vor Arbeitplatzverlust zu vermuten.

Dieser Rückgang der AU-Fälle sagt aber überhaupt nichts über die damit verbundenen gesundheitliche Verfassung der Beschäftigten und die Frage aus, ob es sich einen Rückgang von missbräuchlichem „Krankfeiern" handelt. Die Krankenkassendaten lassen eher vermuten, dass Arbeitnehmer sich vermehrt bei kleineren Erkrankungen wie z. B. einem grippalen Infekt ins Büro oder in die Fabrik schleppen, anstatt sich zu Hause auszukurieren. Auf jeden Fall geben sie nichts für den Beleg eines massenhaften Drückens vor der Arbeit her:

- Der Anteil von Kurzzeitfällen von ein bis drei Tagen, die am ehesten als Indikator fürs „Blaumachen" gelten können, an den AU-Tagen lag 2007 bei nur 6,1 %. Der Fehlzeitenreport 2008 der AOK (Heyde et al.) zieht daraus den Schluss, dass von Maßnahmen, die auf eine Reduzierung der Kurzzeitfälle abzielen, „kein durchgreifender Effekt auf den Krankenstand zu erwarten [ist]."
- Die Auswertung von Daten einer großen Ersatzkasse zeigt, dass etwa zwei Drittel der AU-Fälle Versicherte in 7 Jahren sich nicht häufiger als im Schnitt einmal pro Jahr krank meldeten. Nur 3,9 % der AU-Fälle hatten mehr als 21 Krankschreibungen in diesem Zeitraum, von denen zwei Drittel chronisch oder schwer krank waren. Insgesamt kommt die Studie zu dem Schluss, dass nur 1,6 % der AU-Fälle überhaupt die Vermutung zulassen, dass es sich vielleicht um „Blaumacherei" handeln könnte, aber nicht muss.
- 2006 entfiel knapp die Hälfte aller AU-Tage der AOK-Mitglieder auf nur 7,7 % der AU-Fälle, die eine Dauer von mehr als 4 Wochen hatten. Besonders zu Buche schlagen die Langzeitfälle von mehr als 6 Wochen, also Fälle, die in der Re-

gel der Medizinische Dienst der Krankenkassen sorgfältig unter die Lupe nimmt. Sie stellen nur 4,3 % der AU-Fälle, aber knapp 39,3 % des AU-Volumens.

Die u. a. von der Sozialenquête-Kommission unterstellte positive Wirkung von Arbeitsplatzunsicherheit auf den Gesundheitszustand bzw. die Bereitschaft, sich gesundheitsgerecht zu verhalten, ist reine Ideologie. Internationalen Studien wie die von Ferrie zeigen eher das Gegenteil, nämlich eine gesundheitsschädigende Wirkung. Sie belegen einen Kausalzusammenhang zwischen Arbeitsplatzunsicherheit und psychischen Erkrankungen, geben deutliche Hinweise für eine Verbindung mit einer Zunahme von ischämischen Herzkrankheiten und nicht tödlichen Herzinfarkten, insbesondere bei Frauen. Auch gibt es Anhaltpunkte dafür, dass der Wechsel von einem befristeten zu einem unbefristeten Arbeitsverhältnis das Sterberisiko erheblich senkt. Auf jeden Fall hat die Angst vorm Verlust des Arbeitsplatzes eine eher gesundheitsgefährdende Wirkung.

Fazit: Selbstbeteiligung und Wahltarife ohne sinnvolle Steuerungswirkung

Die Behauptung, ohne Zuzahlungen bzw. Selbstbehalte hätten die Krankenversicherten keinen Anreiz, die Erkrankungswahrscheinlichkeit und die Höhe der Leistungen zu beeinflussen, ist ohne empirische Evidenz. Annahmen zum allgemeinen Konsumentenverhalten aus der mikroökonomischen Theorie werden bedenkenlos auf das Gesundheitswesen übertragen, ohne zu fragen, ob denn finanzielle Anreize bei Versicherten und Patienten überhaupt die behauptete Wirkung haben können. Jens Holst zeigt in seiner umfangreichen Bestandsaufnahme der internationalen Literatur zur Kostenbeteiligung der Patienten, dass die meisten Untersuchungen, die in diesem Instrument einen Zuwachs an sozialer Gerechtigkeit und einen Wohlfahrtsgewinn für alle Bürger sehen, „auf einer atemberaubenden Menge und Dichte von Annahmen und Vereinfachungen" beruhen. So wird zumeist unterstellt, das Erkrankungsrisiko sei über die gesamte Bevölkerung gleich verteilt. Außerdem beziehen sich entsprechende Modelle gerne auf Krankheiten, die zu einem kalkulierbaren Preis vollständig heilbar sind, also das Gesundheitswesen mit einer Autoreparaturwerkstatt gleichsetzen. Letzteres ist schon angesichts der Dominanz von chronischen, d.h. ex definitione nicht heilbaren, sondern nur zu lindernden Krankheiten, Unsinn. Gesundheitsgerechtes Verhalten hängt zudem nicht von finanziellen Anreizen ab, die faktisch den Charakter von Bestrafungen ohne wirkliche gesundheitliche Effekte haben. Die Chancen, gesund zu bleiben und Krankheiten zu bewältigen, sind von zwei Faktoren abhängig, die vom Individuum gar nicht oder nur in sehr geringem Maß zu beeinflussen sind: den genetischen Anlagen und den sozialen Chancen. Nicht alle Kettenraucher haben eine unterdurchschnittliche Lebenserwartung, wie die Beispiele Helmut Schmidt und

Winston Churchill zeigen. In der Sozialmedizin und der Medizinsoziologie ist kaum ein anderer Zusammenhang so gut empirisch belegt wie der zwischen sozialer Lage und Gesundheitszustand. Die Gesundheitsberichterstattung des Bundes stellt fest (RKI 2006): „Leiden wie Schlaganfall, chronische Bronchitis, Schwindel, Rückenschmerzen und Depressionen sind in den unteren sozialen Schichten sowohl bei Frauen wie Männern häufiger als in der oberen Schicht." Hagen Kühn kann in seiner Bestandaufnahme der Präventionspolitik in den USA sogar zeigen, dass dieselben Maßnahmen zur Gesundheitsförderung schichtspezifisch unterschiedliche Effekte haben. Programme, die bei Mittel- und Oberschichten erfolgreich sind, versagen bei sozial unterprivilegierten Bevölkerungsgruppen. Nicht von ungefähr empfiehlt daher die Weltgesundheitsorganisation in der Gesundheitsförderung sogenannte Setting-Ansätze, d. h. Programme, die vom jeweiligen sozialen Umfeld der Menschen ausgehen.

Vor diesem Hintergrund sind finanzielle Anreize für gesundheitsgerechtes Verhalten eine schlechte Gesundheitspädagogik. Ein Raucher z. B. hat einen hinreichenden finanziellen Anreiz schon dadurch, dass er seinem Laster abschwört und so 120 Euro und mehr im Monat einsparen kann. Da bedarf es keiner zusätzlichen Bonuszahlungen der Krankenkassen fürs Nichtrauchen. Auch die mit dem GKV-WSG 2007 eingeführte Regelung ist überflüssig, wonach für Versicherte, die regelmäßige Früherkennungsuntersuchungen nachweisen können, sich die Belastungsgrenze bei Zuzahlungen von 2 auf 1 % des Haushaltseinkommens verringert (§ 62 SGB V). Angesichts der eher dünnen empirischen Belege für den Nutzen einiger Formen von Vorsorgeuntersuchungen hat sich der vom Gesetzgeber mit der Umsetzung dieser allgemeinen Regelung beauftragte Gemeinsame Bundesausschuss entschlossen, diesen Bonus nicht von der tatsächlichen Inanspruchnahme einer Vorsorgeuntersuchung abhängig zu machen, sondern von einem beratenden Gespräch mit dem Arzt über deren Vorteile und Risiken.

Es zeigt sich also, dass die Forderung nach höherer Selbstbeteiligung in der GKV zwei zentrale Mängel hat:

- Die Selbstbeteilung hat nachweislich bei den sozial schwächeren Bevölkerungsgruppen eine stärkere Wirkung auf die Inanspruchnahme als bei besser Verdienenden, was zu gesundheitlich problematischen Konsequenzen führen kann. Die Inanspruchnahme medizinischer Leistungen hängt wesentlich von der sozialen Lage der Menschen und den damit verbundenen gesundheitlichen Risiken und finanziellen Möglichkeiten ab.
- Die Bedeutung der individuellen Nachfragefunktionen für die Steuerung des Gesundheitswesens wird erheblich überschätzt. Untersuchungen aus den USA zeigen, dass Versicherte mit hoher Selbstbeteiligung bzw. geringem Versicherungsschutz länger als andere überhaupt keinen Arzt aufsuchen. Wenn dieser Arztkontakt allerdings erfolgt, hängt der Leistungsumfang kaum vom Umfang der Versicherung ab, sondern wird von den Ärzten bestimmt.

Finanzielle Anreize wirken nur bei denen, die auch ein wirtschaftliches Interesse haben: den Leistungserbringern. Patientinnen und Patienten wollen wieder gesund werden oder zumindest mit ihrem Leiden ein möglichst normales Leben führen können. Ärzte, Krankenhäuser und Apotheken hingegen verdienen damit ihr Geld. Das sind zwei völlig verschiedene Grundlagen für die Wirkung von finanziellen Anreizen. Alles in allem bestätigt die empirische Forschung der letzten 30 Jahre in ihrer Essenz die bereits 1980 von Ulrich Geißler, dem damaligen Leiter des Wissenschaftlichen Instituts der AOK (WIdO), gemachte Feststellung:

1. Geringe Kostenbeteiligungen haben außer dem statistischen Entlastungseffekt für die GKV keine nennenswerten Wirkungen auf die Inanspruchnahme.
2. Hohe Kostenbeteiligungen können zwar kurzfristig die Ausgaben senken, haben aber problematische gesundheitliche und verteilungspolitische Effekte.
3. Die Kostenbeteiligung setzt am Patienten an, obgleich die Kostenexpansion primär von Kostenfaktoren getragen wird, die dem Sachverstand und Einfluss der Patienten nur begrenzt zugänglich sind.

Mit anderen Worten: Die Selbstbeteiligung dient nicht einer effektiven Steuerung der Ressourcen im Gesundheitswesen, sondern sind ein zu Lasten der Kranken gehendes Finanzierungsinstrument.

Empfohlene Literatur

Heyde, K., Macco, K. und Vetter, C. (2008): Krankheitsbedingte Fehlzeiten in der deutschen Wirtschaft im Jahr 2007. Badura, B., Schröder, H. und Vetter, C. (Hrsg.): Fehlzeitenreport 2008: Betriebliches Gesundheitsmanagement: Kosten und Nutzen. Heidelberg:: Springer Medizin, 205- 453

Holst, J. (2008): Kostenbeteiligung für Patienten – Reformansatz ohne Evidenz. Theoretische Betrachtungen und empirische Befunde. WZB Discussion Papers SP I 2008-305. http://bibliothek.wzb.eu/pdf/2008/i08-305.pdf 304. ISSN 1860-8884

Klose J. und Schellschmidt, H. (2001): Finanzierung und Leistungen der Gesetzlichen Krankenversicherung. Einnahmen- und ausgabenbezogene Gestaltungsvorschläge im Überblick. Bonn: WIdO-Materialien 45

Pfaff, M. und Busch, S. (1997): Kostenerstattung, Beitragsrückerstattung, erhöhte Selbstbeteiligung. Wem nutzen und wen belasten kassenspezifische Wahltarife? Arbeits- und Sozialpolitik 51 (11-12), 19-24

Pauly, M. V. (1968): The Economics of Moral Hazard: Comment. American Economic Review 58 (4), 531-537

Rice, T. (2004): Stichwort: Gesundheitsökonomie. Bonn: Kompart, 122-149

Mythos 6:
Die gesetzliche Krankenversicherung ohne solide Finanzierung

Wenn in den Medien über den Zustand der GKV-Finanzen berichtet wird, werden gerne Bezeichnungen wie „marode", „pleite" oder „chronisch defizitär" verwendet, die den Eindruck erwecken, die GKV sei ein Fall für den Konkursrichter. Die Finanzierung der GKV, so die von weiten Teilen der Politik und Publizistik verbreitete Behauptung, befinde sich in einer systembedingten Krise. Die Einnahmen und Ausgaben der GKV hätten sich in den vergangenen 30 Jahre scherenförmig auseinander entwickelt mit der zwangsläufigen Folge, dass die Beitragssätze der Krankenkassen stärker gestiegen seien als die volkswirtschaftliche Wertschöpfung. Das belaste die Wirtschaft und verringere das verfügbare Einkommen der Arbeitnehmer. Der ab 2009 eingeführte Gesundheitsfonds sei keine Lösung dieses Problems, sondern werde es mit seiner staatlichen Regulierungswut nur noch verschärfen. Man solle endlich einsehen, dass die einkommensbezogene Umlagefinanzierung der GKV am Ende ist. Dieses vor 125 Jahren von Bismarck eingeführte Beitragssystem sei nicht mehr zeitgemäß und müsse durch zumindest teilweise risikoabhängige Prämien oder gleiche Pauschalbeträge für alle Versicherten abgelöst werden. In den Niederlanden und der Schweiz habe man gezeigt, wie so etwas geht.

Keine Frage, die Krankenkassen haben eine schwache Finanzierungsbasis. Ihre Beitragssätze steigen nicht wegen wachsender Ausgaben, sondern als Folge relativ sinkender Einnahmen (> S. 21 ff.). Darüber lässt sich nicht streiten, das ist eine Tatsache. Jedoch wird die Diskussion darüber, wie man dieses Problem bewältigen kann, in einer die Bürger eher verwirrenden als erhellenden Weise geführt. Seit etwa sechs Jahren wurden sie in mehreren Wellen mit einer Flut an Vorschlägen zur ordnungspolitischen Neuorientierung der GKV-Finanzierung überschüttet. Nach dem Motto „Wenn man nicht mehr weiter weiß, dann gründet man 'nen Arbeitskreis" wurden diverse Expertengruppen berufen, die der Politik entsprechende Vorschläge machen sollten. Den Auftakt machte 2003 die von der rot-grünen Bundesregierung eingesetzte Rürup-Kommission, die sich Gedanken zur Reform der Sozialversicherung insgesamt machen sollte. Daraufhin bildete die CDU/CSU ihrerseits mit gleichem Auftrag eine vom Unternehmensberater McKinsey organisierte Kommission, der Altbundespräsident Roman Herzog seinen Namen lieh. Parallel dazu richteten die SPD und die Grünen eigene Arbeitsgruppen zur Reform der Krankenversicherung ein. Das rief auch andere Verbände, Organisationen und ideologische Apparate auf den Plan, die ihrerseits Beratungsinstitute, Ökonomen und Juristen mit der Abfassung zahlreicher Gutachten und Memoranden beauftragten. Zu mehr Klarheit über die Zukunft der GKV führten die von diesen Kommissionen und AGs produzierten Berichte nicht. Allein die Rürup-Kommission wartete mit zwei Haupt- und sechs Minderheitenvoten auf. Aus dem Konvolut der in den letzten Jahren in die Diskussion gebrachten Vorschläge zur ordnungspolitischen Neuordnung der GKV lassen sich drei verschiedene Generallinien herausfiltern:

- eine *private Krankenversicherung für alle* mit Versicherungspflicht, Kontrahierungszwang, risikobezogenen Prämien und einem ebenfalls steuerfinanzierten Sozialausgleich;
- eine durch *Kopfpauschalen* finanzierte allgemeine Krankenversicherung mit einem steuerfinanzierten Sozialausgleich;
- eine *Bürgerversicherung* für alle Einwohner mit einer einkommensbezogenen solidarischen Beitragsfinanzierung.

Alle Modelle nehmen für sich in Anspruch, eine flächendeckende medizinische Versorgung für alle Bürger unabhängig von deren individueller Zahlungsfähigkeit und zu bezahlbaren Beiträgen zu gewährleisten. Daraus ergibt sich auch der Maßstab, an dem diese Modelle zu messen sind. Konkret gefragt: Welches Konzept ist am ehesten in der Lage, eine gute medizinische Versorgung für alle Bürger zu vertretbaren finanziellen Belastungen bei Wahrung sozialer Chancengleichheit zu gewährleisten? Gemessen an diesem Kriterium hat die solidarische Beitragsfinanzierung klare Vorteile. Dafür sprechen nicht nur soziale, sondern auch ökonomische Gründe, die auf den folgenden Seiten näher beleuchtet werden. Es kann gezeigt werden, dass

- die Privatisierung von Gesundheitsrisiken die medizinische Versorgung teurer macht und eine progressive Subventionierung aus dem Staatshaushalt provoziert;
- letzteren Effekt auch die Umstellung von einkommensbezogenen Beiträgen auf einheitliche Kopfprämien hätte, die zudem die mittleren Einkommensgruppen belasten und gut verdienende Schichten bevorzugen würde;
- nicht die solidarische Beitragsfinanzierung an sich das Problem ist, sondern deren Beschränkung auf untere und mittlere Einkommensschichten;
- genau hier auch der eigentliche Schwachpunkt des 2009 eingeführten Gesundheitsfonds liegt und nicht in dessen als „morbide Staatsbürokratie" denunzierten Verteilungsmechanismen.

Die Systemalternative: Privat statt Kasse

Eine der wesentlichen Ursachen der Finanzkrise der GKV und zugleich das größte Hindernis für eine grundlegende Lösung dieses Problems ist die Spaltung des deutschen Krankenversicherungsmarktes in PKV und GKV mit exakt abgegrenzten Claims. In der GKV sind gegenwärtig 90 % der Bevölkerung abgesichert, 10 % haben eine Vollversicherung bei einer der etwa 50 privaten Krankenversicherungen. Nur knapp 200.000 Personen waren 2007 nach Angaben des Statistischen Bundesamtes ohne jeden Krankenversicherungsschutz. Gut die Hälfte der PKV-Mitglieder sind Beamte mit einem Beihilfeanspruch an den Staat [14]; die Anderen sind Selbstständige und mit ihrem Einkommen über der Versicherungspflichtgrenze liegende Arbeitnehmer. Die wichtigsten Unterschiede zwischen der GKV und der PKV-Vollversicherung sind in Tabelle 6.1 aufgelistet. Ein solches Nebeneinander von GKV und PKV gibt es außer in Deutschland nur in den USA, wo die soziale Krankenversicherung sich auf Rentner (Medicare) und Sozialhilfeempfänger (Medicaid) beschränkt. In den anderen europäischen Ländern sind private Vollversicherungen so gut wie unbekannt. Dort beschränken sich die privaten Versicherungsunternehmen auf die Zusatzversicherung. In Japan verwehrt man ihnen sogar dieses Geschäft, das in Deutschland nur ein Zubrot zur Vollversicherung ist. [15]

Die Segmentierung der Krankenversicherung in PKV und GKV wird meist aus einer sozialen bzw. ethischen Perspektive kritisiert. Sie sei die Grundlage für eine Zwei-Klassen-Medizin, in der PKV-Versicherte eine bessere medizinische Versorgung genießen als die Kassenpatienten. Dieser empirisch belegte Sachverhalt ist aber auch in ökonomischer Hinsicht fragwürdig. Im seinem Jahresgutachten 2004/2005 stellt der Wirtschafts-Sachverständigenrat (SVR-W) fest, „dass sowohl in allokativer als auch in distributiver Hinsicht eine Pflichtversicherungsgrenze und die damit verbundene Segmentierung des Krankenversicherungsmarktes ökonomisch nicht begründbar ist". In seinem Gutachten 2008/09 hat er diese Auffassung noch einmal bekräftigt. Es gibt keinen sachlichen Grund dafür, dass versicherungspflichtige Arbeiter und Angestellte bei einem ab 2009 geltenden allgemeinen Beitragssatz von 15,5 % an die Krankenkasse 8,2 % ihres Lohnes anteilig abführen müssen, während freiwillig in der GKV versicherte leitende Angestellte mit einem Monatseinkommen von 10.000 Euro für die gleichen Leistungen bei einer Beitragsbemessungsgrenze (BBG) von 3.600 Euro nur umgerechnet 2,95 % ihres Bruttogehaltes zu zahlen haben. Es hat auch nicht einen Schimmer von ökonomischer Rationalität und Leistungsgerechtigkeit, dass die Behandlung der Diabetes mellitus eines Maurers nach einer anderen Gebührenordnung vergütet wird als der eines Richters oder Rechtsanwalts. Befürworter dieses auf überholten Privilegien bestimmter Berufsstände beruhenden Systems behaupten, solche Unterschiede förderten den Wettbewerb. Außerdem gäbe es ja auch bei der Bahn und in Flugzeugen Tickets erster und zweiter Klasse. Ebenso gut könnte man das Drei-Klassen-Wahlrecht der Kaiserzeit als lupenreine Demokratie preisen.

---

[14] Für aktive Beamte trägt die Beihilfe maximal 50 %, für Pensionäre sowie nicht erwerbstätige Ehegatten 70 und für Kinder 80 % der Behandlungskosten.
[15] Die PKV hat in Deutschland gut 17 Mio. Verträge über Wahlleistungen (Ein- oder Zwei-Bett-Zimmer im Krankenhaus, Chefarzt-Behandlung, Krankentagegeld usw.) oder Zusatzversicherungen auch für GKV-Mitglieder (z.B. Zahnbehandlung). Auf diesem Geschäftsfeld dürfen GKV und PKV seit 2004 zusammenarbeiten.

Tabelle 6.1: Systemprägende Merkmale von GKV und PKV

Merkmale	GKV	PKV
Ordnungspolitische Grundlage	Versicherungspflicht für Arbeitnehmer bis zu einer Einkommensgrenze, Solidarprinzip.	Freiwillige Versicherung von Selbständigen und Arbeitnehmern über der Versicherungspflichtgrenze, Individualprinzip.
Versichertenkreis	Versicherungspflichtige Personen (§ 8 SGB V), mitversicherte Familienangehörige (§ 10 SGB V), freiwillig Versichert (§ 9 SGB V).	Selbständige, Arbeitnehmer mit Einkommen über der Versicherungspflichtgrenze Beihilfeberechtigte (Beamte).
Beitragskalkulation	Einkommensabhängige Beiträge mit Beitragsbemessungsgrenze.	Risikoäquivalente Prämien
Beziehung zum Versicherten	Kontrahierungszwang	Kein Kontrahierungszwang
Leistungen	Einheitliche Vollversicherung für alle Mitglieder. Wahlleistungen möglich.	Umfang des Versicherungsschutzes jeweils wählbar.
Form der Leistungsgewährung	Zumeist Sachleistungen	Kostenerstattung
Steuerung	Primär angebotsseitig über Vertragsbeziehungen mit den Leistungserbringern	Nachfrageseitig über Selbstbehalte usw.
Festlegung der Leistungen	Öffentlich-rechtlich auf gesetzlicher Basis	Privatrechtlich vereinbarte Leistungen
Rechtsform des Versicherers	Körperschaft des öffentlichen Rechts	Kapitalgesellschaften, Versicherungsvereine auf Gegenseitigkeit
Finanzierungsform	Umlageverfahren	Kapitaldeckung

Quelle: Jacobs und Schulze 2004, eigene Zusammenstellung und Ergänzungen

Die PKV – ein gut funktionierendes System?

PKV-Funktionäre behaupten, ihr Versicherungssystem funktioniere im Unterschied zur GKV bestens. Es sei daher weder reformbedürftig, noch gäbe es einen Grund für die Überführung der PKV in das GKV-System. Dass die PKV-Unternehmen keinen wirklichen Änderungsbedarf ihres Geschäftsmodells sehen, ist verständlich. Sie verdienen damit gutes Geld; sonst würden sie nicht so aggressiv auf jeden Reformansatz reagieren. Auch kann es nicht überraschen, dass die niedergelassenen Ärzte und die Krankenhäuser auf die mit Privatpatienten zu erzielenden Mehreinnahmen nicht verzichten wollen und deshalb gemeinsam mit den Versicherungsunternehmen Kampagnen gegen eine Eingliederung der PKV in die GKV führen. Aber wie sieht die Sache aus der Sicht der Versicherten und Patienten aus, um deren Wohl es doch eigentlich gehen sollte? Privatpatienten genießen zwar, wie jüngere Studien der Universitäten Köln und München belegen, in den Arztpraxen und Krankenhäusern zumeist eine bevorzugte Behandlung ohne lange Wartezeiten. Aber sie zahlen höhere Beiträge als in der GKV, müssen mehr als doppelt so hohe Verwaltungskosten finanzieren, und die meisten von ihnen können - im Gegensatz zur GKV - die Versicherung nicht wechseln, wenn diese ihnen zu teuer oder unbefriedigenden Service bietet. Besonders kundenfreundlich ist das nicht.

Das Preis-Leistungs-Verhältnis ist in der PKV, bezogen auf die medizinische Behandlung, per saldo schlechter als in der GKV. Im Jahr 2003 zahlten die GKV-Mitglieder im Jahr 2003 bei einem durchschnittlichen Beitragssatz von 14,3 % einen Monatsbeitrag von 224 Euro (ohne Arbeitgeberanteil), die PKV-Versicherten von 359 Euro. Dabei ist zu berücksichtigen, dass ein Viertel der Beihilfeberechtigten und drei Viertel der anderen Vollversicherten einen Tarif mit Selbstbeteiligung haben, der mit dem Alter deutlich steigt. Er lag 2003 zwischen ca. 400 Euro pro Jahr bei Versicherten bis 40 Jahre und durchschnittlich 850 Euro für die über 60-jährigen. Mit einer schlechteren Morbidität der PKV-Versicherten können diese höheren Versicherungskosten nicht zusammenhängen. In dieser Hinsicht müsste die PKV deutlich niedrigere Behandlungsausgaben haben als die GKV. Der Anteil der chronisch Kranken betrug 2003 in der PKV bei 36,4 Prozent, in der GKV hingegen 43,9 Prozent. Auch die Zahl der in Anspruch genommenen Leistungen ist in der PKV deutlich niedriger als in der GKV. Pro versicherte Person belief sich 2003

- die Zahl der Krankenhausnächte in der GKV auf 2,21 gegenüber 2,05 in der PKV;
- die Zahl der Arztbesuche im GKV-Durchschnitt auf 6,21, in der PKV auf 5,1;
- der Anteil der Personen mit regelmäßiger Medikamenteneinnahme in der GKV auf 47,1 Prozent, in der PKV auf 41,7 Prozent.

Umso auffälliger sind die Unterschiede beim Zuwachs der Leistungsausgaben. Dieser ist in der PKV für ärztliche Leistungen seit 1995 um über 40 Prozentpunkte höher ausgefallen als in der GKV. Bei den Arzneimittelausgaben beträgt die Differenz 30 und bei den Krankenhauskosten 20 Prozentpunkte (Tabelle 6.2). Der PKV-Verband selbst konstatiert in einer Studie seines Wissenschaftlichen Instituts für die Jahre 2002 und 2003 einen Mehrumsatz pro Kopf gegenüber der GKV von 1004,30 bzw. 1.008,97 Euro, wobei die Steigerungsrate dieses Mehrumsatzes zeitweilig deutlich über dem Ausgabenzuwachs der PKV lag. Die Verfasser veredeln diese Mehrausgaben zu einer „Quersubventionierung" des Gesundheitswesens durch die Privatpatienten, von der auch die Kassenpatienten profitierten. Weil die PKV-Ausgaben für ärztliche Behandlung so hoch seien, könnten die entsprechenden GKV-Ausgaben sich auf einem niedrigen Niveau halten. Es mag einige Arztpraxen geben, die z. B. diagnostische Leistungen für GKV-Patienten ohne Extrahonorar erbringen, die vom Gemeinsamen Bundesausschuss noch nicht als medizinische Innovation anerkannt und deshalb von den Kassen nicht bezahlt werden dürfen. Das ist aber die große Ausnahme. Die meisten Ärzte bitten Kassenpatienten für solche „IGeL"-Leistungen (> S. 88 f.) in vollem Umfang zur Kasse und stützen damit nicht die GKV, sondern nur ihren Kontostand.

Steigende PKV-Ausgaben sind nur teilweise ein Reflex auf Leistungskürzungen in der GKV. Das gilt vor allem für Zahnersatzleistungen, die seit 2004 mit einem Sonderbeitrag ohne Arbeitgeberzuschuss allein von den Versicherten zu tragen sind. Das hat zwar die Nachfrage nach privaten Zusatzversicherungen erhöht, die seitdem auch von der GKV in Kooperation mit der PKV angeboten werden können. In den Kernbereichen der Versorgung spielt dieser Effekt aber keine Rolle. Die größeren Ausgabenzuwächse in der PKV sind auf das höhere Vergütungsniveau pro Leistung bzw. Fall zurückzuführen; sie sind aber auch ein Mengeneffekt. Der entscheidende ökonomische Vorteil der GKV gegenüber der PKV besteht darin, dass sie weit größere Gestaltungsmöglichkeiten zur Begrenzung und Steuerung der Leistungsmenge und -qualität hat. Bei den Krankenhausleistungen gelten zwar grundsätzlich die gleichen Grundpauschalen, die aber für Privatpatienten durch je nach Versicherungsvertrag (z. B. Chefarztbehandlung, Einbettzimmer) deutlich aufgebessert werden. In der ambulanten Versorgung bezahlt die PKV die Ärzte und Zahnärzte nach den vom Bundesgesundheitsministerium im Einvernehmen mit den Ländern festgelegten Gebührenordnungen GOÄ und GOZ, die mit ihren Hebesätzen deutlich über den Punktwerten des EBM bzw. BEMA für Vertragsärzte bzw. -zahnärzte der GKV liegen. Standard ist das 2,3-fache des GOÄ-Punktwertes; in Ausnahmefällen wird das 3,5-fache berechnet. Nach einer gebräuchlichen Faustformel liegt der EBM-Punktwert etwa beim 1,8-fachen. Jedoch wurden die GOÄ-Punktwerte seit 1998, die GOZ-Punktwerte sogar seit 1988 nicht mehr angehoben. [16] D. h. bei der Ärztevergütung können die weit über denen der GKV liegenden Ausgabenzuwächse der PKV nur auf Mengeneffekte und die vermehrte Anwendung teurer Diagnose- und Therapieverfahren zurückgeführt werden.

---

[16] Die Novellierung der GOZ war bei Redaktionsschluss des Buches noch nicht verabschiedet.

Tabelle 6.2: Leistungen je Versicherten 1995-2005 (1995=100)

Leistungsbereich	PKV	GKV
Arztbehandlung	156,9	112,0
Arzneien, Verbandmittel	190,9	158,2
Zahnbehandlung, Zahnersatz	120,3	92,6
Krankenhaus (allg.)	140,3	120,0

Quelle: PKV-Verband, eigene Zusammenstellung

Die höheren Ausgabenzuwächse der PKV in der allgemeinen Krankenhausbehandlung und der ambulanten ärztlichen Versorgung hängen auch mit fehlenden Möglichkeiten der PKV zusammen, die Leistungsmenge in den Griff zu bekommen. Die gesetzlichen Krankenkassen schließen auf regionaler Ebene mit den Kassenärztlichen Vereinigungen und Krankenhäusern Verträge auf Basis gesetzlich vorgeschriebener Budgetgrenzen, können weitere Verträge zur Verbesserung von Wirtschaftlichkeit und Qualität der Versorgung schließen und verfügen mit dem Medizinischen Dienst über ein eigenes Kontrollinstrument, das in der stationären Versorgung eingesetzt werden kann. Vergleichbare Steuerungsmöglichkeiten stehen der PKV nicht zur Verfügung. Ihr Verband möchte diesen Zustand ändern und fordert eine Öffnungsklausel in der GOÄ bzw. GOZ, um mit Ärzten alternative Regelungen vertraglich vereinbaren zu können. Die SPD hätte ihr diese Option gerne eröffnet, konnte sich aber damit in den Koalitionsverhandlungen mit der Union zur GKV-Reform 2007 nicht durchsetzen. Die Ärzteverbände verfügen nach wie vor über eine starke Lobby, wenn es um die Durchsetzung der wirtschaftlichen Interessen ihres Standes geht. Es stellt sich zudem die Frage, ob die PKV unter den gegebenen Bedingungen überhaupt Ansprechpartner unter den Ärztinnen und Ärzten für entsprechende Kosten sparende Sondertarife finden würde. Die bisher mit dem Standardtarif gemachte Erfahrung, der die Behandlungskosten auf dem Niveau der in der GKV üblichen Vergütungen erstattet, spricht ebenso dagegen wie das aktuelle Scheitern der Verhandlungen zwischen dem PKV-Verband und der KBV über Vergütungsregelungen für Patienten mit dem neuen Basistarif (> S. 129 f.).

Auch bei den Verwaltungskosten steht die GKV im Vergleich zur PKV deutlich besser da. Die PKV behauptet zwar, sie hätte mit durchschnittlich knapp 4 % einen deutlich geringeren Verwaltungskostenanteil als die GKV. Dabei unterschlägt sie aber die Provisionen für Versicherungsvertreter und Finanzagenturen, die zweifelsohne dazu gehören. Das Statistische Bundesamt errechnet insgesamt für die privaten Kranken- und Pflegeversicherungen einen Verwaltungskostenanteil von 16 %, also fast drei Mal soviel wie in der GKV (> S. 185 f.). Von einem „gut funktionierenden System" kann man bei der PKV erst recht nicht sprechen, wenn man sich den PKVinternen Wettbewerb anschaut. Der dreht sich nämlich fast nur um junge Personen, die erstmals eine Krankenversicherung abschließen wollen. Für die Bestandsversicherten ist er so gut wie nicht vorhanden, da faktisch nur wenige von ihnen die Möglichkeit haben, ihre Versicherung ohne erhebliche finanzielle Mehrbelastungen zu wechseln. Etwa 35 % der Beitragseinnahmen der PKV wandern in die Altersrückstellung, aus denen die im Alter fälligen Mehrausgaben für medizinische Behandlung finanziert werden sollen. Die daraus erwachsenden Ansprüche können bei einer Vertragkündigung nicht mitgenommen werden, sondern verbleiben als Stornogewinn in der alten Versicherung. Sie müssen in der neuen Versicherung erst wieder aufgebaut werden, was mit zunehmendem Alter immer teurer wird. Spätesten nach dem 40. Geburtstag wird ein Wechsel der privaten Krankenversicherung zu einer kostspieligen Angelegenheit, die sich kaum jemand freiwillig leistet. Wegen der kaum durchlässigen Grenze zwischen gesetzlicher und privater Krankenversicherung gilt nicht nur der Grundsatz „Einmal PKV, immer PKV", sondern auch die Regel, dass man faktisch an eine einmal gewählte Versicherungsfirma auf Lebenszeit gebunden ist. Daher kann es einen wirklichen Wettbewerb um Versicherte innerhalb der PKV nur um junge Selbständige und gut verdienende Berufsstarter geben. Dieser Sachverhalt wird seit Jahren von Verbraucherschützern, Juristen und Ökonomen kritisiert, zuletzt besonders nachdrücklich 2004 von der vom Bundesjustizministerium gebildeten Kommission zur Reform des Versicherungsvertragsrechts (VVG). Vor diesem Hintergrund ist die GKV der PKV in wettbewerbspolitischer Hinsicht klar überlegen. Ihre Versicherten können mit sechswöchiger Kündigungsfrist zu jedem Quartalsende ihre Versicherung wechseln, wenn ihnen der Beitrag zu hoch oder der Service zu schlecht ist. Der Verlust der Altersrückstellungen bei einem Versicherungswechsel hat sich zu *dem* Legitimationsproblem für die PKV entwickelt, das ohne grundlegende Änderungen ihres bestehenden Geschäftsmodells nicht gelöst werden kann. Das gilt erst recht, wenn man dem Weg folgen würde, den marktradikale Ökonomen und die FDP vorschlagen: die Umwandlung der umlagefinanzierten GKV in eine private Pflichtversicherung mit Kapitaldeckung.

Die „PKV für alle" - ein staatlich subventioniertes Geschäftsmodell

Die Option „PKV für alle" war früher eher politische Rhetorik als ein fassbares gesundheitspolitisches Konzept. Mittlerweile liegen mehr oder weniger ausgearbeitete Konzepte einer die gesamte Bevölkerung umfassenden privaten Krankenversicherung vor. Ich beziehe mich auf das „Bayreuther Versichertenmodell" (Oberender et al.), die von der Stiftung Marktwirtschaft präsentierte „Privatversicherung für alle" (Eekhoff et al.), ein von der Deutschen Bank vorgestelltes Konzept (Bräuninger) sowie auf ein internes Arbeitspapier aus dem Gesamtverband der Deutschen Versicherungswirtschaft (GDV), das aber innerhalb des PKV-Verbandes nicht konsensfähig ist. Diese Modelle liefern konkrete Anhaltspunkte dafür, was die Deutschen in der Gesundheitspolitik für den unwahrscheinlichen Fall zu erwarten hätten, dass Guido Westerwelle Bundeskanzler wird:

- Alle Bürger müssen eine private Krankenversicherung abschließen. Die Versicherungen unterliegen einem Kontrahierungszwang und dürfen niemandem wegen eines schlechten Gesundheitszustandes einen Vertrag verweigern.
- Die Leistungen umfassen mindestens die „existenzbedrohenden" Risiken, was immer damit gemeint ist, oder den Leistungskatalog der GKV, ggf. reduziert um zahnmedizinische Leistungen und Krankengeld. Das Sachleistungsprinzip wird durch das Kostenerstattungsprinzip abgelöst.
- Die Prämienhöhe hängt vom individuellen Risiko beim Eintrittsalter ab. Nur das GVD-Modell sieht eine einheitliche Kopfpauschale vor, die im weiteren Verlauf des Lebens real in etwa gleich bleiben soll. In allen Modellen werden Altersrückstellungen gebildet, die bei einem Versicherungswechsel mitgenommen werden können.
- Erwachsene Familienangehörige werden gesondert versichert. Kinder haben abgesenkte Tarife bzw. eine über Steuern finanzierte freie Krankenversicherung.
- Alle Versicherten tragen einen bestimmten Selbstbehalt, z. B. 10 % der Behandlungskosten. Sie können aber auch Tarife mit höheren Eigenanteilen wählen.
- Der Sozialausgleich erfolgt aus Steuermitteln. Die Belastungsgrenze orientiert sich an einem Prozentsatz des Haushaltseinkommens, der in etwa dem allgemeinen Beitragssatz in der GKV entspricht.
- Zwischen Krankenversicherungen und Leistungserbringern werden selektive Versorgungs- bzw. Vergütungsverträge geschlossen. Die Versicherten können zwischen freier Arztwahl und einer von den Versicherungen angebotenen Auswahl von Vertragspartnern wählen.
- Die Sicherstellung der Versorgung obliegt den Vertragspartnern, wobei staatliche Vorgaben denkbar sind.

Mit dem bestehenden PKV-Modell brechen dieses Konzepte in wichtigen Punkten. Da ist zunächst der Kontrahierungszwang, d. h. im Unterschied zu heute dürfen die Versicherungen keine Personen wegen zu hoher gesundheitlicher Risiken ablehnen. Das sei im Grunde auch kein Problem, so die Verfasser des Bayreuther Modells, da ja die Risikokalkulation mit dem Eintritt ins Erwachsenenalter und damit der Versicherungspflicht vorgenommen werde. So könne man die mit dem Alter wachsenden Behandlungsausgaben über einen von Anfang an aufzubauenden Kapitalstock auffangen. Aber wie wird diese Prämie bei jungen Menschen kalkuliert, die schon beim Eintrittsalter z. B. unter Hämophilie leiden oder eine schwere Behinderung haben? Eigentlich gelten solche Fälle wegen ihrer langfristig kaum zuverlässig berechenbaren Kosten bzw. extrem hoher Prämien als nicht versicherbar. Auch dafür soll es eine Lösung geben. Wenn die nach individuellen Risiken kalkulierten Prämien die Zahlungsfähigkeit der Versicherten überstiegen, müsse der Staat im Rahmen der Überforderungsklausel einspringen. Im Klartext: die private Pflichtversicherung beschränkt sich auf die kleinen und mittleren Risiken, und wenn es richtig teuer wird, ist der Steuerzahler dran. Selbst bei höheren Einkommen von z. B. 80.000 Euro im Jahr ist die Belastungsgrenze von 15 % = 12.000 Euro Behandlungskosten bei schweren Erkrankungen schnell erreicht. Ganz zu schweigen von den 75 % der Bevölkerung, die mit einem Einkommen von unter 4.000 Euro im Monat in der GKV versicherungspflichtig sind. Worin der volkswirtschaftliche Sinn dieser Aufgabenteilung liegen soll, wird nicht verraten. Das ist kein Sozialausgleich, sondern eine Subventionierung von Besserverdienenden und Versicherungsunternehmen, also alles andere als ein marktwirtschaftlicher Mechanismus. Es ist eine besondere Ironie an dem Streit um die Reform der GKV-Finanzierung, dass gerade die Verfechter einer Privatisierung des Gesundheitswesens bei jeder sich bietenden Gelegenheit über eine angebliche „Staatsmedizin" herziehen und von einem gefährdeten „freiheitlichen Gesundheitswesen" schwadronieren, aber ihrerseits mit Reformvorschlägen aufwarten, die das Gesundheitswesen in immer größere Abhängigkeit vom Staatshaushalt bringen.

Ein anderes Merkmal der Modelle einer privaten Versicherungspflicht ist eine Anpassung an Gepflogenheiten der GKV: die Vereinbarung von Versorgungsverträgen und Vergütungen mit den Leistungserbringen. Das müsste eigentlich Regelungen über Mengenbegrenzungen und Qualitätssicherung einschließen. Alles andere würde in dem angebotsinduzierten System der Gesundheitswirtschaft zu ausufernden Kostensteigerungen führen. Die Ärzte müssten sich auf Budgetbegrenzungen sowie Wirtschaftlichkeits- und Qualitätsprüfungen einstellen, die mit Sicherheit nicht großzügiger ausfallen dürften als heute im Kassenarztsystem, wie die Praxis des „Doctor's squeezing" amerikanischer Versicherungen zeigt. In den USA wird der Krankenversicherungsmarkt schon seit Jahren von „Preferred Provider"-Angeboten beherrscht, in denen die Versicherten an eine von den Versicherungen vorgenommene Auswahl von Ärzten und Krankenhäusern gebunden sind. Versicherungspolicen, die wie unsere PKV die Rechnungen aller Ärzte und Krankenhäuser mehr oder weniger unkontrolliert erstatten, haben einen sehr geringen Marktanteil. Auch andere Mechanismen des Modells „PKV für alle" entsprechen im Prinzip Regelungen in der GKV, so der bei den Vertragspartnern liegende Sicherstellungsauftrag in der ambulanten Versorgung. Sogar der prozentuale Selbstbehalt ist keine Besonderheit der PKV; er beträgt in der GKV 10 %. Sogar Wahltarife kann die GKV mittlerweile anbieten.

Als substanzieller Unterschied zwischen der sozialen Krankenversicherung und einer „PKV für alle" bleibt neben der Orientierung der Prämien an den Risiken der Versicherten und dem über Steuern finanzierten Sozialausgleich die Kapitaldeckung der Altersrisiken. Darin liegt eine weitere, auch von den Befürwortern einer „Volks-PKV" selbst bestätigte ordnungspolitische Crux dieses Modells. Ihren markwirtschaftlichen Überzeugungen widerspricht die geltende Praxis der PKV, dass die Altersrückstellungen bei einem Versicherungswechsel nicht mitgenommen werden können. Dadurch findet, wie oben gezeigt, ein Wettbewerb in der PKV faktisch nicht statt. Dieser Sachverhalt kann für Verfechter der freien Marktwirtschaft nicht hinnehmbar sein. Deshalb fordern sie auch die Portabilität der Altersrückstellungen, was allerdings mit komplexen juristischen und ordnungspolitischen Problemen verbunden ist, die gerne verschwiegen oder verharmlost werden. Da ist zunächst die Frage zu klären, wem die Altersrückstellungen überhaupt gehören. Man könnte annehmen, dass den Versicherten gemäß der Eigentumsgarantie im Artikel 14 GG ein entsprechender Anteil dieses Kapitalstocks zusteht. Das ist jedoch ein Irrtum. Bei den Altersrückstellungen der PKV handelt es sich nicht um einen Sammelfonds von individuell angesparten Vermögenseinheiten, sondern um einen für das gesamte Versichertenkollektiv gebildeten Pool zur Absicherung seiner Altersrisiken. Die einzelnen Versicherten können auf Basis der bestehenden Rechtslage keinen eigenen Eigentumsanspruch an Fondsanteilen gemäß der Dauer ihrer Anwartschaftszeit geltend machen. Es gibt aber nach Auffassung von Verfassungsrechtlern keine grundsätzlichen rechtlichen Probleme, dieses Wettbewerbshindernis zu beseitigen und Regeln für die Mitnahme der Altersrückstellungen aufzustellen. Zwar ist es kaum möglich, die bereits gebildeten Altersrückstellungen langjähriger PKV-Mitglieder punktgenau zu individualisieren; das geht für den Versichertenbestand wohl nur mit Hilfe Schätzverfahren, deren Rechtssicherheit noch zu klären wäre. Für Neuversicherte stellen sich aber keine diesbezüglichen Schwierigkeiten.

Vorausgesetzt, man hat ein solches System der Portabilität der Altersrückstellungen in einer verfassungsrechtlich soliden Form entwickelt, sind aber noch andere Probleme zu lösen, die sich aus den geänderten Wettbewerbsparametern ergeben. Das Ifo-Institut (Meier et al.) und die vom Bundesjustizministerium eingesetzte Kommission zur Reform des Versicherungsrechts (VVG-Kommission) kommen zu dem Ergebnis, dass ein solches Verfahren ohne flankierende Maßnahmen zu einem zerstörerischen Wettbewerb führen würde. Anreize zum Versicherungswechsel bestünden besonders für gesunde Versicherte, die für die aufnehmende Versicherung vor allem dann attraktiv wären, wenn sie eine hohe Altersrückstellung mitbringen. Den abgebenden Versicherungen blieben die schlechten Risiken und eine verringerte Kapitalsubstanz mit der Folge, dass sie ihre Beiträge erhöhen müssten und sich damit ihre Marktposition verschlechterte. Es käme zu einem volkswirtschaftlich unproduktiven Wettbewerb über Risikoselektion. Bei Mitnahme der Altersrückstellungen können sich zudem vermeintlich schlechte in gute Risiken verwandeln. Insbesondere die „gesunden Alten" würden zu einer interessanten Klientel. Ihre Versicherungsrisiken sind relativ überschaubar, und sie können bei einem Versicherungswechsel eine schon mal fünfstellige Euro-Summe im oberen Bereich mitbringen, was die abgebenden Versicherungen schwächt und bei den aufnehmenden Anbietern den Cashflow erhöht. Die VVG-Kommission zieht daraus den Schluss, dass die Mitnahme von Altersrückstellungen eine radikale ordnungspolitische Neuorientierung der PKV erfordert: „Ein wirklich freier PKV-Wechsel ... würde einerseits ... einen uneingeschränkten Kontrahierungszwang sowie andererseits die Nichtberücksichtigung des inzwischen höheren Eintrittsalters bei der Beitragsbemessung zum Wechselzeitpunkt voraussetzen. ... Gleichzeitig kann ein unternehmensübergreifendes Schadensausgleichssystem erforderlich sein." Mit anderen Worten, man braucht zur Vermeidung eines dysfunktionalen Wettbewerbs um gute Risiken einen Risikostrukturausgleich (RSA). Im Unterschied zur internationalen gesundheitsökonomischen Debatte, wo diese Erkenntnis längst Allgemeingut ist, tun sich in Deutschland die akademischen Gralshüter der freien Marktwirtschaft mit dem RSA schwer (> S. 205 ff.). Er wird in den vorliegenden Konzeptionen einer privaten Pflichtkrankenversicherung entweder ausgeblendet oder, wie im „Bayreuther Manifest", allenfalls als Zwischenlösung für denkbar gehalten. Alles andere käme auch einer ideologischen Offenbarung gleich, wo man doch den RSA in der GKV sonst immer als bürokratisches Umverteilungsmonster gesehen hat, das die Funktion des Marktes als Suchverfahren aussetze und eine Anmaßung von Wissen sei.

Der PKV-Verband hat die Forderung nach einer Mitnahme der Altersrückstellungen stets abgelehnt, weil dies das Ende seines Geschäftsmodells bedeuten würde. Umso überraschender kam im Frühjahr 2008 ein Vorstoß aus dem Gesamtverband der Versicherungswirtschaft (GDV). In einem Arbeitspapier wurde die Idee entwickelt, die Trennung in GKV und PKV zugunsten einer allgemeinen privaten Krankenversicherungspflicht mit Kontrahierungszwang aufzuheben. Dieses Modell sieht ein „voll kapitalgedecktes, privatwirtschaftliches System mit Wettbewerb zwischen den privaten Krankenversicherern" und „sachgerechte Regelungen zur Portabilität der Altersrückstellungen" vor sowie einen unternehmensübergreifender Risikostrukturausgleich unter den Versicherern. Es gibt keine risikoabhängigen Prämien, sondern einheitliche Kopfpauschalen, wobei der Sozialausgleich und die Versicherung von Kindern aus Steuern finanziert werden sollen. Erstmals werden von der Versicherungswirtschaft selbst Grundlagen ihres traditionellen Geschäftsmodells der PKV wie risikoabhängige Prämien und Mitnahme der Altersrückstellungen in Frage gestellt. In dieser Hinsicht sind die Praktiker aus den großen Versicherungskonzernen offenbar näher an der politischen und ökonomischen Realität als ihre wissenschaftlichen Vordenker. Aber zu einem politisch wie ökonomisch akzeptablem Gesamtkonzept hat es auch beim GDV nicht gereicht. Sein Vorschlag ist erkennbar darauf ausgerichtet,

- der PKV durch eine Verschlechterung bei den gesetzlich festgelegten Pflichtleistungen lukrative Geschäftsfelder in der Zusatzversicherung zu erschließen,
- die mit seinem Modell verbundenen großen sozialen Lasten dem Staat aufzubürden, sowie
- mit dem Festhalten an der Kapitaldeckung und dem damit verbundenen „Sandwich-Effekt" die Volkswirtschaft enorm zu belasten.

Auch im GDV-Modell erfüllt die Kapitaldeckung nur einen Zweck, nämlich als Spielgeld in den Casinos auf den Finanzmärkten zu dienen. Mit dem RSA ist das Argument, man benötige einen Fonds zur Abdeckung von Altersrisiken, jedenfalls obsolet. Was generell von der Kapitaldeckung zu halten ist, wurde bereits oben (S. 64 ff.) gezeigt.

Der neue PKV-Basistarif: Der Anfang vom Ende der PKV?

Bei den Auseinandersetzungen zwischen den Regierungsparteien zur GKV-Reform 2006/2007 spielte die Zukunft der PKV eine zentrale Rolle. Die SPD konnte ihre Position, die traditionelle PKV als Vollversicherung nur noch im Rahmen einer Besitzstandswahrung bestehen zu lassen, nicht durchsetzen. Es war von vornherein klar, dass die Union da nicht mitspielen und darauf beharren würde, die PKV als Vollversicherung am Leben zu erhalten. Allerdings gab es auch in ihrer Reihe Kritik an dem bestehenden PKV-Modell, die sich vor allem daran entzündete, dass die Altersrückstellungen bei einem Versicherungswechsel nicht mitgenommen werden können. Nach zähen Verhandlungen kam es zu einem Kompromiss, der zwar das traditionelle Geschäftsmodell der PKV mit einem Volltarif und Risikoprüfung erhält, aber ab 2009 einen neuen Basistarif einführt, den alle Personen wählen können, die nicht zum Kreis der GKV-Mitglieder gehören oder Anspruch auf Beihilfe bzw. freie Heilfürsorge haben, allerdings mit folgenden Einschränkungen:

- PKV-Mitglieder, die vor dem 1.1.2008 einen Vertrag abgeschlossen haben, können nur im ersten Halbjahr 2009 die Möglichkeit nutzen, in den Basistarif zu wechseln.
- Nur Rentner bzw. Pensionäre sowie alle über 55jährigen Personen können jederzeit in den Basistarif ihrer Versicherung wechseln.

Die Versicherungsunternehmen unterliegen für diesen Personenkreis einem Kontrahierungszwang. Flankiert wird diese Regelung mit einer im Versicherungsvertragsgesetz (§ 178 a) festgehaltenen Versicherungspflicht für alle in Deutschland wohnenden Personen. Damit wurde erstmals in Deutschland eine allgemeine Krankenversicherungspflicht eingeführt. Der branchenweit einheitliche Basistarif hat folgende Merkmale:

- Die Leistungen entsprechen den Leistungen der GKV bzw. der Beihilfe für Beamte.
- Die Beiträge werden nach dem Eintrittsalter der Versicherten ohne Prüfung des gesundheitlichen Risikos kalkuliert.
- Es werden Wahltarife mit Selbstbehalten in Höhe von 300, 600, 900 oder 1.200 Euro angeboten.
- Der Beitrag darf den Höchstbeitrag in der GKV nicht übersteigen (derzeit ca. 570 Euro pro Monat). Diese Größe wird jährlich zum 1. Juli auf Basis der Rechnungsergebnisse der GKV festgelegt.
- Die Beiträge basieren auf einheitlichen Kalkulationsgrundlagen (ohne Kosten für den Versicherungsbetrieb).
- Neuversicherte im Basistarif (ab 1.1.2009) nehmen bei einem Wechsel zu einer anderen Versicherung die aufgebauten Altersrückstellungen mit. Wechselt ein Versicherter innerhalb seiner Versicherung vom alten Voll- in den Basistarif, bleiben seine Altersrückstellungen erhalten. Wer innerhalb des ersten Halbjahres

2009 in den Basistarif eines anderen Unternehmens wechselt, nimmt dem Basistarif entsprechende Altersrückstellungen mit.

Mit der begrenzten Möglichkeit, die Altersrückstellungen bei einem Versicherungswechsel mitzunehmen, wird an einem Eckpfeiler des Geschäftsmodells der PKV gerüttelt. Das gilt auch für zwei weitere Neuerungen, die die PKV in die Nähe der GKV rücken. Die Versicherungen müssen zur Absicherung ihrer Verpflichtungen aus dem Basistarif einen Risikoausgleich aufbauen (§ 12 g des Versicherungsaufsichtsgesetzes). Das ist zwar kein RSA wie in der GKV, bewegt sich aber in die Richtung. Außerdem wird der PKV-Verband vom Gesetzgeber damit beauftragt, Art und Umfang des Basistarifs konkret festzulegen und mit der Kassenärztlichen Bundesvereinigung Vereinbarungen über die Vergütungshöhe zu treffen. Er erhält für diese Aufgabe den Charakter einer Körperschaft des öffentlichen Rechtes und unterliegt der Aufsicht des Bundes. Allerdings sind im November 2008 die Verhandlungen zwischen PKV-Verband und der KBV über ein Vergütungssystem im Basistarif gescheitert. Das Gesetz trifft für diesen Fall die Regelung, dass Ärzte für Patienten mit einem Basistarif nur das 1,8-fache des GOÄ-Punktwerts verlangen dürfen, eine in etwa dem EBM für Kassenpatienten entsprechende Größenordnung.

Die PKV wird so mit „GKV-Viren" infiziert, von denen man aber nicht weiß, ob, wann und in welchem Ausmaß sie manifest werden. Die Versicherungen haben erhebliche Probleme, die Auswirkungen des Basistarifs in seiner Startphase zu kalkulieren. Der PKV-Verband präsentierte in Anhörungen des Bundestages Berechnungen der Allianz Krankenversicherung für den Wechsel von Altkunden in den Basistarif mit drei Varianten:

- Worst case: Von den 736.000 voll versicherten Allianz-Kunden gehen 77.445 in den Basistarif. Damit würden je nach Annahme zwischen 301 und 408 Mio. Euro an Altersrückstellungen (AR) und 52 Mio. Euro an Beitragszuschlägen (BZ) aus der Vollversicherung abgezogen.
- Normal case: 37.620 Personen wandern ab und nehmen zwischen 127 und 170 Mio. Euro (AR) bzw. 23 Mio. Euro (BZ) mit.
- Best case: 20.620 Personen wandern ab, dadurch fließen zwischen 65 und 87 Mio. Euro (AR) und 12 Mio. Euro (BZ) aus dem Volltarif ab.

Der PKV-Verband schätzt auf Basis einer repräsentativen Umfrage, dass mindestens ein Drittel der PKV-Versicherten ab dem Lebensalter von 50 Jahren als „sehr preissensibel für eine Abwanderung in den Basistarif angesehen werden kann". In Ostdeutschland müsse man sogar mit einem noch höheren Anteil rechnen. Zur Wahrung der Geschäftsinteressen der PKV empfiehlt der PKV-Verband, auf eine Mischung aus Basistarif und Zusatzversicherung zu setzen. Gegenwärtig ist aber unklar, wie sich der Basistarif entwickelt. Wenn die Allianz-Versicherung die Abwanderung von gut 10 % der Versicherten in den Basistarif als „worst case" bewertet, ist dies ein Hinweis auf die Schwelle, ab der die Versicherungsunternehmen das Interesse am Geschäftsfeld der privaten Vollversicherung verlieren und sich auf die Zusatzversicherung konzentrieren würden. Zuvor muss aber noch abgewartet werden, wie die Klage von Versicherungsunternehmen gegen den Basistarif beim Bundsverfassungsgericht ausgeht. Dieses Urteil wird für das zweite Quartal 2009 erwartet. Unabhängig davon wird die PKV versuchen, den Basistarif so unattraktiv wie möglich zu gestalten und ihre Vertreter darauf trimmen, ihren Kunden den Gedanken an den Basistarif auszutreiben.

GKV-Modelle mit Kopfpauschale

Die 2003 von der CDU ins Parteiprogramm gehobene Idee, die auf das Arbeitseinkommen bezogenen Beitragssätze der Krankenkassen auf ein System von Kopfpauschalen umzustellen, war nicht neu. In den Niederlanden kennt man schon seit einiger Zeit eine Mischfinanzierung aus lohnbezogenen Beitragssätzen und Kopfpauschalen, bevor sie 2004 in ein einheitliches System von Kopfpauschalen für Versicherte und auf die Lohnsumme ihrer Beschäftigten bezogenen Arbeitgeberbeiträgen umgewandelt wurde. In der Schweiz führte man das Kopfpauschalensystem 1996 ein. In Deutschland wurde es schon in den 1960er Jahren von der Sozialenquete-Kommission diskutiert, aber nicht ernsthaft in Erwägung gezogen. Angeregt durch die Reform in den Niederlanden war die Kopfpauschalenfinanzierung zunächst ein eher akademisches Thema, das Gesundheitsökonomen in Form von Auftragsgutachten behandelten. Tabelle 6.3 gibt eine Übersicht der wichtigsten Modelle.

Die Modelle

Auf die politische Agenda wurde es ab 2003 durch die oben (S. 11) bereits erwähnte „Rürup-Kommission", die zwei konträre Grundorientierungen für die GKV-Finanzierung präsentierte, ein Kopfpauschalensystem und eine Bürgerversicherung mit einkommensbezogenen Beitragssätzen.. Der vom Parteivorstand der CDU eingesetzte „Herzog-Kommission" schlug ein etwas anderes Kopfpauschalensystem vor, das im 2003 verabschiedeten CDU-Programm weitgehend übernommen wurde. Den vorläufigen Schlusspunkt setzte der Wirtschafts-Sachverständigenrat (SVR-W), der in seinem Jahresgutachten 2004/2005 einen eigenen Reformvorschlag mit Kopfpauschalen unterbreitete. Sein weitgehend mit dem des DIW (Leitner et al.) identisches Konzept empfiehlt er auch in seinem jüngsten Gutachten 2008/2009 für die Weiterentwicklung des Gesundheitsfonds. Die Verfechter einer Kopfpauschale wollen nur in der Startphase eine Einheitspauschale für alle Versicherten. Danach soll jede Versicherung je nach Wirtschaftlichkeit und Qualität unterschiedlich gestaltete Pauschalen pro Versicherte verlangen. Das entspreche sehr viel eher den Prinzipien von Markt und Wettbewerb als einkommensbezogene Beiträge. Für Kleidung und andere

Grundbedürfnisse würden ja auch keine vom Einkommen der Mieter bzw. Käufer abhängige Preise verlangt. Zudem sei der Einkommensausgleich grundsätzlich nicht Sache der Krankenversicherung, sondern des Staates und des Steuersystems. Die in die Debatte geworfen Vorschlägen zur Umsetzung dieses Finanzierungskonzeptes haben folgenden Gemeinsamkeiten:

Tabelle 6.3: Kopfpauschalenmodelle im Überblick

Merkmale	Knappe und Arnold	Henke et al.	Rürup-Kommission.	Herzog-Kommission / CDU	DIW (Leinert et al.) / SVR-W
Versicherte in der GKV	Alle Einwohner	Alle Einwohner	Status quo / alle Einwohner	Status quo	Alle Einwohner
Mitversicherte	Kinder	Kinder	Kinder	Kinder / 90 € Kindergeld	Kinder
Leistungsumfang	Grundleistungen (nicht näher definiert)	Grundleistungen (nicht näher definiert)	Wie GKV, ohne Zahnbehandlung und Unfallfolgen.	Wie GKV, ohne Zahnbehandlung und Krankengeld.	Wie GKV
Prämienhöhe	Erwachsene 150 bis 200 €, Kinder 80 bis 150 €	200 €	210 €	264 € / 180 € + 20 € für Altersreserven	Analog Pro-Kopf-Ausgaben in der GKV
Arbeitgeberanteil	Steuerpfl. Lohnanteil	Steuerpfl. Lohnanteil	Steuerpfl. Lohnanteil	Steuerpfl. Lohnanteil	Steuerpfl. Lohnanteil
Belastungsgrenze, staatl. Zuschuss	Zuschuss maximal 150 €	15 % des Haushaltseinkommens	14 % des Haushaltseinkommens	15 % des Haushaltseinkommens	14 % des Haushaltseinkommens
Risikostrukturausgleich	Rückversicherungsfonds	Fehlanzeige	Rückversicherungsfonds / RSA	Fehlanzeige	RSA mit Morbiditätsbezug
Absicherung der Altersrisiken	Kapitaldeckung	Kapitaldeckung	Umlage	Kapitaldeckung	Umlage
Geschäftsfeld PKV	Zusatzversicherung	Nur Zusatzversicherung	Status quo / Zusatzversicherung	Status quo / Zusatzversicherung	Nur Zusatzversicherung

- Versicherungsprämie mit festem Euro-Betrag für alle Erwachsenen, dessen Höhe sich an den Durchschnittausgaben pro Versicherte in der GKV orientiert.
- Kinder sind beitragsfrei auf Kosten des Staates mitversichert. Die Option, für Kinder eine halbierte Prämie zu verlangen (Knappe et al.), hat in der öffentlichen Debatte keine nennenswerte Rolle gespielt.
- Alle Modelle sehen einen sozialen Ausgleich in Form einer Belastungsgrenze vor, die bei 14 oder 15 % des Haushaltseinkommens liegt. Die darüber hinaus gehenden Krankenversicherungskosten sollen aus dem Bundeshaushalt finanziert werden.
- Auch sehen sie gemeinsam die Auszahlung des Arbeitgeberbeitrages an die Versicherten vor, wobei diese Mehreinnahmen nur im Rürup-Modell zumindest im ersten Jahr steuerfrei bleiben sollen.

Der wichtigste Unterschied zwischen den Modellen besteht in der Frage, ob es ein einheitliches Versicherungssystem für alle Bürger geben oder an der Trennung der Bevölkerung in GKV-und PKV-Versicherte festgehalten werden soll. Mehrheitlich wird eine Basisversicherung für alle mit der Möglichkeit individueller Zusatzversicherungen favorisiert. Der SVR-W und das DIW schlagen nach dem Vorbild der Niederlande eine einheitliche Unternehmensform für private und bislang öffentlich-rechtliche Krankenversicherungen vor, die alle Voll- und Zusatzversicherungen anbieten können. Im Grunde laufen diese Modelle auf eine Bürgerversicherung mit Kopfpauschale hinaus. Teile der Rürup-Kommission, die Herzog-Kommission und die CDU hingegen tasten die PKV als Vollversicherer in der bestehenden Form nicht an. Die Herzog-Kommission begründet dies wolkig mit einem Gebot zur „Pluralität" als „Ausdruck individueller Freiheit", dem auch Reformen im Gesundheitswesen verpflichtet seien. Eigentlich geht es aber um die Sicherung eines Geschäftsfeldes für die Versicherungswirtschaft. Mit bemerkenswerter Offenheit werden Sonderinteressen über das Gemeinwohl und die Gleichbehandlung aller Bürger gestellt. So wird die Einbindung der Beamten in die GKV von der Herzog-Kommission mit der Begründung abgelehnt, sie habe „höchst problematische Auswirkungen auf die Vertragsfreiheit und die Betätigungsfreiheit der privaten Krankenversicherung."

Kopfpauschalen – das überlegene System?

Bei allen Unterschieden im Detail nehmen alle diese Modelle für sich in Anspruch, folgende Vorteile gegenüber der lohnbezogenen Beitragsfinanzierung des bestehenden GKV-System aufzuweisen:
- Mehr Verteilungsgerechtigkeit durch eine breitere Finanzierungsbasis und die vom Bundeshaushalt getragenen Sozialtransfers;
- eine nachhaltigere, von konjunkturellen Einflüssen unabhängige Finanzierung des Gesundheitswesens;

- mehr Wettbewerb u. a. durch ein in Pflicht- und Wahlleistungen aufgeteiltes Angebot der Krankenkassen;
- deutliche Senkung der Lohnnebenkosten und damit Stärkung der Wettbewerbsfähigkeit der deutschen Wirtschaft sowie
- eine stärkere „Demographieresistenz", wenn nicht durch die Kapitaldeckung, dann durch die für alle Altersgruppen gleiche Kopfpauschale.

Von vornherein scheidet die Differenzierung in Pflicht- und Wahlleistungen als systemischer Vorteil eines Kopfpauschalensystems aus. Eine solche Option steht seit dem GKV-WSG von 2007 auch den GKV-Versicherten offen. Ob dieses Instrument tatsächlich zu einem sinnvollen Wettbewerb führt, ist zudem ausgesprochen fraglich (> S. 108 ff.). Auch die Senkung der Lohnnebenkosten, ein ökonomisch nicht wirklich relevantes Ziel (> S. 41 ff.), ist nicht zwangsläufig an die Kopfpauschale gebunden. Würde man den Arbeitgeberanteil abschaffen und den beitragspflichtigen Versicherteneinkommen hinzufügen, hätte man im bestehenden GKV-System denselben Effekt wie in den zur Diskussion stehenden Kopfpauschalen-Modellen. Bleiben als angebliche Vorteile der Kopfpauschale die Unabhängigkeit von konjunkturellen Einflüssen, die bessere Bewältigung demographischer Risiken sowie eine größere Verteilungsgerechtigkeit. Nicht eine davon hält einer sachlichen Überprüfung stand.

Die Behauptung, die Kopfpauschale mache die Finanzierung der gesetzlichen Krankenversicherung unabhängig von der Konjunktur und der Arbeitsmarktentwicklung, leuchtet nur vordergründig ein. Bei schlechter Wirtschaftslage sinkt bzw. stagniert das Lohnniveau und die Zahl der Arbeitslosen steigt, d. h. die beitragspflichtigen Einnahmen des bestehenden GKV-Systems nehmen ab. Die Kopfpauschalen hingegen bleiben gleich und damit das Finanzaufkommen der Krankenkassen. Die daraus abgeleitete Vorstellung, die Kopfpauschale könne eine konjunkturneutrale Finanzierung der GKV gewährleisten, ist jedoch ein Irrtum. Eine schlechte Arbeitsmarkt- und Wirtschaftsentwicklung nimmt die Finanzierung der Kopfpauschalen von zwei Seiten in die Zange. Zum einen steigt die Zahl der Arbeitslosen und Geringverdiener mit einem Einkommen unterhalb der Belastungsgrenze und einem Anspruch auf staatliche Zuschüsse. Zugleich schrumpfen die Steuereinnahmen, aus denen diese Subventionen bezahlt werden müssen. Steigende Anforderungen an den staatlichen Sozialausgleich müssten aus einem kleiner werdenden Steuertopf bedient werden. Die Politik stünde vor dem Dilemma, entweder die Steuern anzuheben, oder die Leistungen der Krankenversicherung zu kürzen und damit die Versicherten zu belasten. Beides würde auf eine Kürzung des verfügbaren Einkommens der Bürger hinauslaufen und die allgemeine Nachfrage weiter schwächen, ein die Wirtschaft noch weiter nach unten ziehender Effekt. Die Kopfpauschale ist also alles andere als konjunkturneutral.

Ebenso wenig ist sie „demographieresistenter" als die einkommensbezogenen Beitragssätze. Zwar ist die Höhe der Kopfpauschale für alle Altersgruppen gleich, aber damit wäre eine steigende Zahl von älteren Versicherten noch lange nicht folgenlos für die Finanzierung des Gesundheitswesens. Mit dem Übergang ins Rentenalter sinken die Einkommen. Ein wachsender Rentneranteil an den Versicherten erhöht die Zahl der vom Staat zu alimentierenden Versicherten und die in die Krankenversicherung zu pumpenden Zuschüsse aus dem Steueraufkommen. Ohne einen Risikostrukturausgleich, auf den einige Kopfpauschalen-Anhänger glauben verzichten zu können, würde es zudem zu erheblichen Wettbewerbsverzerrungen im GKV-System kommen. Kassen mit einem hohen Rentneranteil müssten zwangsläufig höhere Kopfprämien erheben, was nicht nur ihre Wettbewerbsposition verschlechtern, sondern auch die für ihre Versicherten fälligen Staatszuschüsse erhöhen würde. Die Kopfpauschale lässt konjunkturell und demographisch bedingte Finanzierungsprobleme der gesetzlichen Krankenversicherung also nicht verschwinden, sie verlagert sie nur auf das Steuersystem.

Nun behaupten die Verfechter der Kopfpauschale, dass gerade darin ein entscheidender Vorteil gegenüber der einkommensbezogenen Beitragsfinanzierung liege. Der Sozialausgleich sei über den Fiskus effektiver und gerechter herzustellen als innerhalb des GKV-Systems, da auf diese Weise nicht nur das Einkommen der GKV-Versicherten herangezogen würde, sondern das gesamte Sozialprodukt. Dadurch würden die Kosten des Gesundheitswesens auf mehr Schultern verteilt, mithin mehr soziale Gerechtigkeit erreicht. Das kling zunächst plausibel, ignoriert aber schwerwiegenden Kollateralschäden:

- Der Sozialausgleich würde in unserem Fiskalsystem auch über Verbrauchssteuern finanziert, die von allen Bürgern in gleicher Höhe getragen werden müssen und die unteren Einkommensschichten relativ stärker belasten als die höheren. Das würde den der Kopfpauschale per se innewohnenden Umverteilungseffekt (siehe unten) von unten nach oben nur noch verschärfen.
- Steuererhöhungen wären unvermeidlich. Zwar würde sich das Lohnsteueraufkommen durch den dem Lohn zugeschlagenen Arbeitgeberanteil automatisch erhöhen. Die meisten Schätzungen gehen von dadurch erzielten Mehreinnahmen des Staates von 15 bis 18 Milliarden Euro aus. Das könnte maximal reichen, die beitragsfreie Versicherung von Kindern zu finanzieren. Die Protagonisten der Kopfpauschale schätzen die zusätzlich erforderlichen Transfermittel auf 12 bis 16 Milliarden Euro. Pfaff et al. kommen in ihrer sehr viel realistischeren Kalkulation auf insgesamt 40 Milliarden Euro, von denen 25 Milliarden nur über Steuererhöhungen aufgebracht werden könnten, wenn sie nicht aus Einsparungen in den Etats anderer Ressorts kommen oder die Neuverschuldung des Bundes angehoben wird.
- Die für die Subventionierung von Kopfpauschalen im Bundeshaushalt zur Verfügung stehenden Mittel stünden in jährlicher Konkurrenz zu den Wünschen anderer Ressorts. Insbesondere in Zeiten abflauender Konjunktur und sinkender Steuereinnahmen ist die Gefahr realistisch, dass Zuschüsse für den Sozialausgleich in der GKV sich nicht am Bedarf der Versicherten, sondern an den politisch definierten Zielen einer Haushaltskonsolidierung ausrichten. Greß und Wasem verweisen auf internationale Erfahrungen, wonach in steuerfinanzierten Gesundheitssystemen die Leistungen leichter gekürzt werden können und längere

Wartezeiten wegen eingeschränkter Behandlungskapazitäten erduldet werden müssen als in sozialen Krankenversicherungssystemen.

Die in den hier zur Debatte stehenden Kopfpauschalen-Modellen enthaltene Entkoppelung von Versicherteneinkommen und Umverteilung ist nicht annähernd so sozial wie behauptet. Von diesem System profitieren in erster Linie die höheren Einkommensschichten und Singles, während Haushalte mit Kindern und einem eher bescheidenen Einkommen sowie Rentner trotz des Sozialausgleichs die Verlierer sind. Das zeigen folgende Beispiele, bei denen wegen der besseren Vergleichbarkeit unterstellt wird, dass der Arbeitgeber- bzw. Rentenversicherungsanteil an den GKV-Beiträgen ausgezahlt wird. Es wird von einer Kopfprämie von 200 Euro ausgegangen, was in etwa den gegenwärtigen GKV-Ausgaben pro Person entspricht. Ferner wird der ab 2009 geltende allgemeine Beitragssatz von 15,5 % mit einem ausgezahlten Arbeitgeber- bzw. Rentenversicherungsanteil zugrunde gelegt:

- Ein Rentnerehepaar mit einer Rente von 1.500 Euro müsste im bestehenden System monatlich 232,50 Euro bezahlen. Die Kopfpauschalen für zwei Erwachsene würden sich auf 400 Euro belaufen, die sich bei einer Belastungsgrenze von 15 % des Haushaltseinkommens auf 225 Euro reduzieren würden. Hinzu käme aber noch eine private Versicherung für Zahnarztbehandlung, die für ältere Menschen unter 25 Euro pro Monat und Person nicht zu haben sein dürfte. Dieses Rentnerehepaar müsste also bei Kopfpauschalen über 40 Euro mehr pro Monat zahlen.
- Ein Facharbeiter mit zwei Kindern, einer nicht erwerbstätigen Frau und einem Monatseinkommen von 3.000 Euro hätte unter den gleichen Bedingungen einen Beitrag von 465 Euro zu zahlen. In einem Kopfpauschalensystem käme er auf einen Grundbeitrag von 400 Euro, würde also unter der Entlastungsgrenze von 525 Euro liegen. Dem muss noch die Zahnersatzversicherung für vier Personen hinzugerechnet werden, konservativ geschätzt etwa 80 Euro. Seine Krankenversicherungskosten würden sich um 15 Euro erhöhen.
- Ein Doppelverdienerhaushalt mit zwei Kindern und einem Einkommen von insgesamt 8.000 Euro (5.000 und 3.000) bei der bestehenden Beitragsbemessungsgrenze von 3.600 Euro auf einen Monatsbeitrag von 1023 Euro. Im Kopfpauschalensystem wären nur 400 Euro fällig, d.h. einschließlich Zahnersatz von etwa 80 Euro fällt mit 480 Euro noch nicht einmal die Hälfte eines einkommensbezogenen Beitrags an.
- Bei Singles werden bei Einkommen jenseits der Beitragsbemessungsgrenze durch die Kopfpauschale die Beiträge um über 60 % abgesenkt. (von 558 auf 200 Euro plus 15 Euro für Zahnersatz).

Das Kopfprämiensystem ist vor diesem Hintergrund nichts anderes als eine staatliche Förderung von Besserverdienenden und bringt nicht mehr, sondern weniger soziale Gerechtigkeit.

Modelle einer Bürgerversicherung

Die von der SPD, den Grünen, der Linken und den DGB-Gewerkschaften favorisierte Idee einer Erweiterung der Krankenversicherungspflicht auf die gesamte Bevölkerung stand schon in den ersten Nachkriegsjahren auf der politischen Agenda, hat aber seit Gründung der Bundesrepublik keine wirkliche Rolle mehr gespielt. Virulent wurde sie erst wieder, als Anfang des 21. Jahrhunderts die Finanzkrise des GKV-System sich immer deutlicher abzeichnete. Das Konzept der Bürgerversicherung unterscheidet sich von einer Einheitsversicherung dadurch, dass das gegliederte GKV-System als solches beibehalten werden soll. Es besteht im Kern aus einer Erweiterung des Solidaritätsprinzips der GKV auf die gesamte Bevölkerung:

- Alle Bürger haben ohne Ausnahme die Pflicht, sich in einer der gesetzlichen Krankenkassen zu versichern. Das Beihilfesystem für Beamte wird ebenso abgeschafft bzw. zum Auslaufmodell wie die freiwillige Versicherung für besser verdienende Angestellte und Selbstständige.
- Die Beiträge werden nach dem Prinzip der Leistungsfähigkeit als prozentualer Anteil des beitragspflichtigen Einkommens erhoben.
- Alle Krankenversicherungen bieten das gleiche Spektrum von Pflichtleistungen an, das dem gegenwärtig geltenden Niveau des SGB V entspricht.
- Es gilt ein allgemeiner Kontrahierungszwang. Ein Risikostrukturausgleich mit direktem Morbiditätsbezug (M-RSA, > S. 201 ff.) soll sicherstellen, dass der Kassenwettbewerb sich ausschließlich um die Versorgungsqualität und den Service dreht.

Die Modelle

In diesen Punkten sind sich die vorliegenden Modelle und Konzepte der SPD, der Grünen und der Linkspartei einig. Unterschiedliche Vorstellungen gibt es vor allem zu vier Fragen (Tabelle 6.4), wobei es dazu innerhalb dieser Organisationen jeweils unterschiedliche Vorstellungen gibt:

- Welche Einkommensarten sollen bis zu welcher Höhe zur Beitragsbemessung herangezogen werden?
- Was wird aus den privaten Krankenversicherungsunternehmen? Sollen sie nur noch Zusatzleistungen komplementär bzw. supplementär zur GKV anbieten oder auch nach niederländischem Vorbild zu GKV-Konditionen als Vollversicherung am Markt bleiben können?
- Wie soll der Arbeitgeberanteil der Beiträge gestaltet werden?
- Sollen Ehepartner beitragsfrei mitversichert werden oder zumindest ab einer bestimmten Einkommenshöhe gesonderte Beiträge abführen?

Diese Fragen betreffen komplexe rechtliche und gesellschaftspolitische Sachverhalte, für die es eine Reihe von alternativen Umsetzungsmöglichkeiten gibt. Alle vorliegenden Bürgerversicherungs-Modelle sind dem Solidaritätsprinzip verpflichtet, d. h. alle GKV-Mitglieder führen einen bestimmten Anteil ihres Einkommens (Beitragssatz) an ihre Krankenkasse ab. Allerdings unterscheiden sie sich, wie Tabelle 6.4 zeigt, in der konkreten Ausgestaltung

- der Bezugsgröße und Bemessungsgrenze in der Beitragsgestaltung,
- der zukünftigen Funktion der PKV,
- des Arbeitgeberanteils sowie
- der beitragsfreien Mitversicherung von Ehegatten bzw. Lebenspartnern.

Es fällt auf, dass die SPD und die Grünen die geltende Beitragsbemessungsgrenze (BBG) nicht antasten wollen. Dabei stellt sie kaum weniger eine soziale Benachteiligung von Normal- gegenüber Besserverdienern dar als die Ausklammerung von Kapitaleinkommen aus der Beitragsbemessung. Der Bürgerversicherungsprotagonist und SPD-MdB Karl Lauterbach begründet die Beibehaltung der bestehenden BBG wie folgt: „Ohne Beitragsbemessungsgrenze würde der Beitrag für die Bürgerversicherung wie eine Steuer erhoben. Dies entspricht aber nicht dem Charakter einer am Wettbewerb orientierten Versicherung, sondern in der Tat eher einer Art staatlicher Einheitskasse." Das ist eine wenig überzeugende und auch wohl nicht ehrliche Begründung. Bei Licht besehen geht es darum, die eh schon konfliktreiche Einführung einer Bürgerversicherung nicht noch mit einer Verärgerung der politisch einflussreichen akademischen Mittelschicht zu belasten, die als zumeist freiwillig Versicherte von einer Anhebung der BBG besonders betroffen wäre. Genau das ist wohl gemeint, wenn die Grünen in dem Beschluss ihrer 23. Ordentlichen Bundesdelegiertenkonferenz vom 2./3. Oktober 2004 darauf hinweisen, dass bei der Festlegung der BBG auch „die Akzeptanz in der Bevölkerung zu berücksichtigen [ist]." Wobei es ehrlicher gewesen wäre, die Worte „in der Bevölkerung" durch „unsere Wählerklientel" zu ersetzen, haben doch die Wähler der Grünen den höchsten Einkommensdurchschnitt und viele freiwillig in der GKV Versicherte unter sich.

Wenn die nicht angehobene BBG der politische Preis ist, den man für eine breite Akzeptanz der Bürgerversicherung zahlen muss, wäre das auch ein hinnehmbarer Kompromiss. Die Bürgerversicherung würde auch ohne eine Anhebung der BBG für deutlich mehr soziale Ausgewogenheit in der Beitragsgestaltung der GKV führen, als dies gegenwärtig der Fall ist. Die Rürup-Kommission schätzt, dass durch die Bürgerversicherung die Beitragssätze wie folgt gesenkt werden könnten (jeweils in Beitragssatzpunkten):

- Einbeziehung aller Einkommensarten, aber GKV-Versicherte und BBG wie Status quo: 0,5.
- Zusätzliche Anhebung der BBG auf Rentenversicherungsniveau: 0,8.
- Zusätzlich Einbeziehung aller Bürger: 0,7.
- Einbeziehung aller Einkommen und aller Bürger: 1,2.
- Zusätzlich Anhebung der BBG auf das Rentenversicherungsniveau: 2,0.

Tabelle 6.4: Modelle einer Bürgerversicherung

Merkmale	SPD	Bündnis 90–Grüne	Die Linke
Versicherte	Alle Bürger	Alle Bürger	Alle Bürger
Mitversicherte	Kinder und nicht erwerbstätige Ehegatten beitragsfrei.	Kinder und Jugendliche in Ausbildung beitragsfrei, ebenso Lebenspartner bei Erziehungsaufgaben und Pflege von Angehörigen. Sonst Beitragspflicht wie beim Ehegattensplitting für beide Einkommenshälften.	Kinder und Jugendliche in Ausbildung beitragsfrei, ebenso Lebenspartner bei Erziehungsaufgaben und Pflege von Angehörigen.
Beitragsbemessung	Jeweils prozentualer Anteil am Erwerbs- und Kapitaleinkommen (ohne Mieteinnahmen). BBG wie Status quo. Kapitaleinkommen mit Sparerfreibetrag, alternativ Abgeltungssteuer 7 %.	Steuerpflichtiges Einkommen bis zur BBG wie Status quo. Sparerfreibetrag für Kapitaleinkommen.	Gesamtes Einkommen mit Sparerfreibetrag. Anhebung der BBG auf Höhe in der Rentenversicherung, weitere Anhebung denkbar.
Arbeitgeberanteil	Status quo	3 Optionen: Steuerfreie Auszahlung, 50 % des Durchschnittsbeitrags, Status quo.	Strikte Parität, perspektivisch Wertschöpfungsabgabe.
Verhältnis PKV-GKV	Besitzstandwahrung für PKV-Mitglieder. PKV kann Bürgerversicherung zu gleichen Konditionen wie GKV anbieten und wird in RSA einbezogen.	Besitzstandwahrung für PKV-Mitglieder. Ggf. Überführung ihrer Altersrückstellungen in den RSA.	PKV nur für Zusatzversicherung. Überführung von Ansprüchen an die PKV in die Bürgerversicherung.

Diese Schätzung der Rürup-Kommission wird mit nur geringen Abweichungen auch von anderen Modellrechnungen bestätigt (Pfaff et al. 2004, Krämer 2004, Sehlen et al. 2005)). Diese Reduktion der GKV-Beiträge ginge zudem einher mit einer Entlastung der Renten- und Arbeitslosenversicherung, deren Beitragssätze durch die geringeren Zahlungen an die GKV um 0,4 bzw. 0,1 Prozentpunkte sinken würden. Insgesamt käme man also auf eine Senkung der Sozialversicherungsbeiträge von bis zu 2,5

Prozentpunkten. Wenn also die Arbeitgeber von Abgaben entlastet werden sollen, wäre die Bürgerversicherung dafür ein probates Mittel.

Zur Gestaltung des Arbeitgeberbeitrages gibt es mehrere Optionen. Während die SPD die bestehende Regelung nicht ändern will, stellen die Grünen auch die einmalige steuerfreie Auszahlung des Arbeitgeberanteils an die Versicherten und damit die Abschaffung der paritätischen Finanzierung zur Diskussion. Die Linke hält hingegen hält an der strikten Parität fest und erwägt eine Wertschöpfungsabgabe, d. h. die Orientierung der Sozialversicherungsabgaben an der Wirtschaftskraft eines Unternehmens und nicht an den Löhnen und Gehältern ihrer Mitarbeiter. In der Diskussion befindet sich auch der Vorschlag, wie in den Niederlanden den Arbeitgeberbeitrag auf die gesamte Lohnsumme eines Unternehmens zu beziehen. Das hätte den Charme, für diesen Teil der GKV-Finanzierung die Beitragsbemessungsgrenze faktisch abzuschaffen. Dann würden alle Gehälter, vom Vorstand bis zum Pförtner, einbezogen. Grundsätzlich handelt es sich bei der Gestattung des Arbeitgeberbeitrags weniger um eine ökonomische als um eine gesellschaftspolitische Frage. Würde man den Arbeitgeberbeitrag steuerfrei an die Versicherten auszahlen, änderte sich für die Lohnkosten der Unternehmen unten (S. 47 f.) angesprochenen Aspekt nichts, dass Krankenversicherungsbeiträge unverzichtbare Lohnbestandteile sind und daher immer ein Kostenfaktor sein werden, egal wie hoch der Arbeitgeberanteil ist. Allerdings hat der Arbeitgeberbeitrag einen hohen gesellschaftspolitischen Symbolwert und nimmt zudem die Unternehmen mit in die Verantwortung für die GKV.

Bürgerversicherung und PKV

Mit der Bürgerversicherung käme das Ende des traditionellen Geschäftsmodells der PKV, was nicht bedeutet, dass die privaten Krankenversicherungen damit völlig vom Markt verschwinden würden. Alle vorliegenden Modelle wollen ihnen zumindest das Geschäft mit der Zusatzversicherung (Krankenhauszusatzversicherung, komplementäre Versicherung für Zuzahlungen usw.) lassen. Das SPD-Modell geht noch einen Schritt weiter und eröffnet privaten Assekuranzgesellschaften die Möglichkeit, GKV-Tarife zu den gleichen Konditionen und mit Einbindung in den RSA bzw. Gesundheitsfonds anzubieten wie die AOK, die TK oder andere traditionelle Krankenkassen. In den Niederlanden ist man mit der 2004 erfolgten Organisationsreform der Krankenversicherung einen ähnlichen Schritt gegangen. Allerdings kannte die niederländische PKV keine Kapitaldeckung, hatte also ein sehr viel einfacher mit der GKV zu synchronisierendes Geschäftsmodell. Wie oben bereits erwähnt (S. 121 ff.), gehören die Alterrückstellungen als wesentliche Ertragsquelle zum deutschen PKV-Modell. Ihre zukünftige Verwendung ist das Kernproblem bei einer Integration der PKV in die GKV. Dafür gibt es machbare Lösungen (vgl. Schräder et al. 2004 sowie Wasem und Greß 2004):

- Wird die PKV komplett mit allen Vollversicherten in die GKV integriert, würden deren Altersrückstellungen in den RSA bzw. Gesundheitsfonds überführt.

Dies kann entweder in einem einmaligen Transfer oder durch eine Umwandlung in ein Sondervermögen realisiert werden, das erst in Zeiten hoher demographischer Belastungen zur GKV-Finanzierung herangezogen würde.

• Die politisch leichter durchsetzbare und rechtlich wohl auch einfachere Lösung wäre, den Bestandsversicherten in der PKV zumindest ab einer bestimmten Altersgrenze ihre Versicherungsverträge nach altem Muster zu sichern und nur die neuen bzw. jüngeren Versicherten der GKV zuzuordnen. Denkbar wäre auch eine Wahlmöglichkeit für die bisherigen PKV-Mitglieder zwischen ihrem alten Vertrag und einer GKV-Mitgliedschaft. Wählen sie letztere Option, müssten ihre jeweiligen kalkulatorischen Altersrückstellungen in den RSA bzw. Gesundheitsfonds eingehen.

Die Versicherungswirtschaft lehnt alle Varianten einer Integration der PKV in die Bürgerversicherung ab. Sie vernichte ihr Geschäftsmodell und verletze damit das im Grundgesetz verbriefte Recht der freien Berufsausübung. Dieser Auffassung steht jedoch eine Rechtssprechung des Bundesverfassungsgerichtes gegenüber, die dem Bund eine sehr weit gefasste Kompetenz für sozialversicherungsrechtliche Regelungen gem. Art. 74 GG zubilligt. Sie umfasst auch prinzipiell die Einrichtung einer Volks- oder Bürgerversicherung. So hat das Bundesverfassungsgericht z. B. die Einführung der Pflegeversicherung als quasi Volksversicherung explizit als verfassungskonform bezeichnet. Zumindest das Bürgerversicherungsmodell, in dem die PKV im Sinn einer Besitzstandswahrung bestehen bleibt bzw. langsam ausläuft und alle Neu-Versicherten der Bürgerversicherung zuweist, dürfte daher vor dem Bundesverfassungsgericht bestehen können. Aber auch dieses Modell lehnt die PKV mit der Begründung ab, sie könnten ihre Altersrisiken nur finanzieren, wenn sie auch jüngere Neuversicherten aufnehmen könnten. Das wirft die Frage auf, ob Versicherungsunternehmen ihre Altersrückstellungen wirklich risikoadäquat kalkuliert haben. Wenn sie behaupten, auf Neuversicherte nicht verzichten zu können, heißt das indirekt, dass etliche Versicherungsgesellschaften die Altersrisiken ihrer Bestandsversicherten nicht ausreichend abgesichert haben. Wäre dem nicht so, benötigten sie die Auffüllung ihrer Rücklagen durch Neuversicherte nicht. Wie dem auch sei, die PKV wird alle politischen und rechtlichen Hebel in Bewegung setzen, ihr Geschäftsmodell unverändert zu bewahren. Sei dies nicht möglich, so die Ankündigung maßgeblicher Unternehmensvorstände, werde sich die Versicherungswirtschaft aus dem Krankenversicherungsgeschäft zurückziehen. Das belegt, dass es der Versicherungswirtschaft vor allem um das Geschäft mit den Altersrückstellungen geht und nicht um die Krankenversicherung als solche.

Gesundheitsfonds: Fauler Kompromiss oder Paradigmenwechsel?

Über kaum eine andere gesundheitspolitische Reformmaßnahme der letzten 20 Jahre wurde so viel Unsinn verbreitet, wie über den ab 2009 eingeführten Gesundheitsfonds. Innerhalb kurzer Zeit haben ihn die Medien zu einem Mythos herangezüchtet, der für alle möglichen Probleme im Gesundheitswesen verantwortlich gemacht wird, auch wenn sie gar nichts mit ihm zu tun haben. Den Bürgern wird der Eindruck vermittelt, er sei ein Verwaltungsmonster, das niemand brauche und nur Ulla Schmidt und die Kanzlerin wollten. Dabei ist der Gesundheitsfonds trotz seiner gar nicht zu leugnenden, durch politische Kompromisse und Egotrips vereinzelter Politiker erzwungenen Halbheiten und Mängel weder eine „bürokratische Staatswirtschaft" (Guido Westerwelle) noch eine „Missgeburt" („Handelsblatt"). Er ist im Prinzip ein nur anders als zuvor verwalteter und zudem zielgenauer gestalteter Risikostrukturausgleich, der dem im § 1 des SGB V festgehaltenen Grundsatz folgt, wonach die gegliederte GKV *eine* Solidargemeinschaft ist, und keine Gemeinschaft von nur in sich solidarischen Krankenkassen. Der wesentliche Unterschied des Gesundheitsfonds zur bisherigen GKV-Finanzierung besteht in dem deutlich angehobenen Zuschuss aus dem Bundeshaushalt, ohne den sein allgemeiner Beitragssatz noch höher wäre als der ab 1.1.2009 geltende von 15,5 %. In dieser jährlich wachsenden Steuerfinanzierung der GKV liegt der eigentliche Paradigmenwechsel, der auch das Resultat der fehlenden politischen Mehrheit für ein einheitliches Krankenversicherungssystem für alle Bürger ist. Nur mit einem solchen Modell hätte sich das chronische Defizit der GKV ohne Zuschüsse aus dem Bundeshaushalt ohne beständige Beitragssatzerhöhungen beseitigen lassen. So aber steht die Politik vor einem Dilemma: Entweder steigen die GKV-Beiträge weiterhin stärker als die beitragspflichtigen Einkommen der Versicherten, was wirtschafts- und verteilungspolitisch unerwünscht ist. Oder der Bundeshaushalt muss die wachsenden Budgetlücken der GKV füllen, wodurch diese in immer größere Abhängigkeit vom Steuersystem und dessen jährlichen fiskalischen Auseinandersetzungen gerät. Diese für die Zukunft der GKV entscheidende ordnungspolitische ist wurde nur in weinigen Kommentare zum Gesundheitsfonds diskutiert worden.

Wie funktioniert der Gesundheitsfonds?

In den Gesundheitsfonds fließen ab dem 1.1.2009 alle Beitragseinnahmen der Krankenkassen einschließlich der Zuweisungen der anderen Sozialversicherungsträger Für alle GKV-Mitglieder gilt der gleiche allgemeine Beitragssatz, der aus einem paritätisch von den Versicherten und ihren Arbeitgeber getragenen Teil und dem seit 2004 nur von den Versicherten zu tragenden Sonderbeitrag für Zahnersatz- und Lohnfortzahlungsleistungen von 0,9 Prozentpunkten besteht. Er wird von der Bundesregierung per Rechtsverordnung festgelegt und beruht auf Berechnungen eines Schätzerkreises, der sich aus Fachleuten der Krankenkassen, des BVA, des Bundesgesundheitsministeriums, des Statistischen Bundesamtes und der Bundesbank zusammensetzt. Ein solches Expertengremium hatte schon in dem 1994 eingeführten Risikostrukturausgleich den „Ausgleichsbedarfssatz" errechnet, der dem allgemeinen Beitragssatz des Gesundheitsfonds in seiner ökonomischen Logik gleicht (> S. 203 f.). Hinzu kommen Zuschüsse aus dem Bundeshaushalt, die sich ab 2009 schrittweise in Jahrestranchen von jeweils zusätzlich 1,5 Mrd. Euro bis zum Jahr 2016 auf 14 Mrd. Euro aufsummieren werden. Der Fonds soll auch eine Liquiditätsreserve enthalten, um unterjährige Schwankungen im Verhältnis von Einnahmen und Ausgaben der GKV zu decken. Sollte diese Reserve wegen außergewöhnlicher Ereignisse (z. B. Grippeepidemie) nicht ausreichen, kann der Bund mit kurzfristigen Darlehen einspringen.

Alle Krankenkassen erhalten aus dem Gesundheitsfonds für jede versicherte Person neben einer Grundpauschale alters-, geschlechts- und risikobezogene Zu- oder Abschläge sowie Zuweisungen für sonstige Ausgaben (Satzungs- und Ermessensleistungen, DMP-Programme, standardisierte Verwaltungsausgaben). Durch diesen morbiditätsorientierten Risikostrukturausgleich (M-RSA) soll sichergestellt werden, dass sich aus der spezifischen Versichertenstruktur einer Kasse weder Vor- noch Nachteile im Wettbewerb ergeben und eine Risikoselektion vermieden wird. Am 14. November 2008 teilte das BVA den Kassen erstmals die Höhe dieser Zuweisungen mit, nachzulesen unter www.bundesversicherungsamt.de. Demnach beträgt 2009 die Grundpauschale je Versicherten 185,64 Euro. Hinzu kommen je Versicherten standardisierte Verwaltungsausgaben und Ausgaben für Ermessensleistungen in Höhe von 5,48 bzw. 1,54 Euro (aufgerundete Werte). Diese Grundpauschalen werden ergänzt durch

- alters- und geschlechtsspezifische Zu- oder Abschläge,
- Zuschläge für Erwerbsgeminderte zwischen 116, 67 (weiblich, 56-65 Jahre) und 258,18 Euro (weiblich, unter 45 Jahre) sowie
- Zuschläge für die 80 in den M-RSA aufgenommenen Krankheitsgruppen zwischen 27,07 (Atherosklerose) und 5.064,71 Euro (Hämophilie).

Insgesamt deckt beim Start des Gesundheitsfonds der allgemeine Beitragssatz nebst Steuerzuschüssen die GKV-Ausgaben vollständig ab. Der Schätzerkreis beim BVA prognostiziert regelmäßig die weitere Entwicklung von Einnahmen und Ausgaben der Kassen. Stellt er fest, dass der allgemeine Beitragssatz nur noch 95 % der zu erwartenden Ausgaben der GKV einschließlich der vorgeschriebenen Liquiditätsreserven abdeckt, muss der allgemeine Beitragssatz angehoben werden; liegt eine Überdeckung vor, kann er abgesenkt werden. Liegen die Ausgaben einer Kasse über den Zuweisungen aus dem Fonds, muss die Kasse zur Deckung ihres Haushalts einen Zusatzbeitrag erheben, der maximal 1 % der beitragspflichtigen Einnahmen der Versicherten betragen darf. Eine konkrete Einkommensüberprüfung erfolgt allerdings erst ab einer Pauschale von 8 Euro. Die Versicherten haben zudem bei der Erhebung eines Zusatzbeitrages ein außerordentliches Kündigungsrecht und können kurzfristig in eine Kasse wechseln, die nur den allgemeinen Beitragssatz verlangt oder sogar einen Bonus gewährt. Sind die Ausgaben einer Kasse niedriger als die Fondszuweisungen, kann sie die Überschüsse an ihre Versicherten in Form von Sonderprämien weitergeben.

Die Zuweisungen aus dem Fonds sind im Prinzip Benchmarks, die definieren, welche finanziellen Mittel eine Kasse auf Basis standardisierter Kosten in der Regel braucht, um die medizinische Versorgung ihrer Versicherten zu gewährleisten. Der Journalist Friedrich Küppersbusch hat diesen Grundgedanken des Gesundheitsfonds ebenso präzise wie ungläubig zusammengefasst: „Durch den Einheitsbeitrag aus dem Gesundheitsfonds wird sich schnell zeigen, ob eine Kasse, wirtschaftet oder ständig Nachschlag will. … Das kann man zu der Tendenz zusammenfassen, es mal weniger mit Leistungskürzungen zu versuchen, sondern den Verwaltungswasserkopf beim Geldverbrennen zu hemmen. Dadurch habe ich das Gefühl, dass die Reform gut sei – und dadurch wiederum das Gefühl, dass ich sie nicht verstanden habe." („die tageszeitung", 15.1.2007) Doch, er hat sie richtig verstanden.

Kritik am Gesundheitsfonds: Viel Lärm um nichts?

Nicht nur von der politischen Opposition, sondern auch von den Krankenkassen und in Medienkommentaren wird der Gesundheitsfonds als Fehlkonstruktion bezeichnet, weil er

- den Krankenkassen ihre Finanzautonomie nehme,
- sich tendenziell von der paritätischen Finanzierung der GKV verabschiede,
- bei den meisten Krankenkassen zu Beitragserhöhungen führe,
- mit seinem Morbiditätsausgleich Prävention unattraktiv mache und eine teure „Pathologisierung" der gesetzlichen Krankenversicherung bewirke,
- einen unsinnigen Finanzausgleich zwischen den Ländern beinhalte,
- mit dem Zusatzbeitrag Kassen mit einer sozial schwachen Mitgliederstruktur belaste sowie
- die Finanzierung der GKV zunehmend von der Haushaltslage des Bundes abhängig mache.

Alles in allem sei der Gesundheitsfonds ein bürokratisches Monster, der keine nachhaltige Lösung der ernsten Finanzprobleme in der GKV biete und den niemand wolle. Diese Vorwürfe sind eine Melange aus Ablenkungsmanövern, Missverständnissen, Unkenntnis der Mechanismen des RSA und ernst zu nehmender Kritik.

Bei der Klage von Kassenfunktionären, der Gesundheitsfonds nehme den Kassen die Finanzautonomie und verabschiede sich von der paritätischen Finanzierung, handelt es sich um „Phantomschmerzen" (Franz Knieps). Ihre Finanzautonomie haben die einzelnen Krankenkassen bereits mit der Einführung des RSA fast völlig verloren. Seit 1996 gingen 92 % ihrer Beitragseinnahmen in den RSA. Autonom verfügen konnten die Kassen seitdem nur über die restlichen 8 %, die für Satzungsleistungen und Verwaltungskosten verwendet wurden. Viele dieser Satzungsleistungen sind mit dem GKV-WSG zur Pflichtleistung geworden. Kassen, deren Mitglieder ein überdurchschnittliches beitragspflichtiges Einkommen haben, konnten ihre Satzungsleistungen großzügig gestalten und hatten dadurch ungerechtfertigte Wettbewerbsvorteile. Diese verschwinden mit dem 100-prozentigen Finanzkraftausgleich im Gesundheitsfonds. Umso erstaunlicher ist es, dass vor allem AOK-Funktionäre gegen den Gesundheitsfonds polemisierten, deren Kassen von dem vervollständigten Finanzkraftausgleich sowie dem M-RSA erheblich profitieren. So warf z. B. der damalige Vorstandsvorsitzende der AOK Sachsen-Anhalt Günther Kasten der Bundesregierung vor, sie opfere „mit ihren Plänen leichtfertig und ohne Not den Solidaritätsgedanken in der gesetzlichen Krankenversicherung." (Gesundheit und Gesellschaft Nr.8/2006). Im selben Heft ließ auch der Verwaltungsratsvorsitzende des AOK-Bundesverbandes Fritz Schösser ein erhebliches Maß an Realitätsverlust erkennen, als er behauptete: „Es wird zu einem Wettbewerb um möglichst gesunde Mitglieder kommen und zu einem Wettlauf um den schnellsten Abbau medizinischer Leistungen bei den Kassen." Genau das nämlich soll durch den endlich mit dem Gesundheitsfonds eingeführten, von der AOK immer geforderten M-RSA im Gesundheitsfonds verhindert werden. Zwar wird es nie einen perfekten, alle Morbiditätsrisiken punktgenau erfassenden RSA geben können, aber sicher ist, dass der neue M-RSA Kassen mit einer problematischen Risikostruktur deutlich besser stellt als zuvor. Mittlerweile sind die sich selbst als „Versorgerkassen" bezeichnenden AOKn und großen Ersatzkassen wie BEK und DAK auch zufrieden mit der Umsetzung des M-RSA. Das zeigte sich bei den Stellungnahmen der Kassenverbände zu dem vom BVA vorgelegten Konzept eines M-RSA. Die Mitte November 2008 den Kassen mitgeteilten Zuwendungen des Gesundheitsfonds bringen z. B. der AOK gegenüber dem alten RSA ein Einnahmeplus von 2,4 Mrd. Euro. Da kann man sich nicht länger beschweren.

Zur Kategorie „Phantomschmerz" gehört auch die Behauptung, dass mit dem Gesundheitsfonds das Prinzip der paritätischen Finanzierung der GKV verletzt wird. Dieser ordnungspolitische Grundsatz ist in der GKV schon seit Jahren eher ein Postulat als Realität. Die Versicherten wurden über erhöhte Zuzahlungen und Leistungkürzungen schon vorher stärker belastet als die Arbeitgeber; ihr Anteil an der Finanzierung der Leistungsausgaben der GKV liegt schon seit Jahren deutlich über 50 %. Spätestens mit dem nur von den Versicherten seit 2004 zu zahlenden Sonderbeitrag von 0,9 Prozentpunkten gibt es die paritätische Finanzierung nicht mehr. Allerdings kann der Gesundheitsfonds diesen Trend bei einigen Kassen umkehren, da er eine festen Arbeitgeberanteil, aber einen flexiblen Versichertenanteil in Form von Zusatzbeiträgen oder Boni vorsieht. Da kann es vorkommen, dass per saldo der Arbeitgeberanteil die Beiträge der Versicherten abzüglich Bonuszahlungen übersteigt. Faktisch bringt der Gesundheitsfonds den Arbeitgebern einen Einheitsbeitrag, durch den es für sie uninteressant ist, ob ihre Beschäftigten in einer „teuren" oder einer „billigen" Kasse versichert sind. Damit entfällt der berüchtigte Wettbewerb im

Lohnbüro, in dem Personalleiter ihre Belegschaft anspornten, in eine Kasse mit möglichst niedrigem Beitragssatz zu wechseln. Nunmehr zählt bei der Kassenwahl nur
noch das Versicherteninteresse.

Presseberichte, wonach fast alle Versicherten durch den Gesundheitsfonds höhere
Beitragssätze zahlen müssen, stimmen nur insofern, als der ab 1.1.2009 erhobene
allgemeine Beitragssatz von 15,5 % um 0,6 Prozentpunkte über dem Ende 2008
geltenden durchschnittlichen Beitragssatz in der GKV liegt. Diese Steigerung hat
aber nichts mit dem Gesundheitsfonds als solchem zu tun, wie in Medienberichten
behauptet. Sie ist das Ergebnis von zwischen dem GKV-Spitzenverband und der
KBV für 2009 auf Basis der Vergütungsreform (> S. 173 ff.) vereinbarten Anhebung
der Gesamtvergütung für die Vertragsärzte um 2,7 Mrd. Euro sowie von Mehrausgaben für die Krankenhäusern in Höhe von etwa 3 Mrd. Euro, die u. a. für die Einstel-
lung von mehr Pflegekräften verwendet werden sollen. Auch ohne den Gesundheitsfonds wäre der durchschnittliche Beitragssatz in der GKV allein aufgrund dieser
Kostensteigerungen auf 15,5 % angestiegen. Dahinter hätte sich allerdings eine sehr
große Spreizung der Beitragssätze verborgen, die schon Ende 2008 zwischen 12,7
und 17,4 % lag und sich 2009 ohne den Gesundheitsfonds und seinem verbesserten
RSA mit Sicherheit weiter auseinander entwickelt hätte. Klar ist aber auch, dass es
eine Reihe von Kassen gibt, die durch den Gesundheitsfonds schlechter gestellt sind
als zuvor und in Existenznöte geraten können. Wenn sie in Pressekommentaren als
„pfiffig agierende kleinere Krankenkassen mit schlanker Verwaltung, die Vertriebs-
wege auch das Internet für sich entdeckt haben" (Berliner Zeitung 31.12.2008), idea-
lisiert werden, denen nun der böse Gesundheitsfonds das Lebenslicht ausblase, dann
ist das purer Unsinn. Deren Pfiffigkeit bestand darin, ihre Unternehmenspolitik auf
Risikolektion zu stützen, das Solidaritätsprinzip zu unterlaufen, auf die aufwendige
persönliche Beratung in wohnortnahen Geschäftsstellen zu verzichten und stattdessen
den Versichertenservice Call-Centern mit schlecht bezahlten Angestellten zu übertragen. Einer solchen Geschäftspolitik schiebt der Gesundheitsfonds mit dem M-RSA
einen Riegel vor und beendet die Benachteiligung von Kassen mit einer betreuungs-
intensiven Klientel.

Der Versuch von Kassenfunktionären, deren Unternehmen durch den Gesundheitsfonds Wettbewerbsvorteile einbüssen, den M-RSA als Kostentreiber darzustel-
len versuchen, ist zwar sachlich falsch, aber menschlich verständlich. Ärgerlich wird
es, wenn ein Wissenschaftler, der dem Beirat des BVA zur Gestaltung des M-RSA
abgehörte, sich dazu versteigt, dieses Instrument als eine „Pathologisierung der gesamten GKV" zu charakterisieren, so der fälschlicherweise als Gesundheitsökonom
bezeichnete Pharmakologe Gerd Glaeske im „Handelsblatt" (8.8.2008). Die Jagd der
Kassen nach gesunden Versicherten werde „nun durch die Jagd nach chronisch
Kranken abgelöst". Diese Äußerung lässt auf erhebliche Wissenslücken sowohl über
die unten (S. 198 ff.) beschriebenen Mechanismen des RSA als auch über grundlegende gesundheitsökonomische Zusammenhänge schließen. Ausgangspunkt von
Glaeskes Polemik war die Entscheidung des BVA, den Empfehlungen des von ihm
geleiteten BVA-Beirates zu den im M-RSA zu berücksichtigenden Krankheiten nicht

zu folgen. Diese Entscheidung hatte viel Wirbel ausgelöst, war jedoch sachlich gerechtfertigt, weil die Umsetzung der Auffassungen des Beirates Sinn und Zweck des M-RSA verfehlt hätten. Allerdings sind dessen Missverständnisse schon in der ins Gesetz gedrückten Forderung der Union angelegt, den M-RSA auf maximal 80 Krankheiten zu beschränken. Sie beruhen auf dem Irrtum, der M-RSA sei ein Ausgabenausgleich; deshalb müsse man die Zahl der „ausgleichsfähigen" Krankheiten und der betroffenen Versicherten limitieren. Tatsächlich aber ist er ein Benchmarksystem, in dem verschiedene Kosten- bzw. Risikotypen vergleichbar gemacht werden. Der RSA hat die Aufgabe, den Krankenkassen aus dem Gesundheitsfonds einen Betrag zukommen zu lassen, der den GKV-Durchschnitt der Versorgungskosten seiner Versicherten abdeckt und einen positiven Deckungsbeitrag ermöglicht, der sich aus der Differenz zwischen den Fondszuweisungen und den tatsächlichen Ausgaben einer Kasse ergibt. Art und Schwere der Krankheit sind für die Aufnahme in den M-RSA eigentlich unerheblich. Er sollte sich auch nicht auf eine Zahl bestimmter bzw. auf besonders schwere Krankheiten beschränken, weil das Kassen benachteiligen würde, die viele Fälle von leichteren, aber häufigen chronischen Erkrankungen versichern.

Die prinzipiell schon fragwürdige Begrenzung des M-RSA auf 80 Krankheitsarten hätte durch die Umsetzung der Empfehlungen des BVA-Beirates noch problematischere Folgen gehabt. Er sprach sich mehrheitlich dafür aus, nur solche Krankheitsarten in den M-RSA aufzunehmen, „die entweder quasi schicksalhaft auftreten oder einer Prävention oder Vermeidung zumindest beim einzelnen Versicherten nicht (mehr) zugänglich sind." So hätten die Krankenkassen einen Anreiz zur Verhütung entsprechender Krankheiten. Den Kassen wird damit ein ökonomisches Interesse an der Prävention untererstellt, das sie weder haben, noch sinnvoll einlösen können. Faktisch ist das Gegenteil der Fall. Gerade wenn nur „schwere" Fälle in den M-RSA aufgenommen würden, hätten die Krankenkassen kein wirtschaftliches Interesse mehr an Disease-Management-Programmen, in denen chronisch Kranke bereits im Frühstadium ihres Leidens betreut werden. Für sie würde sich sogar eine Verschlimmerung der Krankheit lohnen, weil dann die Behandlungskosten über den RSA finanziert würden. Außerdem können Kassen wegen des Wettbewerbs kein wirkliches Interesse an der Prävention haben. Entsprechende Maßnahmen haben eine langfristige Wirkung, d. h. Präventionsprogramme können sich, wenn überhaupt, erst nach Jahren oder Jahrzehnten in Form verringerter Behandlungsausgaben auszahlen. Die einzelne Kasse kann aber nicht wissen, ob die Versicherten dann überhaupt noch in ihrer Kasse sind und ihre gesundheitsfördernden Maßnahmen daher nicht auch der Konkurrenz zugute kommen. Aus diesen Gründen wurden in Anhörungen die vom BVA-Beirat empfohlenen 80 Krankheiten sowohl von den Krankenkassen als auch von RSA-Experten abgelehnt und kamen nicht auf die vom BVA festgelegte Liste (www.bundesversicherungsamt.de > Risikostrukturausgleich). Es rächte sich, dass dem BVA-Beirat kein ausgewiesener RSA-Experte angehörte, der ihn vor dieser Blamage hätte bewahren können.

Auf massiven Druck von Bayerns damaligen Ministerpräsidenten Stoiber wurde noch eine weitere den Gesundheitsfonds verkomplizierende Vorschrift ins Gesetz aufgenommen, sie „Konvergenzregelung" (§ 272 SGB V). Sie sieht vor, dass durch RSA-Transfers nicht mehr als 100 Mio. Euro pro Jahr aus einem Land abfließen dürfen bis zu dem Zeitpunkt, an dem erstmalig in keinem Bundesland eine solche Überschreitung festgestellt wird. Bei der Konvergenzregelung handelt es sich um ein für Politikwissenschaftler interessantes Beispiel für die Überlagerung von Sachfragen durch Ideologien und politische Egotrips. Stoiber war einer Studie des Ökonomen Thomas Drabinski aufgesessen, die sich auf die RSA-Transfers insgesamt bezog und mit fragwürdigen, von fast allen RSA-Experten kritisierten Methoden Milliarden-transfers zu Lasten der süddeutschen Länder errechnet hatte. Dabei sind, wie das Bundesverfassungsgericht bereits 2005 in seinem wegweisenden Urteil zum RSA klar gestellt hatte, derartige regionale Transferbezüge der solidarischen GKV grund-sätzlich fremd. Interregionale Transfers gibt es in der GKV nicht als tatsächliche Zahlungsströme, sondern nur virtuell durch die bundesweit agierenden Krankenkas-sen. Sie erheben einen bundeseinheitlichen Beitragssatz, haben aber regional unter-schiedliche Ausgaben pro Versicherte. Liegen diese in einer Region unter dem Durchschnitt der GKV bzw. den Normkosten des RSA, fließen dadurch indirekt Ressourcen aus Regionen mit einer kostengünstigen bzw. schlechter ausgestatteten Versorgung in Regionen mit einem teureren bzw. dichteren Angebot. Bislang ist es noch nicht gelungen, eine handhabbare Konzeption zur Abgrenzung von Beitrags- oder RSA-Regionen zu erstellen, die auch einigermaßen deckungsgleich mit den Patientenströmen ist. Ländergrenzen sind dafür keine geeigneten Kategorien. Es geht vielmehr um Versorgungsunterschiede zwischen Stadt und Land. Müssten z. B. alle Kassen in Städten wie Berlin, Hamburg oder München einen ihrer dortigen Kosten-struktur entsprechenden Beitragssatz erheben, läge dieser weit über dem ihres Um-landes, für das sie aber auch wichtige Versorgungsfunktionen übernehmen. Wo sol-len da die Grenzen gezogen werden? Vor diesem Hintergrund hatten das BMG und das BVA von vornherein darauf hingewiesen, dass die Forderung Bayerns, die durch den Gesundheitsfonds bewirkten Erhöhungen der RSA-Transfers auf 100 Mio. Euro zu begrenzen, nur auf Basis des Finanzkraftausgleichs solide berechnet werden kön-nen. Bayern lehnte dies strikt ab und drückte eine Fassung des § 272 SGB V durch, die den M-RSA mit erfasst, jedoch von Stoibers Beamten so verdreht formuliert wurde, dass ihre Realisierung nicht möglich gewesen wäre. Das stellten jedenfalls die Ökonomen Wasem, Buchner und Wille in einem Gutachten zur praktischen Umset-zung des § 272 SGB V fest. Sie machten zugleich einen Vorschlag, wie man dennoch zu einer praktikablen Umsetzung des von Stoiber Gewollten kommen könnte. In einem Folgegesetz zum GKV-WSG wurde der § 272 SGB V im November 2008 dann nachträglich in eine praktikable Form gebracht. Die dadurch entstehenden län-derspezifischen Kompensationen sollen sich nicht auf einzelne Kassen auswirken, sondern aus den Liquiditätsreserven des Gesundheitsfonds gedeckt werden.

Während die Beschränkung des M-RSA auf 80 Krankheitsarten und die Konver-genzklausel zwar lästig, aber keine wirklich substanziellen, seinen ordnungspoliti-schen Sinn verfälschenden Fehler des Gesundheitsfonds sind, könnte der Zusatzbei-trag großen Ärger bereiten, und zwar paradoxerweise wegen seiner in gut gemeinter

Absicht eingeführten Überforderungsklausel. Der Zusatzbeitrag als solcher ist mit dem Gesundheitsfonds untrennbar verbunden. Er erfüllt die Wettbewerbsfunktion, die früher die Beitragssatzunterschiede haben sollten, nämlich anzuzeigen, ob eine Kasse gut wirtschaften kann oder nicht. Insofern liegt auch hier ein „Phantomschmerz" vor, wenn Kassenfunktionäre den Zusatzbeitrag per se kritisieren. Ohne ihn hätten die Kassen keine Anreize zur Ausgabendisziplin, und es wäre dann ehrlicher, die GKV in eine Einheitsversicherung umzuwandeln. Insofern ist die Forderung von Oppositionspolitikern unsinnig, wenn schon nicht den Gesundheitsfonds, so doch zumindest den Zusatzbeitrag abzuschaffen. Sein neuralgischer Punkt ist seine Begrenzung auf 1 % des beitragspflichtigen Einkommens der Versicherten, d.h. gegenwärtig maximal 36 Euro; er kann ohne Einkommensprüfung bis zu einer Höhe von 8 Euro als Festbetrag erhoben werden. Diese Belastungsgrenze erfüllt eine Forderung der SPD-Linken, die damit aber einen Pyrrhus-Sieg errungen haben. In dem Maße, wie aus dem Gesundheitsfonds weniger als 100 % der Ausgaben finanziert werden und diese Quote sich der 95-Prozent-Grenze nähert, ab der der allgemeine Beitragssatz erhöht werden muss, entstehen problematische Verteilungseffekte:

- Greß et al. (2008) illustrieren das an einem Rechenbeispiel auf Basis von Daten aus dem Jahr 2007. Werden durch den Zusatzbeitrag 2,5 % der GKV-Ausgaben finanziert, sinkt der durchschnittliche Beitragssatz von 13,51 auf 13,17 %. Davon profitieren die höheren Einkommensgruppen, während die unteren mehr belastet werden. Während z. B. der Gesamtbeitrag incl. Zusatzbeitrag bei einem Einkommen von 3.555 Euro um 1,27 % sinkt, erhöht er sich bei einem Einkommen von 809 Euro um 2,89 %.

- Die Orientierung der Überforderungsklausel am beitragspflichtigen und nicht am Haushaltseinkommen ist sozial ungerecht, wie Eberhard Wille (2008) mit einem Beispiel verdeutlicht. Erhebt eine Krankenkasse einen Zusatzbeitrag von 20 Euro, zahlt ein Mitglied mit einem Monatseinkommen von 800 Euro maximal acht Euro. Dieser Betrag steigt auch dann nicht an, wenn der Ehepartner ein Monatseinkommen von 10.000 Euro bezieht.

Diese von den Protagonisten der Überforderungsklausel wohl nicht gewollten Effekte gab es im Prinzip schon im alten RSA, der die Benachteiligung von Kassen mit vielen von Zuzahlungen befreiten Versicherten nicht ausglich. Sie können nur vermieden werden, wenn der Sozialausgleich beim Zusatzbeitrag nicht von den einzelnen Kassen, sondern entweder aus dem Gesundheitsfonds oder dem Bundeshaushalt finanziert wird. Damit wären wir bei einem weiteren problematischen Punkt des Gesundheitsfonds, der sich zu einem wirklichen Paradigmenwechsel ausweiten kann. Er gerät mit den in den nächsten Jahren steigenden Zuschüssen aus dem Bundeshaushalt in eine wachsende Abhängigkeit von der Fiskalpolitik. Die Unabhängigkeit der Beitragsfinanzierung von den jährlichen politischen Auseinandersetzungen um den Staatshaushalt wurde immer als Vorteil des deutschen GKV-Systems gegenüber staatlichen Versorgungssystemen gewertet. Internationale Vergleiche haben ergeben, dass steuerfinanzierte Gesundheitssysteme eher zu Leistungskürzungen und zur Ver-

knappung von Ressourcen mit der Folge von Warteschlangen neigen als beitragsfi-
nanzierte. In dem Maß, wie die Steuerzuschüsse zum Gesundheitsfonds steigen,
droht diese Gefahr auch in Deutschland. Die Finanzierung des Gesundheitswesens
gerät in die Abhängigkeit der jährlichen Haushaltsdebatten im Bundestag und damit
von allgemeinen politischen Konjunkturen. Zudem besteht die Gefahr, dass dieser
Prozess eher schleichend vor sich geht und nicht seiner ordnungspolitischen Bedeutung gemäß politisch diskutiert wird.

Ausblick

Die GKV-Reform 2007 hat das Ziel, die Finanzierung der GKV nachhaltig und nicht
nur für die nächsten Jahre zu sichern, verfehlt. Das wird auch von ihren Protagonisten, allen voran Bundesgesundheitsministerin Ulla Schmidt, gar nicht geleugnet. Der
Gesundheitsfonds führt aber zu einer gerechteren Verteilung der Ressourcen unter
den Krankenkassen und beseitigt schwerwiegende Wettbewerbsverzerrungen im
GKV-System. Das ist ein wichtiger Fortschritt und wird die Kassenlandschaft erheblich verändern. Vor allem kleinere Betriebs- und Innungskrankenkassen werden
alleine nicht überlebensfähig sein und mit anderen Kassen fusionieren müssen. Das
ändert aber nichts an der in diesem Buch belegten generellen Unterfinanzierung der
GKV. Dieses Thema wird die Öffentlichkeit spätestens dann wieder beschäftigen,
wenn die Kassen auf breiter Front Zusatzbeiträge erheben müssen und eine Anhebung des allgemeinen Beitragssatzes droht, weil die Beitragseinnahmen des Gesundheitsfonds die Ausgaben der Kassen nur noch zu 95 % decken. Ob dann aber wirklich der Beitragssatz angehoben und damit ein politisches Tabu berührt wird, nämlich
eine Anhebung der Lohnnebenkosten in Form des Arbeitgeberbeitrages, ist eine ganz
andere, von den dann bestehenden politischen Mehrheitsverhältnissen abhängige
Frage. Der aus der gesamtwirtschaftlichen wie der sozialen Perspektive sinnvolle
Schritt wäre sicher die Aufhebung der Trennung von GKV und PKV mit einem
Übergang zur solidarischen Bürgerversicherung. Die dafür erforderliche politische
Mehrheit ist jedoch aus der gegenwärtigen Perspektive nicht in Sicht. So bleiben im
Prinzip nur zwei Alternativen zur Anhebung des allgemeinen Beitragssatzes:
- Leistungskürzungen in Form von einer Ausgrenzung ganzer Leistungsbereiche
  (z. B. in der zahnmedizinischen Versorgung) bzw. der Anhebung von Selbstbe-
  teiligungen der Patienten oder
- eine weitere Anhebung der Zuschüsse aus dem Bundeshaushalt.

Die erste Alternative wäre nichts als Flickschusterei mit hohen sozialen Belastungen,
die zweite würde den Weg in ein steuerfinanziertes Gesundheitswesen vorzeichnen.
Wenn man beides nicht will, bleibt nur die Bürgerversicherung. Diese hat vor allem
dann eine Chance, wenn der Basistarif in der PKV die von seinen Protagonisten
erhoffte Funktion erfüllt, der Versicherungswirtschaft das Interesse am Krankenversicherungsgeschäft zu nehmen.

Empfohlene Literatur

Engelen-Kefer, U. (Hrsg.) (2004): Reformoption Bürgerversicherung. Wie das Gesundheitssystem solidarisch finanziert werden kann. Hamburg: VSA

Göpffahrt, D., Greß, S. et al. (Hrsg.) (2007): Jahrbuch Risikostrukturausgleich 2007: Gesundheitsfonds. Sankt Augustin: Asgard

Greß, S., Manougian, M. et al. (2008) Gesundheitsfonds und Finanzierungsreform im GKV-WSG. G+G-Wissenschaft 8 (3), 16-23

Jacobs, K., Klauber, J. und Leinert, J. (Hrsg.) (2006): Fairer Wettbewerb oder Risikoselektion? Analysen zur gesetzlichen und privaten Krankenversicherung. Bonn: WIdO

Oberender, P., Felder, S. et al. (2006): Bayreuther Versichertenmodell. Der Weg in ein freiheitliches Gesundheitswesen. Bayreuth: P.C.O.

Rürup-Kommission (Kommission Nachhaltigkeit in der Finanzierung der sozialen Sicherungssysteme) (2004): Bericht der Kommission. Bundesministerium für Gesundheit und Soziale Sicherung. Berlin: BMGS

Wille, E. (2008): Die Basis auf Dauer sichern. Gesundheit und Gesellschaft 11 (11), 37-41

Mythos 7:
Der Ärztemangel in Deutschland

Auf jedem Ärztetag ist dieselbe Litanei zu hören, so auch 2008 in Ulm. Ärzte verdienten in Deutschland „deutlich weniger als andere Akademiker" und rangierten im internationalen Vergleich insbesondere bei Krankenhausärzten, „mit ihrem Einkommen abgeschlagen am unteren Ende" (BÄK-Präsident Hoppe). Hohe Wochenarbeitszeiten von zwischen 50 und 60 Stunden sowie eine durch Arbeitsplatzabbau in den Krankenhäusern enorm gewachsene Arbeitsverdichtung mit mehr Patienten in kürzerer Zeit machten den Arztberuf zusätzlich unattraktiv. In der ambulanten Versorgung führe die Budgetierung der Vergütungen dazu, dass die Vertragsärzte gegen Ende eine Quartals für ihre Leistungen kein Geld mehr bekämen und immer mehr Patienten faktisch umsonst behandeln müssten. Deshalb wanderten immer mehr deutsche Ärzte ins Ausland ab, wo sie höhere Einkommen und „geradezu paradiesische Arbeitsbedingungen" (Hoppe) erwarteten. Auch wachse die Zahl der Ärztinnen und Ärzte, die nicht mehr in Krankenhäusern arbeiten oder sich als Kassenarzt niederlassen wollen, sondern sich stattdessen bei der Pharmaindustrie, Verwaltungen oder Unternehmensberatungen verdingen. Alles in allem drohe in Deutschland ein empfindlicher Mangel an Ärzten, wenn man ihnen weiterhin so wenig zahle und unzumutbare Arbeitsbedingungen aufzwinge. Medienberichte über volle Wartezimmer, lange Wartezeiten auf einen Arzttermin, insbesondere bei Spezialisten, und verwaiste Arztpraxen in ländlichen Regionen scheinen dieses Szenario zu bestätigen.

Es ist merkwürdig. Dieselben Ärztefunktionäre, die heute einen Ärztemangel heraufbeschwören, warnten noch Anfang der 1990er Jahre angesichts einer wachsenden Zahl von Medizinstudenten und in die Praxis drängender junger Ärztinnen und Ärzten vor einer „Ärzteschwemme". Sie selbst forderten damals Zulassungsbeschränkungen zur kassenärztlichen Versorgung, wovon sie heute nichts mehr wissen wollen. Was ist da passiert? Ist es wie beim „Schweinezyklus", mit dem jeder Ökonomiestudent im ersten Semester vertraut gemacht wird, wo auf ein Überangebot mit Kapazitätsabbau reagiert wird, dem nach einiger Zeit Knappheit mit steigenden Preisen folgt, die dann wieder Produktionsausweitungen attraktiv machen, und das Spiel wieder von vorn beginnt? Davon kann keine Rede sein, schon weil die Zahl der Ärzte seit Jahren kontinuierlich wächst, sowohl in der ambulanten als auch in der stationären Versorgung. Könnte es vielleicht sein, dass mit dem Menetekel eines Ärztemangels von den Verteilungsproblemen innerhalb der Ärzteschaft abgelenkt werden soll, die auch eine Folge dessen sind, dass immer mehr Ärzte an die Futtertröge der Krankenkassen drängen?

Das spielt sicher eine Rolle, wäre aber eine zu einfache Sicht der Dinge. Hinter der Unzufriedenheit vieler Ärzte mit ihren Arbeitsbedingungen, dem in ländlichen Regionen drohenden Ärztemangel, insbesondere in Ostdeutschland, und den trotz steigender Arztzahlen sich häufenden Klagen von Patienten über lange Wartefristen steht ein Bündel von Ursachen:

- Ungerechte Einkommensverteilung zwischen den Arztgruppen und den Regionen (insb. zwischen West- und Ostdeutschland),
- sachfremde Definition von Budgetgrenzen und fragwürdige Gewichtungen in der ärztlichen Vergütungen,
- hoher bürokratischer Aufwand und unwirtschaftliche Praxis- bzw. Krankenhausstrukturen,
- eine aggressive, unrealistische Erwartungen weckende Standespolitik von Ärzteverbänden,
- unzureichende Berücksichtigung von demografischen Entwicklungen und Morbiditätskriterien in der kassenärztlichen Bedarfsplanung,
- Lücken in der Weiterbildung der Ärzte (insb. in der hausärztlichen Versorgung) sowie
- Sich verändernde Einstellungen und Erwartungen der nachwachsenden Ärztegeneration.

Gehen Deutschland die Ärzte aus?

Es gibt keine Anzeichen dafür, dass uns ein allgemeiner Ärztemangel droht. Im Gegenteil, die Berufsstatistiken weisen seit Jahren eine kontinuierlich zunehmende Zahl berufstätiger Ärztinnen und Ärzte auf (Tabelle 7.1). 1990 gab es von ihnen insgesamt 237.750, im Jahr 2007 waren es 314.912. Das ist eine Steigerungsrate von fast 50 %. Dadurch sank in diesem Zeitraum die Zahl der Einwohner pro Arzt um 22 % von 335 auf 262. Noch nie kümmerten sich so viele Ärzte um die Deutschen. Damit liegen wir auch international mit an der Spitze. 2005 kamen in Deutschland 269 Einwohner auf einen Arzt. Übertroffen wurde diese Quote nur von Italien (189), Griechenland (220) und Tschechien (234). In anderen Ländern mit einem vergleichbaren Lebensstandard gab es eine deutlich geringere Arztdichte: Frankreich (294), Niederlande (317), USA (338), Schweden (348), Kanada (348), Japan (485), Australien (515) und Großbritannien (557).

Von einem Ärztemangel wusste man Anfang der 1990er Jahre nichts, obwohl die Arztdichte damals deutlich geringer war als heute (Tabelle 7.1). Ärztefunktionäre beschworen angesichts steigender Studentenzahlen im Fach Humanmedizin, die u. a. durch erfolgreiche Klagen gegen Studienplatzbegrenzungen verursacht worden war,

Tabelle 7.1: Berufstätige Ärzte in Deutschland

Jahr	Insgesamt	Einwohner je Arzt	Ambulant	Stationär	Andere Bereiche
1990	237.750	335	92.289	118.087	27.374
1995	273.880	299	117.578	132.736	23.566
2000	294.676	279	128.488	139.477	26.711
2004	306.435	269	133.365	146.357	26.713
2007	314.912	261	137.538	150.644	26.730

Quelle: KBV, eigene Zusammenstellung

eine „Ärzteschwemme". Durch diesen Zustrom junger Ärzte in die kassenärztliche Versorgung drohten die Einzelstücke des zu verteilenden Honorarkuchens immer kleiner zu werden. Daraus wurde die Idee geboren, Bedarfsplanungsregionen mit Zulassungsbegrenzen für die einzelnen Fachgebiete zu definieren (siehe unten). Zwar hatte es Zulassungsbeschränkungen schon früher gegeben. So hatte das Gesetz über das Kassenarztrecht von 1955 eine Relation von 500 Versicherten je Kassenarzt festgelegt. Das Bundesverfassungsgericht erklärte diese Regelung jedoch 1960 für verfassungswidrig, mit der Folge einer mehr oder weniger unbeschränkten Niederlassungsfreiheit. [17] Dem sollte mit neuen, rechtssicheren regionalen Zulassungsbeschränkungen begegnet werden. Außerdem wurde eine Altergrenze für Vertragsärzte von 68 Jahren festgelegt, die man 2008 wegen des angeblich bevorstehenden Ärztemangels wieder aufgehoben hat. An einer weiteren Zunahme der Zahl der ambulant tätigen Ärztinnen und Ärzte konnten diese Zulassungsbeschränkungen offenbar nichts ändern. Wie Tabelle 7.2 zeigt, stieg sie von 123.666 in 1997 auf 134.172 in 2007 (= + 8,5 %). Die Zahl der Krankenhausärzte stieg im selben Zeitraum um 13,5 %, und das bei leicht sinkenden Fallzahlen je 10.000 Einwohner. Ein allgemeiner Ärztemangel sieht anders aus.

---

[17] Das Bundesverfassungsgericht erklärte diese Beschränkung für verfassungswidrig, weil dies die im Grundgesetz garantierte freie Wahl des Berufs unzulässig einschränke. Damals gab es für Ärzte praktisch nur zwei Berufsziele, die Niederlassung als Kassenarzt oder einen Chefarztposten im Krankenhaus. Daher kamen die Zulassungsbeschränkungen für Kassenärzte für viele jüngere Ärzte einem Berufsverbot gleich. Das hat sich mittlerweile angesichts neuer Beschäftigungsmöglichkeiten für Mediziner in der Industrie und Verwaltung geändert. Deshalb gelten heute auch andere rechtliche Voraussetzungen für eine Zulassungsbegrenzung in der vertragsärztlichen Versorgung.

Tabelle 7.2: An der vertragsärztlichen Versorgung teilnehmende Ärztinnen und Ärzte nach Arztgruppen 1997-2007 (jeweils 31. 12.)

Arztgruppe	1997	2000	2003	2007	1997-2007 in v. H.
Insgesamt	123.666	126.832	130.563	134.172	+ 8,5
Hausärzte *	60.244	59.788	59.075	58.689	- 2,6
Internisten *	4.503	5.336	7.415	7.753	+ 72,2
Kinderärzte	6.476	6.711	6.838	6.942	+ 7,2
Gynäkologen	10.421	10.682	10.911	11.172	+ 7,2
Augenärzte	5.311	5.380	5.440	5.513	+ 3,8
Chirurgen	5.312	5.434	5.618	5.829	+ 9,7
Orthopäden	5.027	5.272	5.500	5.743	+ 14,2
HNO-Ärzte	4.063	4.109	4.190	4.238	+ 4,3
Hautärzte	3.401	3.477	3.535	3.614	+ 4,9
Urologen	2.684	2.776	2.857	2.963	+ 10,4
Ärztliche Psychotherap.	2.757	3.553	3.606	4.706	+ 70,7
Psychiater **	5.446	5.566	5.733	5.579	+ 2,4
Radiologen	3.040	3.236	3.330	3.731	+ 22,7

* Einschl. hausärztliche Internisten; Internisten: nur fachärztlich tätig   ** Einschl. Neurologen, ohne Kinderpsychiater
Quelle: KBV, eigene Zusammenstellung

Regionale Disparitäten und fragwürdige Bedarfsplanung

Innerhalb Deutschlands gibt es allerdings große regionale Unterschiede in der Arztdichte. Dass die Stadtstaaten Berlin, Bremen und Hamburg im Jahr 2007 mit zwischen 178 und 199 Einwohnern je Arzt eine weit höhere Arztdichte haben als die Flächenländer, kann nicht überraschen. Aber auch unter Letzteren gibt es auffallende

Unterschiede. Die höchste Arztdichte hat Bayern mit 246 Einwohnern pro Arzt, gefolgt vom Saarland (246) und Hessen (258). Dem stehen Länder mit einer relativ niedrigen Arztdichte wie Brandenburg (313), Sachsen-Anhalt (301) und Niedersachsen (298) gegenüber. Schon diese allgemeinen Verhältniszahlen weisen darauf hin, dass zwar von einem Rückgang der Arztzahlen und einem verbreiteten Ärztemangel auch nicht annähernd gesprochen werden kann, es aber Regionen gibt, die rein quantitativ schlechter versorgt sind als andere. Das gilt insbesondere für die ambulante Versorgung. Dort hatte z. B. Brandenburg am 31.12.2006 mit 720 Einwohnern je Vertragsarzt eine deutlich geringere Versorgungsdichte als Bayern (583), das Saarland (596) oder Hessen (616). Dabei gibt es bundeseinheitliche Vorgaben für die Versorgungsdichte, die jedoch nach allen bisher gemachten Erfahrungen ihren Auftrag, regionale Über- und Unterversorgungen zu vermeiden, nicht erfüllen konnten.

Mit dem Gesundheitsstrukturgesetz (GSG) wurde ab 1993 dem Bundesausschuss Ärzte und Krankenkassen (heute: Gemeinsamer Bundesausschuss) die Aufgabe übertragen, Bedarfsplanungs-Richtlinien für die vertragsärztliche Versorgung zu erlassen. Der Gesetzgeber dachte damals kaum an unterversorgte Regionen. Vielmehr sollte gewährleistet werden, dass sich nicht mehr Ärzte als in der Vergangenheit niederlassen. Das vom Bundesausschuss entwickelte Konzept dieser Richtlinien lässt sich in vier Schwerpunkten zusammenfassen: Berechnung der Verhältniszahlen, Definition der Planungsbereiche als Landkreise und kreisfreie Städte, hausärztliche Versorgung durch Allgemeinmediziner und hausärztliche tätige Internisten sowie qualitätsbezogene Sonderbedarfs-Feststellungen. Hinzu kamen anfangs noch Übergangsregelungen für die neuen Länder. In Anlehnung an das Raumordnungsmodell des Bundesamtes für Bauwesen und Raumordnung wurden vier Regionstypen definiert: Regionen mit großen Verdichtungsräumen, Regionen mit Verdichtungsansätzen, ländliche Regionen und das Ruhrgebiet als Sonderregion. Diese Regionen wiederum wurden, so vorhanden, in Kernstädte sowie hoch verdichtete, normal verdichtete und ländliche Kreise unterteilt, denen jeweils für die verschiedenen Arztgruppen Einwohner-Arzt-Relationen zugewiesen wurden.

Diese Relationen gestalten sich je nach Regionstyp und Arztgruppe sehr unterschiedlich:

• Für Hausärzte gelten relativ einheitliche Planungsgrößen in allen Regionstypen, mit einer sich nicht unmittelbar erschließenden Ausnahme. Die Verhältniszahlen schwanken zwischen 1.474 Einwohnern je Hausarzt in ländlichen Kreisen und 1.872 in hoch verdichteten Kreisen großer Verdichtungsräume. In der Sonderregion Ruhrgebiet werden 2.134 Einwohner je Hausarzt für angemessen erklärt.

• Bei Fachärzten wird der Bedarf je nach Regionstyp sehr unterschiedlich definiert. In den Kernstädten hoch verdichteter Räume kommen auf einen fachärztlichen Internisten 12.276 und auf einen Augenarzt 13.177 Einwohner. In Kernstädten der Räume mit Verdichtungsansätzen sind dies 9.574 bzw. 11.017 und in ländlichen Kreisen ländlicher Regionen 31.876 bzw. 25.195 Einwohner.

Es ist nachvollziehbar, dass in den ländlichen Regionen für die Bedarfsplanung andere Einwohner-Arzt-Relationen zugrunde gelegt werden als in Ballungszentren und Städten. Dort steht vor allem die hausärztliche Versorgung im Mittelpunkt, während die spezialärztliche Versorgung schon aus Gründen einer wirtschaftlich ausreichenden Relation von Ärzten und Patienten eher in Großstädten und Mittelzentren angesiedelt ist. Aber dass die Verhältniszahl im Ruhrgebiet etwa bei Hausärzten so deutlich von allen anderen Regionstypen abweicht, ist wenig einleuchtend. In einem Gutachten für das Bundesgesundheitsministerium wurde 2004 festgestellt, dass die Regeln der vertragsärztlichen Bedarfsplanung sich auf das Fortschreiben historisch gewachsener Relationen beschränken, ohne diese in eine Verbindung zu qualitativen Anforderungen an die medizinische Versorgung zu bringen. Die aus der allgemeinen Raumordnungspolitik übernommen regionalen Bezüge für die vertragsärztliche Bedarfsplanung stehen zu Recht in der Kritik:

- Zum einen haben sich die kreisfreien Städte und Landkreise als eine für die Bedarfsplanung relativ ungeeignete Bezugsgröße herausgestellt, weil sie ungleichgewichtige Verteilungen der Ärzte innerhalb dieser Regionen nicht verhindern können. In Brandenburg z. B. konzentrieren sich in den an Berlin grenzenden Landkreisen die Facharztpraxen auf die nahe an dieser Grenze liegenden Orte, während die Berlin ferneren Gegenden deutlich schlechter versorgt sind. Auch innerhalb Berlins, das als ein einheitlicher Zulassungsbezirk behandelt wird, gibt es Ungleichgewichte in der ärztlichen Versorgung zwischen ärmeren Bezirken wie Kreuzberg oder Lichtenberg und eher wohlhabenden Stadtteilen wie Zehlendorf oder Wilmersdorf.

- Zum zweiten berücksichtigen die aus der Raumordnungspolitik übernommenen Kategorien die Alters- und Morbiditätskriterien völlig unzureichend. Es liegt auf der Hand, dass der medizinische Versorgungsbedarf in Regionen oder Stadtteilen mit einer älteren Bevölkerung bzw. einer relativ hohen Morbidität höher ist als in Bezirken mit einer gesünderen Bevölkerung, Auf diese Unterschiede nehmen die Bedarfsplanungs-Richtlinien aber keine Rücksicht.

Ärztemangel auf dem Land

In der hausärztlichen Versorgung drohen tatsächlich regionale Versorgungslücken, zumal in Ostdeutschland, wo 30 % der Hausärzte 60 Jahre und älter sind. Die Arbeitsgemeinschaft der Obersten Landesgesundheitsbehörden (AOLG) hat in einem der Gesundheitsministerkonferenz der Länder 2008 vorgelegten Arbeitspapier angesichts der leicht rückläufigen Zahl der Hausärzte einerseits, einem durch die wachsende Zahl älterer Menschen entstehenden zusätzlichen Bedarf an allgemeinmedizinischen Leistungen andererseits, für das Jahr 2020 einen Fehlbedarf von ca. 15.000 Hausärzten prognostiziert. Ob diese Zahl, wie Krankenkassen meinen, zu hoch geschätzt wurde, ist unerheblich. Ob 15.000 oder 12.000 Hausärzte fehlen werden, ist relativ egal. Auf jeden Fall kann nicht bestritten werden, dass ein empfindlicher

Mangel an Hausärzten droht, wenn nicht in der Aus- und Weiterbildung von Medizinern, im Vergütungssystem der Vertragsärzte und auch in den Versorgungsstrukturen umgesteuert wird. Dieses Problem wird die Gesundheitspolitiker in den kommenden Jahren mehr beschäftigen als ihnen lieb sein kann. Dafür gibt es drei miteinander zusammenhängende Lösungsansätze:

- Schaffung integrierter Versorgungsformen mit gemeinsamen Budgets für die ambulante und stationäre Versorgung,
- gezielte Ausbildung und Förderung von Ärztinnen und Ärzten für dünn besiedelte Regionen sowie
- Eine stärkere Einbindung nicht-ärztlicher Heilberufe in die hausärztliche Versorgung.

Sowohl die Parzellierung der ambulanten Versorgung in niedergelassene Arztpraxen, als auch die nach wie vor bestehende Trennung in Einrichtungen der ambulanten und stationären Versorgung sind zentrale Hindernisse zur Lösung der Versorgungsprobleme in ländlichen Regionen. Zwar wurde ab 2004 durch das Gesundheits-Modernisierungsgesetz (GMG) die Schaffung medizinischer Versorgungszentren (MVZ) ermöglicht und damit die ordnungspolitische Erbsünde des Einigungsvertrages zumindest ansatzweise getilgt, die Polikliniken und Ambulatorien des ehemaligen DDR-Gesundheitswesens weitgehend ersatzlos abzuwickeln. Auch hat das Vertragsarztrechtsänderungsgesetz (VÄndG) von 2006 das starre, auf Einzelpraxen zugeschnittene Zulassungsrecht flexibilisiert. Es brachte Anstellungsmöglichkeiten von Ärzten in Vertragsarztpraxen, die Erleichterung von Teilzulassungen und Eröffnungen von Zweigpraxen, Ermöglichung einer gleichzeitigen Tätigkeit als Vertragsarzt und als angestellter Arzt im Krankenhaus sowie die Zulassung örtlicher und überörtlicher Praxisgemeinschaften von Vertragsärzten. Aber die Versorgungsprobleme in dünn besiedelten Gebieten werden sich damit allein nicht lösen lassen. Erforderlich sind hier nach skandinavischem Vorbild regionale medizinische Versorgungszentren, die auch an Krankenhäuser angebunden werden können, die mit einem differenzierten Angebot die Versorgung sowohl in den regionalen Unterzentren als auch in den Dörfern sicherstellen. Solche Einrichtungen entstehen in ländlichen Regionen nicht allein durch ökonomische Anreize und patientenfreundliche Angebote, wie es in den Großstädten der Fall ist. Dort investieren große Krankenhausketten bereits in dieses zukunftsträchtige Geschäft. Solche Investitionen sind auf dem Land weniger attraktiv und bedürfen daher einer gemeinsamen Anstrengung von Ärzteverbänden, Krankenhausträgern, Krankenkassen und Gebietskörperschaften. Die Gewährleistung einer guten medizinischen Versorgung für die gesamte Bevölkerung gehört nicht nur zur allgemeinen Daseinsvorsorge als einem Verfassungsauftrag der Länder. Sie ist auch ein Standortfaktor und insofern von strukturpolitischer Bedeutung.

In Deutschland wird die Diskussion über die drohenden Versorgungsprobleme auf dem Land sehr einseitig auf die Bezahlung fokussiert. Die spielt sicher eine wichtige Rolle. Ohne die gesetzlich bereits ermöglichten Sicherstellungszuschläge wird man bei der Anwerbung von ärztlichem Nachwuchs keinen Erfolg haben. Das ist international üblich; sogar in der DDR erhielten Ärzte in Orten bis 10.000 Einwohner einen Gehaltszuschlag. Aber es müssen auch andere, mindestens ebenso wichtige Bedingungen erfüllt werden, wenn man erfolgreich Ärztinnen und Ärzte für eine Berufstätigkeit in dünn besiedelten Regionen gewinnen will. Eine Studie aus den USA ermittelte dafür folgende Erfolgskriterien:

- Gezieltes Ansprechen von Medizinstudenten aus strukturschwachen Regionen, die eine starke Motivation zur hausärztlichen Versorgung haben.
- Aufbau eines Mentorensystems und kontinuierliche Praktika im ländlichen Raum sowohl für Medizinstudenten als auch ärztliche Berufsstarter.
- Daran gekoppelte finanzielle Unterstützungen im Studium und beim Aufbau einer Praxis.

Norbert Schmacke (2005) berichtet von erfolgreichen Programmen in den USA, Schottland, Australien, Kanada und Neuseeland, die nach diesen Kriterien vorgegangen sind. Die Universität von Philadelphia begann ein entsprechendes Projekt bereits 1978. Von den geförderten Medizinern praktizierten 2004 noch 64 % in ländlichen Regionen, von der Kontrollgruppe nur noch 46 %. Hinzu kommt noch der bei uns immer noch unterschätzter Sachverhalt, dass etwa zwei Drittel der Studienplätze an unseren medizinischen Fakultäten von Frauen besetzt werden. Das erhöht die Bedeutung flexibler Arbeitszeiten und familienfreundlicher Arbeits- und Lebensbedingungen ganz erheblich, wie eine zwischen 1992 und 1999 in den dünn besiedelten US-Staaten Alaska, Idaho, Montana, Washington und Wyoming unter Hausärzten durchgeführte Befragung zeigt. Demnach sind für die Niederlassung als Allgemeinmediziner folgende Kriterien für Frauen besonders wichtig

- Flexible Arbeitszeiten nannten 66 % (Männer: 25 %),
- Arbeitsmöglichkeiten für Ehe- oder Lebenspartner 58 % (Männer: 26 %),
- Möglichkeiten der Teilzeitarbeit 38 % (Männer: 14 %),
- Möglichkeiten der Kinderbetreuung 33 % (Männer. 3 %).

Ein weiterer Ansatz ist eine neue Rollenverteilung zwischen Ärzten und Pflegekräften. Das deutsche Gesundheitswesen ist im internationalen Vergleich durch eine ausgeprägte Arztzentrierung gekennzeichnet. In vielen anderen Gesundheitssystemen, wie z. B. in Großbritannien oder Skandinavien, werden die Hausärzte in der primärmedizinischen Versorgung von entsprechend qualifizierten Pflegekräften unterstützt und entlastet. In der DDR kannte man die Gemeindeschwestern, die insbesondere auf dem Land und bei älteren Patienten wichtige Betreuungsfunktionen übernahmen. Modellversuche in Brandenburg und Mecklenburg-Vorpommern untersuchen gegenwärtig, welche Bedingungen erfüllt sein müssen, um Pflegeberufe zur Entlastung von Hausärzten einsetzen zu können. Dabei geht es u. a. um die Klärung folgender Fragen:

- Wo können Pflegeberufe Hausärzte in der Patientenbetreuung entlasten?
- Gibt es Bereiche, in denen Pflegekräfte Ärzte nicht nur entlasten, sondern ersetzen können?

- Wie müssen die Kommunikationswege zwischen den Ärzten und den ihnen zuarbeitenden Pflegekräften aussehen?
- Welche Qualifikationen und Ausbildungsgänge sind für diese Fachberufe erforderlich? Entstehen womöglich neue Berufsbilder?
- Wie müssen die ökonomischen Rahmenbedingungen aussehen (Vergütung durch die Kassen)?

Die laufenden Modellprojekte zur „Gemeindeschwester" (Arbeitstitel) haben eine hohe Akzeptanz bei den Patienten. Umso unverständlicher sind die nach wie vor vorhandenen Widerstände gegen dieses Vorhaben sowohl in der Ärzteschaft als auch bei Berufsverbänden der Pflegkräfte. Hier greift ein Reflex der Interessenverbände im Gesundheitswesen, nämlich gegenüber neuen Modellen erst einmal die Igelstellung einzunehmen und den Status quo verbissen zu verteidigen.

Gefühlte Probleme

Die angeblich sinkende Attraktivität des Arztberufes in Deutschland wird gerne illustriert mit dem Hinweis auf abnehmenden Nachwuchs von den Universitäten, einer zunehmenden Abwanderung deutscher Ärzte ins Ausland und einer wachsenden Zahl von Ärzten, die nicht mehr in Krankenhäusern oder Arztpraxen arbeiten, sondern in Verwaltungen, Unternehmensberatungen oder zur Pharmaindustrie abwandern. Dort würden sie zumeist mehr verdienen und bessere Arbeitsbedingungen vorfinden als bei der Behandlung von Patienten. Für diese auf den Ärztetagen alle Jahre wieder mit großem Medienecho verbreiteten Behauptungen gibt es keine stichhaltigen Belege.

Die Zahl der Absolventen im Fach Humanmedizin ist seit ca. 10 Jahren in etwa konstant geblieben. Eine sinkende Tendenz kann man nur suggerieren, wenn man den Trick mit der „dressierten Kurve" (> S. 19 f.) anwendet und die frühen 1990er Jahre zum Ausgangspunkt nimmt. Seit den 80er Jahren war die Zahl der Medizinstudenten u. a. durch rechtliche Lücken bei den Zulassungsbeschränkungen und entsprechend erfolgreiche Klagen um Studienplätze auf knapp 12.000 im Jahr 1994 gestiegen. Nachdem die Zulassungsbeschränkungen rechtssicher gemacht worden waren, sank die Zahl der erfolgreichen Abschlüsse bis zum Jahr 1997 auf 9.434; sie schwankt seit 2001 um 8.800. Die Zahl der Studienplätze liegt nach Angaben der ZVS seit Ende der 1990er Jahre konstant bei ca. 80.000. Das Verhältnis der Bewerberzahlen zu den zu vergebenden Studienplätzen hat sich zwischen 2000 und 2006 von 3,1 auf 9,0 fast verdreifacht. Die Studienabbruchquote liegt in der Medizin nach Angaben des BMG bei 10 (w) bis 13 (m) Prozent und damit deutlich unter Vergleichswerten bei Rechts-, Wirtschafts- und Ingenieurswissenschaften (25 bzw. 30 Prozent). Niedrigere Abbruchquoten werden mit 10 % nur von den weiblichen Studierenden auf ein Lehramt berichtet. Es gibt also hinreichend ärztlichen Nachwuchs.

Auch haben Berichte über eine wachsende Zahl von Ärzten, die ins Ausland abwandern, vorzugsweise nach Großbritannien oder Skandinavien, keine wirkliche

Subtanz. Zwar fliegt dieser oder jener Kassenarzt zur Aufbesserung seines Einkommens übers Wochenende nach England, aber das sind spektakuläre Einzelfälle und keine Anzeichen eines allgemeinen Trends. Es ist nicht genau bekannt, wie viele deutsche Ärzte im Ausland arbeiten. Das BMG geht von etwa 16.000 aus, die KBV von 19.000. Dabei ist völlig unklar, wie viele davon bereits im Ausland ausgebildet wurden oder erst nach dem Staatsexamen bzw. der Weiterbildung zum Facharzt Deutschland verlassen haben. Dem stehen 16.818 in Deutschland arbeitende, bei den Ärztekammern registrierte ausländische Ärztinnen und Ärzte gegenüber, die zu gut einem Drittel aus Osteuropa kommen. 2007 gingen insgesamt 2.349 von deutschen Ärztekammern zugelassene Ärzte ins Ausland, was ein leichter Rückgang gegenüber 2006 war (2.575). Etwa jeder Vierte von ihnen hatte nicht die deutsche Staatsangehörigkeit und kehrte vermutlich nach der Approbation bzw. Weiterbildung wieder in die Heimat zurück. Das mit Abstand beliebteste Auswanderungsland ist nach Angaben des BMG zurzeit (2007) die Schweiz, in die 684 Ärzte zogen, gefolgt von Österreich (269) und den USA (195). Nach Großbritannien gingen nur 101 Ärzte.

Auch für einen vermehrten Wechsel von Ärztinnen und Ärzten aus dem medizinischen Behandlungssystem in andere Sektoren wie z. B. Krankenkassenverwaltungen, Unternehmensberatungen oder in die Pharma- und Medizingeräteindustrie gibt es keine statistischen Anhaltspunkte. Zwischen 2000 und 2007 ist die Zahl der Ärzte in der ambulanten Versorgung um 7,0 %, in den Krankenhäusern um 8,0 % gestiegen, in den anderen Bereichen hingegen so gut wie konstant geblieben (Tabelle 7.1). Es scheint sich hier offenbar eher um ein gefühltes als um ein tatsächliches Problem zu handeln. Richtig ist, dass mittlerweile auch Krankenkassen Ärzte in eigenen Stabsstellen beschäftigen, die sie in Fragen der Versorgungsqualität und der Effektivität medizinischer Leistungen beraten. Hinzu sind im Umkreis des Gemeinsamen Bundesausschusses neue Institutionen wie das IQWIG, das INEK oder das INBA gekommen, die Maßstäbe für Qualität und Wirtschaftlichkeit von Behandlungsmethoden und Vergütungen entwickeln. Diese Einrichtungen werben schon mal qualifizierte Ärzte ab, obwohl diese dort oft weniger verdienen als Oberärzte an Krankenhäusern. Dafür können sie aber geregelte Arbeitzeiten ohne Bereitschafts- und Wochenenddienste bieten, was offenbar nicht unattraktiv ist. Oben wurde bereits angesprochen, welche wachsende Bedeutung diese Kriterien bei der Wahl des Arbeitsplatzes insbesondere für Ärztinnen haben.

Verdienen unsere Ärztinnen und Ärzte zu wenig?

Diese Frage lässt sich in dieser Allgemeinheit mit einem klaren „Nein!" beantworten. Schon die Behauptung, in Deutschland würden die Ärzte weniger als andere akademische Berufe, ist falsch. Die Verdienststrukturerhebung des Statistischen Bundesamtes weist aus, dass die Berufsgruppe der Ärzte im Jahr 2006 auf ein Durchschnittseinkommen von 75.895 Euro brutto kommt. Mehr verdienen nur Unterneh-

mer und Geschäftsführer (92.556 Euro), Rechtsanwälte (82.195 Euro) und Luftver-
kehrsberufe (77.796). Ärzte liegen gleichauf mit Chemikern (75.533), mit leichtem
Abstand vor Elektroingenieuren (70.500 Euro) und Physikern (68.849 Euro) sowie
deutlich vor Architekten (54.529 Euro), Hochschul- und Gymnasiallehrern (49.254
bzw. 46.603 Euro). Dass Ärzte im Durchschnitt mehr als doppelt so viel verdienen
wie Krankenschwestern bzw. –pfleger (34.757 Euro) oder die in der GKV versicherten Arbeiter und Angestellten (28.500 Euro), sollte auch nicht verschwiegen werden.

Auch im internationalen Vergleich stehen die deutschen Ärzte nicht so schlecht da,
wie Ärztefunktionäre gerne glauben machen. Sie bewegen sich mit ihrem Durchschnittseinkommen im europäischen Mittelfeld (Tabelle 7.3). Nach Angaben der
OECD 2005 beträgt das durchschnittliche, in Kaufkraftparität gemessene Jahresein-
kommen von Hausärzten in Deutschland 85.719 US-Dollar. Damit liegen sie zwar
hinter den USA (138.000 $), den Niederlanden (113.147 $), der Schweiz (104.439 $)
und Großbritannien (100.998 $), aber vor Frankreich (76.889 $), Finnland (65.957 $)
und Schweden (62.468 $). Gemessen am Bruttoinlandsprodukt pro Kopf werden die
deutschen Hausärzte nur von den USA deutlich übertroffen. Sie bewegen sich in
etwa auf dem Niveau von Großbritannien und den Niederlanden und liegen deutlich
vor Schweden und Finnland.

Tabelle 7.3: Ärzteeinkommen im internationalen Vergleich (2005)

Land	Hausärzte US-$ pro Jahr (Kaufkraftpari- tät)	Ärzteeinkommen im Verhältnis zum BIP pro Kopf	
		Hausärzte	Spezialisten
USA	138.000	4,4 */ 3,8 **	6,5 */ 4,8 **
Niederlande	113.147	3,5 *	8,4 */ 4,0 **
Schweiz	104.439	3,2 *	3,7 *
Kanada	102.045	3,3 *	4,9 *
United Kingdom	100.998	3,8 *	4,8 *
Deutschland	86.719	3,7 *	2,7 **
Frankreich	76.889	2,8 *	4,5 */ 2,7 **
Finnland	64.957	1,9 **	2,5 **
Schweden	62.468	2,2 **	2,5 **

* Selbstständig   ** Angestellte
Quelle: OECD, eigene Zusammenstellung

Einkommensgefälle unter den Vertragsärzten

Die Unzufriedenheit vieler Vertragsärzte hat ihre Ursache in einer ungleichen Verteilung der Ressourcen, an der sie selbst bzw. ihre Kassenrztlichen Vereinigungen jedoch nicht unschuldig sind, wie im nachfolgenden Abschnitt über die Mechanismen
der ärztlichen Vergütung noch gezeigt wird. Innerhalb der Vertragsärzteschaft gibt es
drei systematische Schieflagen:

* Hausärzte verdienen weniger als die meisten Fachärzte.
* Privatpatienten sind lukrativer als Kassenpatienten.
* Vertragsärzte verdienen in den neuen Ländern weniger als in Westdeutschland.

Tabelle 7.4 zeigt, dass die meisten niedergelassenen Ärzte eigentlich keinen Anlass
haben, über zu niedrige Einkommen zu klagen. Sie verdienen nach Abzug der Praxiskosten allein mit Kassenpatienten im Durchschnitt über 90.000 Euro pro Jahr und
liegen bereits damit über allen anderen Selbstständigen. Rechnet man noch die mit
Privatpatienten erzielten Überschüsse hinzu, kommen sie auf 117.000 Euro. Welche
Berufsgruppe sonst kann mit einem Durchschnittseinkommen von 10.000 Euro pro
Monat aufwarten? Jedoch zeigt Tabelle 7.4 auch, dass es insbesondere bei den mit
den GKV-Patienten erzielten Praxisüberschüssen erheblich Unterschiede gibt. Mit
ihnen verdienen Hausärzte knapp 85.000 Euro im Jahr, während Fachärzte über
10.000 Euro mehr bekommen. Völlig aus dem Rahmen fallen Radiologen, die einschließlich Privatpatienten ein doppelt so hohes Einkommen versteuern müssen wie
die Hausärzte und selbst die mit 126.000 Euro sehr gut verdienenden Internisten weit
hinter sich lassen. Am unteren Ende der Skala bewegen sich Psychiater und Hautärz-
te, die ohne Privatpatienten auf ein Durchschnittseinkommen von gut 65.000 Euro
kommen. Sie langen dafür bei den Privatpatienten umso mehr hin, die bei ihnen 37
bzw. 39 % des Einkommens ausmachen und damit deutlich über dem Arztdurch-
schnitt von 22 % liegen. Zur Erinnerung: Die Privatpatienten machen 10 % der Bevölkerung aus und sind bestimmt nicht deren kränkerer Teil. Das belegt die Kompen-
sationsfunktion der Einnahmen aus der Behandlung von Privatpatienten für die durch
Gesamtvergütungen und Budgets beschränkten Vergütungen für die Behandlung von
Einnahmen Kassenpatienten.

Die Zahlen in Tabelle 7.4 verweisen auf einen wesentlichen Grund für die bereits
angesprochenen Schwierigkeiten, hausärztlichen Nachwuchs zu gewinnen. Die Ver-
teilungsregelungen sind in der vertragsärztlichen Vergütung bislang eindeutig zu
Lasten der Hausärzte gegangen, auch wenn ihre Vergütungen, wie Tabelle 7.5 zeigt,
in den letzten 10 Jahren stärker gewachsen sind als die einiger Facharztgruppen.
Bislang wurden Arztgruppen mit einem hohen Aufwand an technisch-diagnostischen
Leistungen bei der Honorarverteilung in einem sachlich nicht begründbaren Maß
bevorzugt. Natürlich benötigen Kardiologen, Orthopäden oder Urologen eine kost-
spieligere Praxisausstattung als Allgemeinmediziner oder Kinderärzte. Dementsprechend höher müssen auch ihr Umsatz und die von den Krankenversicherungen gezahlten Vergütungen sein. Aber dass die Überschüsse nach Abzug der Praxiskosten

eine Bandbreite von jeweils bis zu 50.000 Euro sowohl mit Kassen- als auch mit Privatpatienten haben, ist ökonomisch nicht begründbar. Mit dem Leistungsprinzip hat es überhaupt nichts zu tun, dass ein Radiologe fast doppelt so viel verdient wie ein Hausarzt oder das Einkommen von Orthopäden das Durchschnittseinkommen der niedergelassenen Ärzte um mehr als ein Drittel übersteigt. Im Unterschied zu Hausärzten müssen die meisten Fachärzte keine schlecht vergüteten Hausbesuche machen. Auch sind sie nicht so stark in den ärztlichen Notdienst nachts und an Wochenenden eingebunden. Alles in allem haben die meisten Fachärzte nicht nur am Quartalsende mehr Geld auf dem Konto als die Hausärzte; sie haben auch angenehmere Praxiszeiten und Arbeitsbedingungen. Wen wundert es da, dass es trotz steigender Arztzahlen insgesamt eine tendenziell sinkende Zahl von Hausärzten gibt?

Tabelle 7.4: Praxisüberschüsse von niedergelassenen Ärzten in Euro

Arztgruppe	GKV-Patienten (2006)	Incll. Privatpatienten (2003)
Radiologen	116.566	209.000
Fachärztliche Internisten	112.636	126.000 *
Augenärzte	100.815	124.000
Kinderärzte	87.000	115.000
Urologen	86.221	141.000
Orthopäden	86.169	160.000
Gynäkologen	85.169	119.000
Hausärzte	84.240 **	104.000 ***
Hautärzte	65.666	107.000
Psychiater	65.575	104.000
Fachärzte	95.466	k. A.
Alle Ärzte	91.178	117.000

* Fach- und hausärztliche Internisten ** Mit hausärztlichen Internisten *** Allgemeinärzte
  Quelle: BMG. Statistisches Bundesamt, eigene Zusammenstellung

Ein Einkommensgefälle gibt es nicht nur unter den Arztgruppen, sondern auch zwischen den Ärzten in Ost- und Westdeutschland. In den neuen Ländern verdienten die Vertragsärzte im Durchschnitt mit Kassenpatienten bislang nur knapp 90 % dessen, was ihre Kolleginnen und Kollegen im Westen bekommen. Auch hier gibt es große Unterschiede zwischen den Arztgruppen. Während die Allgemeinärzte 95 % des West-Einkommens erzielen und die hausärztlichen Unternisten sogar bei 104 % liegen, beträgt diese Relation bei Kinderärzten und HNO-Ärzten 78 und bei Augenärzten 71 %. Dabei sind die im Osten nur halb so hohen Einkünfte aus der Behandlung von Privatpatienten gar nicht berücksichtigt. Insgesamt umfasste 2007

Tabelle 7.5: Überschuss je Arzt aus Abrechnung mit der GKV in Euro

Arztgruppe	Alte Länder			Neue Länder		
	1997	2005	1997-2005 in %	1997	2005	1997-2005 in %
Allgemeinärzte	67.482	80.159	+ 18,79	59.235	76.190	+ 28,62
Hausärztl. Internisten	70.769	79.863	+ 12,85	66.859	83.452	+ 24.82
Kinderärzte	83.015	91.252	+ 9,92	59.906	71.313	+ 19,04
Augenärzte	76.414	106.447	+ 37,99	58.982	75.320	+ 27,70
Chirurgen	60.231	71.114	+ 17,89	52.527	61.060	+ 16,25
Gynäkologen	78.180	83.790	+ 7,18	69.052	74.189	+ 7,44
HNO-Ärzte	85.055	81.626	- 4,03	65.456	63.879	- 2,41
Hautärzte	66.681	64.958	- 2,85	51.970	55.537	+ 6,86
Orthopäden	82.320	89.411	+ 8,61	77.162	73.397	- 4,88
Psychiater	71.006	59.239	- 16,57	68.253	58.591	- 14,16
Radiologen	87.231	20.250	+ 37,85	74.622	112.492	+ 50,75
Urologen	71.595	83.533	+ 16,67	89.934	81.927	- 8,90

Quelle: Gemeinsamer Bundesausschuss, BMG; eigene Zusammenstellung

das für Vertragsärzte in den neuen Ländern zur Verfügung stehende Budget der GKV 87 % des West-Volumens. Da im Osten zudem mehr Patienten pro Arzt zu mehr versorgen sind, lag dort bislang der durchschnittliche Fallwert bei 82 % dessen, was im Westen verteilt wird, bei einer zugleich um 5 % höheren Fallzahl. Mit anderen Worten: Die Vertragsärzte müssen im Osten für weniger Geld mehr arbeiten – keine wirklich attraktiven Arbeitsbedingungen. Ob diese Benachteiligung der Ärzte in den neuen Ländern nach der jüngsten Vergütungsreform wirklich beseitigt wird, muss abgewartet werden. Auf jeden Fall ist gewährleistet, dass das für die Vertragsärzte in den neuen Ländern ab 2009 zur Verfügung stehende Budget so aufgestockt wurde, dass es ca. 95 % des Vergütungsniveaus im Westen ermöglicht. Damit werden Unterschiede ausgeglichen, die ihren Ursprung im Einigungsvertrag sowie in der 1993 eingeführten grundlohnorientierten Budgetierung haben. Zu diesem Zeitpunkt war der im Einigungsvertrag verfügte Umbau der ambulanten Versorgung in den neuen Ländern in ein System niedergelassener Vertragsärzte noch nicht abgeschlossen. Hinzu kam ein generell gegenüber dem Westen abgesenktes Vergütungsniveau. Die ab 1993 geltenden Regeln für die jährlichen, an der Grundlohnentwicklung der Versicherten Veränderungen der Gesamtvergütung bauten so in den neuen Ländern auf einem niedrigeren Ausgangsbudget auf als im Westen, mit der zwangsläufigen Folge, dass selbst bei gleichen Steigerungsraten sich die Einnahmen der Vertragsärzte in den darauf folgende Jahren scherenförmig auseinander entwickelten.

Unterbezahlte Krankenhausärzte?

Seltsamerweise gibt es bezüglich der Einkommen der in den Krankenhäusern angestellten Ärztinnen und Ärzte weniger Transparenz als bei dem der niedergelassenen Vertragsärzte. Eigentlich sollte man annehmen, dass diese zumeist nach Tarif bezahlten Gehälter vergleichsweise übersichtliche Strukturen haben. Das ist leider nicht der Fall. Das vorliegende, sich aus verschiedenen Quellen speisende Datenmaterial liefert nur Anhaltspunkte für ein großes Einkommensgefälle, was sich vor allem aus der hierarchischen Stellung der Ärzte ergibt. In der Kostenstrukturerhebung von 2003 beziffert das Statistische Bundesamt die durchschnittlichen Personalkosten je ärztlicher Vollkraft mit 83.377 Euro. Daraus ergibt sich ein durchschnittlicher Bruttojahresverdienst von geschätzten 66.000 Euro (ohne Pooleinnahmen aus den Privatliquidationen der Chefärzte). Damit liegen die Krankenhausärzte deutlich über den Einkommen anderer akademischer Berufe. Je nach ärztlichem Status variiert die Bezahlung jedoch erheblich, wobei vor allem Ärzte in der Weiterbildung und Assistenzärzte deutlich weniger verdienen als Ober- und Chefärzte, wie folgende Zusammenstellung des BMG aus dem Jahr 2006 zeigt, die verschiedenen Quellen heranzieht:

- Assistenzarzt in 1.100-Betten-Haus, 27 Jahre, verheiratet, 1 Kind: 3.300 Euro pro Monat (TVöD).
- Assistenz- und Oberärzte in 1100-Betten-Haus: durchschnittlich 72.500 Euro pro Jahr.

- Facharzt bzw. Facharzt nach fünfjähriger Tätigkeit 3.900 Euro bzw. 4.360 Euro pro Monat + 250 bis 350 Euro für Oberarztfunktion (TVöD).
- Facharzt nach neun- bzw- 13jähriger Tätigkeit 4.780 bzw.5.100 Euro pro Monat plus 250 bis 350 Euro für Oberarztfunktion (TVöD) .
- Oberarzt in 1.100Betten-Haus, 46 Jahre verheiratet, 1 Kind: 5.700 Euro pro Monat + 1.300 Euro durch Rufbereitschaft.
- Chefarzt. 500 Euro mehr als Oberarzt + Privatliquidation ab ca. 50.000 Euro im Jahr (nach oben offen).

Über die Verteilung der Pooleinnahmen der Chefärzte aus der Behandlung von Privatpatienten auf die Ober- und Fachärzte liegen keine Angaben vor. Sie variieren je nach Chefarztvertrag mit dem jeweiligen Krankenhaus und dessen regionaler Lage. Nach den erfolgreichen Tarifverhandlungen im Jahr 2007 dürften vor allem die für Fach- und Oberärzte heute von den Krankenhäusern gezahlten Gehälter um mindestens 10 bis 20 % höher liegen. Benachteiligt sind nach wie vor Berufseinsteiger und Ärzte in der Weiterbildung, die oft wie voll ausgebildete Fachärzte eingesetzt, aber nicht annähernd so gut bezahlt werden. Sie haben teilweise einen Status, der dem der Ausbeutung nahe kommt. Die Krankenhäuser klagen darüber, dass das von den Kassen zur Verfügung gestellte Budget vorne und hinten nicht ausreicht, um die steigenden Personalkosten zu decken. Das trifft für einige Krankenhäuser wohl zu. Allerdings gibt es auch etliche betriebswirtschaftlich gut aufgestellte Hospitäler, die schwarze Zahlen schreiben und ihrem ärztlichen und pflegerischen Personal trotzdem anständige Gehälter zahlen können. Es ist also auch eine Frage der Qualität des Krankenhausmanagements, ob Ärzte angemessen bezahlt werden können.

Die permanente Reform der Ärztevergütung

Die Reform der vertragsärztlichen Vergütung ist ein Dauerthema der Gesundheitspolitik, das seit über 50 Jahren verhandelt wird. Es gibt drei verschiedene Grundmodelle mit jeweils unterschiedlichen Ausprägungen und Kombinationsmöglichkeiten:
- *Einzelleistungsvergütung:* Abgerechnet werden einzelne ärztliche Verrichtungen oder Leistungskomplexe. Die für Privatpatienten geltende Gebührenordnung Ärzte (GOÄ) ist nach diesem nach diesem Muster gestaltet; sie enthält über 6.000 Gebührenpositionen. Der Einheitliche Bewertungsmaßstab (EBM) für Vertragsärzte hatte mal über 7.000 Abrechnungsziffern.
- *Pauschalvergütung:* Die Ärzte erhalten pro eingetragenem Patient oder behandeltem Fall eine Pauschale, die ggf. auch nach der Morbidität der Patienten gestaffelt werden kann. Ein solches System gilt in den staatlichen Versorgungssystemen Großbritanniens und Italiens.

- *Gehalt:* Die Ärzte erhalten entweder ein fixes Gehalt pro Monat, ggf. mit Sonderzuschlägen für Nacht- und Wochenenddiensten; so werden z. B. die Ärzte in Schweden oder Finnland entlohnt. Oder sie bekommen ein fixes Grundgehalt und erhalten je nach Patientenaufkommen in ihrer Praxis leistungsabhängige Zuschläge; ein solches Vergütungssystem gilt z. B. in zu Gesundheitszentren umfunktionierten ehemaligen Polikliniken in Brandenburg und Berlin.

Jedes dieser Systeme hat seine spezifischen Anreize und daraus resultierenden Vor- und Nachteile. Die „ideale" Arzthonorierung, die sowohl dem Interesse der Ärzte an einem möglichst hohen Einkommen, als auch dem der Krankenkassen bzw. Patienten an einer möglichst kostengünstigen Versorgung entspricht, gibt es nicht. Jedes System hat andere Wirkungen, wobei vor allem die Mengeneffekte bedeutsam sind. Die Einzelleistungshonorierung ist ein „Akkordsystem" (Thiemeyer) und hat eine klare Tendenz zu einer übermäßigen Ausweitung ärztlicher Leistungen. Pauschalvergütungen und Gehälter haben hingegen Anreize zu einer zeitlich breiteren Verteilung der Leistungen, die zu längeren Warteschlangen in den Arztpraxen führen können. Diese zwangsläufige Unvollkommenheit von Systemen zur Honorierung ärztlicher Leistungen gilt im Prinzip auch für die in Krankenhäusern erbrachten medizinischen Leistungen. Brian Abel-Smith, Nestor der britischen Gesundheitsökonomen, beantwortete einmal in einer Diskussionsveranstaltung die Frage nach dem optimalen Vergütungssystem so: „Alle paar Jahre ein neues, damit es sich niemand darin bequem machen kann." Damit sprach er die den Ärzten gegebenen Möglichkeiten an, die Nachfrage nach ihren Leistungen zu beeinflussen. Das ist keine Frage moralischer Verfehlungen, sondern das Ergebnis wirtschaftliche Anreize, die das Spannungsverhältnis von „Ethik und Monetik" (Ellis Huber) auf die Probe stellen. Es gibt keinen Grund zu der Annahme, dass der ärztliche Berufsstand ein von Haus edlerer Menschenschlag ist, dem sein Einkommen egal ist, so lange es zum Leben reicht. Ärztinnen und Ärzte reagieren auf monetäre Vor- und Nachteile nicht anders als andere Menschen auch. Wenn sie die Chance haben, ihr Einkommen zu verbessern, wird sie auch genutzt.

Das Gesetz über das Kassenarztrecht von 1955 und seine Folgen

In Deutschland versucht man seit über 50 Jahren, dieses Problem durch ein Mischsystem aus Einzelleistungsvergütungen und begrenzter Gesamtvergütung bzw. Budgetierung in den Griff zu bekommen. Das war und ist mit sehr komplizierten, für den einzelnen Arzt oft kaum nachvollziehbaren Verteilungsmechanismen und periodischen Vergütungsreformen verbunden, die hier nur in Umrissen und ohne Anspruch auf Vollständigkeit beschrieben werden können. Sie laufen nach folgendem Grundschema ab. Der Gesetzgeber bestimmt die allgemeinen Vergütungsregelungen, deren konkrete Ausprägungen und Verteilungsmechanismen der Bewertungsausschuss des

Gemeinsamen Bundesausschusses (G-BA) auf Bundesebene in einem „Einheitlichen Bewertungsmaßstab (EBM)" festlegt. Dieser EBM definiert die abrechnungsfähigen ärztlichen Leistungen und stellt deren wertmäßiges, in Punkten ausgedrücktes Verhältnis zueinander dar. Der in Pfennigen bzw. Cent ausgedrückte Wert eines EBM-Punktes ergibt sich dann auf der Landesebene aus der Zahl der abgerechneten Punkte und der mit den Kassenverbänden vereinbarten Gesamtvergütung sowie dem Honorarverteilungsmaßstab (HVM), nach dem die Kassenärztlichen Vereinigungen die Gesamtvergütung auf die Ärzte verteilen. Bis 2003 war die Honorarverteilung allein Sache der KV; seitdem müssen die Kassenverbände an dem nun Honorarverteilungsvertrag (HVV) genannten Vorgang der Verteilung der Gesamtvergütung beteiligt werden. An den permanenten internen Verteilungskämpfen unter den Arztgruppen hat das wenig geändert.

Den Grundstein für den grundsätzlich nicht auflösbaren Konflikt zwischen Einzelleistungs- und Gesamtvergütung legte das „Gesetz über das Kassenarztrecht" vom 17. August 1955, das den Kassenärztlichen Vereinigungen mit dem Sicherstellungsauftrag eine Monopolstellung in der ambulanten Versorgung einbrachte. Damals wurde im § 368 f RVO festgelegt, dass „die Krankenkasse ... für die gesamte kassenärztliche Versorgung mit befreiender Wirkung eine Gesamtvergütung an die Kassenärztliche Vereinigung [entrichtet}." Dadurch bekam die KV nicht nur die Aufgabe, den HVM festzulegen. Sie ist seitdem auch gegenüber den Kassen und den Aufsichtsbehörden der Länder für die Sicherstellung der ambulanten Versorgung verantwortlich. Diese 1955 festgelegten Grundregeln des KV-Systems gelten im Prinzip bis heute, auch wenn sie in den letzten Jahren relativiert wurden. Die Höhe der Gesamtvergütung richtet sich seither grundsätzlich nach der Zahl der Versicherten und dem durchschnittlichen Jahresbedarf eines Versicherten in Form einer Kopfpauschale. Bei der Ermittlung dieser Kopfpauschale sollte, so das Gesetz von 1955, die wirtschaftliche Lage der Kassen und die Veränderung der Grundlohnsumme, d. h. des versicherungspflichtigen Einkommens der Kassenmitglieder, „angemessen" berücksichtigt werden. Da 1955 zugleich die von den Kassenärzten mit ihrer KV abgerechneten Leistungen von Kopfpauschalen auf Einzelleistungsvergütungen umgestellt wurden, ergab sich daraus der bis heute andauernde Konflikt über die sich durch die Gesamtvergütung ergebende Budgetierung der Arzthonorare, die bei einer Mengenausweitung zu einer Abwertung der Einzelleistungsvergütung führt. Bereits zwei Jahre nach Inkrafttreten dieses Gesetzes berichtete Armin Grünewald in einer Bestandsaufnahme davon, dass die „Honorarauszahlungsquoten" teilweise weniger als 50 % der sich aus der Zahl der Einzelleistungen eigentlich ergebenden Summe ausmachten.

In den 1960er und 1970er Jahren entwickelte sich dieses System jedoch in eine ganz andere Richtung, die den Kassenärzten hohen Wohlstand brachte. Der Gesetzgeber hatte nämlich nicht eindeutig geklärt, worauf sich die Grundlohnanbindung der Kopfpauschale zu beziehen hatte. Das Gesetz schrieb zwar eine Anbindung der ärztlichen Vergütung an die allgemeine Einkommensentwicklung der Versicherten vor. Diese wurde jedoch nicht als Orientierung für die Entwicklung der Gesamtvergütung verwendet, sondern als Maßstab für die Anhebung der Einzelleistungsvergütungen. Dadurch entstand eine „doppelte Dynamisierung" (Thiemeyer) der Ärzteeinkommen. Stieg die Grundlohnsumme z. B. um 5 %, wurden die einzelnen Gebührenpositionen im gleichen Maß höher bewertet. Da sich gleichzeitig die von den Ärzten abgerechneten Leistungen quantitativ wie qualitativ ausweiteten, stieg das erzielte Ärzteeinkommen deutlich stärker als das Niveau der Einzelleistungsvergütungen. Allein zwischen 1963 und 1971 stieg der durchschnittliche GKV-Umsatz einer Kassenarztpraxis von 76.666 auf 173.154 DM. Ein solcher Zuwachs von mehr als 120 % war auch in den prosperierenden 1960er Jahren ungewöhnlich. Daraufhin wurde 1978 zwischen Kassen und KVen ein neuer Bundesmanteltarif Ärzte (BMÄ) mit einer begrenzten Gesamtvergütung vereinbart, die aus der Multiplikation einer vorgegebene Kopfpauschale pro Patient und Quartal mit der Zahl der Versicherten einer Krankenkasse ermittelt wurde. Die prozentuale Anhebung der Kopfpauschale wurde jährlich auf der 1978 eingeführten Konzertierten Aktion im Gesundheitswesen vereinbart, einem mittlerweile abgeschafften Gremium aller ins GKV-System eingebundenen Verbände von Kassen und Leistungserbringern mit der Aufgabe, einen wirtschaftlichen Orientierungsrahmen für die GKV-Ausgaben zu vereinbaren.

Budgets und Regelleistungsvolumina: GSG und GMG

Als man auch mit diesem Ansatz die kostspielige Mengenausweitung nicht in den Griff bekam, wurde ab 1993 durch das Gesundheitsstrukturgesetz (GSG) eine strikte grundlohnorientierte Budgetierung der Gesamtvergütung eingeführt. Ab sofort durften nach dem Paradigma der einnahmeorientierten Ausgabenpolitik die zwischen den Kassenverbänden und den Kassenärztlichen Vereinigungen vereinbarten Kopfpauschalen bzw. Gesamtvergütungen nur noch entsprechend der Entwicklung der beitragspflichtigen Einkommen der Versicherten steigen. Da einerseits in den nachfolgenden Jahren die Löhne und Gehälter der krankenversicherungspflichtigen Arbeitnehmer hinter der allgemeinen Wirtschaftsentwicklung zurück blieben (> S. 18 ff.), andererseits trotz Zulassungsbegrenzungen immer mehr Ärzte an der vertragsärztlichen Versorgung teilnahmen, kam es zwangsläufig zur Absenkung der Punktwerte, mit denen der Einheitliche Bewertungsmaßstab (EBM) die einzelnen ärztlichen Leistungen vergütet. Je mehr Leistungen die Ärzte im Rahmen des vorgegebenen Budgets erbrachten, umso geringer wurden die Punktwerte und damit die pro Leistung erwirtschaftete Beträge. Um die so entstehenden Differenzen zu den erwarteten Einnahmeverlusten auszugleichen, gingen viele Ärzte immer mehr in die Menge und trugen damit indirekt zur weiteren Deflation des Punktwertes bei. Dieser als „Hamsterradeffekt" bezeichnete Mechanismus machte eine verlässlich wirtschaftliche Kalkulation einer Arztpraxis immer schwieriger.

Das sah auch die seit 2001 im Amt befindliche Bundesgesundheitsministerin Ulla Schmidt ein und legte in dem 2003 gemeinsam mit den Unionsparteien erarbeiteten Gesundheits-Modernisierungsgesetz (GMG) den Grundstein für ein System sog.

Regelleistungsvolumina (RLV). Diese sollten den Vertragsärzten eine ihren Leistungen angemessene Vergütung sowie mehr wirtschaftliche Planungssicherheit bringen. Der Bewertungsausschuss des G-BA wurde beauftragt, die Leistungen des EBM mit dem jeweils verbundenen Zeitaufwand zu versehen und sie möglichst zu Fallpauschalen und Komplexleistungen zusammenzufassen und nach Arztgruppen zu gliedern. Außerdem sollte der besondere Versorgungsaufwand berücksichtigt werden, der mit bestimmten Versichertengruppen verbunden ist. Der Bewertungssausschuss setzte diese Vorgaben mit Wirkung zum 1. April 2005 wie folgt um:

- Der EBM gliedert sich in einen haus- und einen fachärztlichen Teil für insgesamt 25 Arztgruppen, von den zwei zum hausärztlichen (Allgemein- sowie Kinder- und Jugendmedizin) und 23 zum fachärztlichen Bereich gehören. Diesen Arztgruppen wurden zum einen nur von ihnen abzurechnende Leistungen zugewiesen, zum anderen allgemeine Leistungen (z. B. Hausbesuche), die allen Ärzte vergütet werden.
- Alle EBM-Leistungen wurden betriebswirtschaftlich neu bewertet. Die der Kalkulation zugrunde liegenden Zeiten wurden transparent gemacht.
- Rund 70 % der Leistungen sollen als Fallpauschale oder Leistungskomplex (z. B. eine sog. Ordinationsgebühr für die in den Fachgruppen erbrachten Standardleistungen) abgerechnet werden, 30 % als Einzelleistungsvergütung.
- Es wurden erste Ansätze zu einer morbiditätsorientierten Vergütung eingeführt, indem z. B. die Ordinationsgebühr für Patienten ab dem 60. Lebensjahr höher angesetzt wurde.

Eine wichtige, in der Folgezeit für großen Ärger sorgende Neuerung war die Einführung von Regelleistungsvolumina zur Mengensteuerung. Zwischen den Kassen und den KVen werden auf Landesebene arztgruppenspezifische Grenzwerte festgelegt, bis zu denen die Leistungen mit festen Punktwerten vergütet werden. Alle darüber hinausgehenden Abrechnungen werden mit wachsender Punktzahl immer weiter abgewertet. Das RLV einer Arztpraxis wird aus den Abrechnungsdaten des Vorjahrs ermittelt. Zunächst wird eine arztgruppenspezifische durchschnittliche Fallpunktzahl ermittelt und dann mit der Fallzahl der jeweiligen Praxis multipliziert. Dabei gilt eine Obergrenze je Arzt von 200 % der durchschnittlich in der Arztgruppe abgerechneten Fallzahl. Im Prinzip handelt es sich beim RLV um ein festes Praxisbudget, bei dessen Überschreitung alle Leistungen abgewertet bzw. ab einer bestimmten Grenze gar nicht mehr vergütet werden. Das führte in der Folge dazu, dass Ärzte mit Hilfe von Praxissoftware ihre Sprechstunden so steuerten, dass sich die Patienten möglichst passgenau auf das Praxisbudget verteilten. Hatte ein Arzt größeren Zulauf als im Vorjahr bzw. der Durchschnitt seiner Fachgruppe, kam es häufig vor, dass Patienten auf das nachfolgende Quartal vertröstet wurden. Insbesondere in ländlichen Regionen mit einer geringeren Arztdichte führte dies zu Protesten sowohl der Ärzte, als auch der Patienten.

Hinzu kam, dass mit dieser EBM-Reform die Lösung eines wesentlichen Problems verschoben wurde. Die von den Kassen an die KVen im Rahmen der Gesamtvergütung gezahlten Kopfpauschalen stiegen nach wie vor gemäß der Entwicklung der Grundlohnsumme, ohne Veränderungen in der Versichertenstruktur einer Kasse zu berücksichtigen. Dadurch wurde das Morbiditätsrisiko zunehmend auf die KVen verlagert. Das GMG von 2003 sollte hier gegensteuern und verordnete der gemeinsamen Selbstverwaltung von Krankenkassen und Vertragsärzten für das Jahr 2007 eine grundlegende Vergütungsreform, die folgende allgemeinen Merkmale haben sollte:

- Die Kopfpauschale pro Kassenmitglied soll durch Vereinbarungen über den Behandlungsbedarf abgelöst werden, der sich aus der Zahl der Versicherten und deren Gesundheitszustand ergibt (morbiditätsorientierte Vergütung).
- Die Regelleistungsvolumina der einzelnen Arztgruppen sollen sich am Versorgungsbedarf orientieren.
- Die über dem RLV liegenden Leistungen werden nur um 10 % abgewertet, wenn sie sich aus einem nicht vorhersehbaren erhöhten Behandlungsbedarf ergeben.

Die Vergütungsreform im GKV-WSG

Die Umsetzung dieser Vorgaben verlief jedoch sehr schleppend. Das hing auch damit zusammen, dass die empirischen Grundlagen für eine morbiditätsorientierte Vergütung nur bruchstückhaft vorhanden waren und erhebliche Inkonsistenzen aufwiesen. Das im Prinzip dafür vorhandene, international bewährte Patientenklassifikationssystem (PKS) bedurfte einer soliden Grundlage, die erst noch entwickelt werden musste. Zu diesem Zweck hat der Bewertungsausschuss ein eigenes Institut (INBA) gegründet, analog zum für die stationäre Versorgung zuständigen INEK. Angesichts eines wachsenden Ärzteprotestes einerseits, einer sich selbst blockierenden Selbstverwaltung andererseits, wollte die Politik nicht abwarten, bis sich Ärzte und Krankenkassen irgendwann einmal auf ein System zur Umsetzung der gesetzlichen Forderung nach morbiditätsorientierten Vergütungen einigen. Mit dem GKV-WSG wurde 2007 dieser Prozess mit konkreten zeitlichen Vorgaben und der Androhung einer Ersatzvornahme durch die Bundesregierung beschleunigt:

- Ab 2009 werden die vertragsärztlichen Leistungen mit einer festen Euro-Gebührenordnung vergütet, allerdings nur im Rahmen bestimmter Leistungsmengen.
- Hausärzte bekommen an der Morbidität bzw. dem Alter ihrer Patienten orientierte Fallpauschalen sowie Sondervergütungen für definierte Leistungen (z. B. Impfen, Vorsorgeuntersuchungen).
- Fachärzte erhalten eine aus drei Komponenten bestehende Vergütung: Neben einer allgemeinen Grundpauschale pro Patient wird eine arztgruppenspezifische Pauschale gezahlt. Hinzu kommen besondere Vergütungen für hoch spezialisierte Leistungen.

- Die Leistungsmengen werden auf regionaler Ebene zwischen der KV und den Krankenkassenverbänden festgelegt. Die Gesamtvergütung orientiert sich am Behandlungsbedarf der Versicherten, der sich aus ihrer Morbiditätsstruktur ergibt. Damit soll das Risiko steigender Krankheitslasten auf die Krankenkassen übertragen werden. Es entfällt die seit 1992 geltende Orientierung der Budgetsteigerungen der Gesamtvergütung an der Grundlohnsumme bzw. dem Grundsatz der Beitragsstabilität.
- Auch werden die einheitlichen Kopfpauschalen pro Mitglied einer Krankenkasse abgeschafft, die zu teilweise erheblichen Einnahmeverlusten der KVen durch den Wechsel von Versicherten von Kassen mit einer hohen zu einer mit niedrigeren Kopfpauschale führte. [18]
- Ab 2010 können Ärzte in unterversorgten Gebieten Honorarzuschläge erhalten, während die Vergütungen in übersorgten Regionen abgesenkt werden können. Für die Jahre 2007 bis 2009 sind Übergangsregelungen vorgesehen, die u. a. die Finanzierung von Sicherstellungszuschlägen allein den Krankenkassen überträgt; sie werden nicht mehr wie zuvor hälftig aus dem KV-Budget gezahlt.

Mit dieser Reform wird zwar die an den versicherungspflichtigen Einkommen der Versicherten orientierte Budgetierung abgeschafft, aber nicht die Begrenzung der Gesamtvergütung überhaupt, wie viele Ärzte irrtümlich hoffen. Ein Vergütungssystem ohne Mengenbegrenzung würde unvermeidlich zu nicht verantwortbaren Ausgabensteigerungen führen, wie die Erfahrungen aus den 1970er Jahren lehren. Insofern ist der nächste Konflikt zwischen Kassen und Vertragsärzten vorprogrammiert, wenn es darum geht, die bei den im Bewertungsausschuss zwischen KBV und GKV-Spitzenverband Ende August 2008 vereinbarten Bewertungsrelationen des EBM und dessen Umsetzung in feste Euro-Preise bei der Honorarverteilung umzusetzen. In einer Modellrechnung hat die KBV die durch die EBM-Reform im Jahr 2009 zu erwartenden Vergütungsanhebungen auf knapp 2,7 Mrd. Euro geschätzt, was einer Anhebung gegenüber 2007 um insgesamt 9,7 % entspricht. Davon entfallen 1,3 Prozentpunkte auf Leistungen außerhalb der Gesamtvergütung, wie z. B. das Hautkrebs-Screening, wobei die KBV selbst dies für eine eher unterschätzte Größenordnung hält.

Gewinner dieser Honoraranhebung sind vor allem die Vertragsärzte in den neuen Ländern, deren Budget um mindestens 17,2 % erhöht wird (Westen: 6,9 %). Das war auch so gewollt, um eine längst überfällige Anpassung der Vergütungen in den neuen Ländern an das Westniveau zu bewirken. Aber auch Länder wie Niedersachen (+ 14,2 %), Saarland (+ 11.3 %) und Berlin (+ 10,7 %) profitieren erheblich. Alles in allem gewinnen vor allem KVen mit einem vergleichsweise niedrigen Vergütungsniveau, während KVen mit einem überdurchschnittlich hohen Budget eher bescheidene Zuwächse haben werden. Wie sich dieser Geldsegen auf die Vergütungen der einzel-

---

[18] Die Ersatzkassen zahlten bis zu dieser Reform überdurchschnittliche, die Betriebskrankenkassen eher unterdurchschnittliche Kopfpauschalen.

nen Arztpraxen konkret niederschlägt, wird sich erst bei der Verrechnung mit den regionalen Budgets zeigen, deren Ergebnisse bei Redaktionsschluss dieses Buches noch nicht vorlagen. Die von ihren Funktionären geweckten Erwartungen der Ärzte sind hoch, so dass enttäuschte Reaktionen nicht ausbleiben werden. Aber eine Vergütungsreform, die alle Ärzte zufrieden stellt, wird es wohl nie geben. Außerdem gilt der unverrückbare Grundsatz, dass die Anhebung der ärztlichen Vergütungen immer von den Versicherten bezahlt werden müssen, deren Einkommen sich zumeist in erheblich niedrigeren Dimensionen bewegt als das der Vertragsärzte.

Im Prinzip bleiben in der ärztlichen Vergütung noch viele Fragen offen, die aber nicht durch eine isolierte Honorarreform und erst recht nicht durch Anhebungen des Budgets beantwortet werden können, sondern nur im Zusammenhang mit darüber hinaus gehenden Strukturreformen. Karl-Heinz Schönbach, Leiter der Vertragsabteilung des AOK-Bundesverbandes, fasst sie wie folgt zusammen:

- Wie kann die bedenkliche Drift des ambulanten ärztlichen Systems weg von der Sicherstellung einer möglichst guten Versorgung hin zu IGeL-Angeboten und dem gerade noch Abrechenbaren der PKV auch im Sinne einer Verantwortung des Arztberufes gestoppt werden?
- Wie kann die Instabilität des Vertragsarztsystems, das erfahrungsgemäß variable Diagnose, Abrechnungs- und Versordnungsmengen erzeugen kann, begrenzt werden?
- Wie kann die ordnungspolitische Desorientierung des kollektivvertraglichen Systems, das zu Ratlosigkeit und „Bürokratiewut" geführt hat, reduziert werden?

Eines ist jedenfalls gewiss: Die Vergütung der Ärzte wird immer ein Streitthema sein.

Empfohlene Literatur

Cobbers, B. und Schölkopf, M. (2006): Zahlen und Fakten zur Situation der Ärzteschaft in Deutschland. Gesundheits- und Sozialpolitik 60 (3-4): 10-22

Klose, J., Rehbein, I. und Uhlemann, T. (2007): Ärzteatlas. Daten zur Versorgungsdichte von Vertragsärzten. Bonn: WIdO

Radtke, S. (2005): Reform des einheitlichen Bewertungsmaßstabes (EBM), der Regelungen zur Mengensteuerung und zur Abrechnungsprüfung zum 1. April 2005. Gesundheits- und Sozialpolitik 59 (5-6): 34-38

Schmacke, N. (2006): Ärztemangel: Viele Fragen werden noch nicht diskutiert. G+G-Wissenschaft 6 (3), 18-24

Schönbach, K.-H. (2008): Reform der Ärztevergütung: Großer Kuchen, gut verteilt? Gesundheit und Gesellschaft 11 (10): 29-32

Mythos 8:
Die aufgeblähte Kassenbürokratie

Mit kaum einer Forderung kann man in gesundheitspolitischen Diskussionsveranstaltungen beim Publikum so einfach Zustimmung ernten wie mit der, dass man im Verwaltungsapparat der Krankenkassen mal gründlich aufräumen müsse. Wer behauptet, es gäbe in der GKV nicht nur viel zu viele Kassen, sondern auch zu hohe Verwaltungskosten, einen aufgeblähten Personalbestand, luxuriöse Bürogebäude und überhöhte Vorstandgehälter, kann mit großem Beifall rechnen. Solche markigen Worte werden ungeprüft geglaubt und bauen auf das allgemeine Vorurteil, dass Verwaltungen, zumal öffentliche, tendenziell parasitären Charakter haben und großenteils überflüssig sind. Es lässt sich jedoch zeigen, dass

- die Zahl der Krankenkassen allein in den letzten 10 Jahren halbiert wurde;
- die Verwaltungskosten der Krankenkassen seit über 20 Jahren relativ konstant geblieben und deutlich niedriger sind als in der PKV;
- die Vorstandsgehälter in der GKV nur einen Bruchteil dessen betragen, was bei vergleichbaren Umsätzen in der Privatwirtschaft üblich ist;
- die GKV-Mitglieder im Unterschied zu den PKV-Versicherten ihre Kasse jederzeit bei Nichtgefallen wechseln und so die Kassenverwaltungen zu gutem Service anhalten.

Das heißt nicht, dass alles in Ordnung ist und in der Organisation der GKV kein weiterer Reformbedarf besteht. Deren Strukturen sind immer noch von ihrer 125-jährigen Geschichte geprägt, auch wenn sie in den vergangenen 15 Jahren mehr Veränderungen erfahren haben als in den 110 Jahren zuvor. Die Entwicklung der Krankenkassen von Schalterhallen und mit Ärmelschonern bewehrten Quasi-Beamten hin zu modernen Dienstleistungsunternehmen ist ein säkularer Prozess, der immer noch nicht abgeschlossen ist. Der Wendepunkt war 1992 das Gesundheitsstrukturgesetz (GSG), mit dem das berufsständische Zuweisungsprinzip ab 1996 durch eine freie Wahl der Krankenkassen für alle GKV-Mitglieder abgelöst wurde. Allerdings beließ es man es bei der starren Gliederung der GKV in Verbände der Orts-, Betriebs-, Innungs- und Ersatzkassen. Sie wurde erst mit dem GKV-Wettbewerbsstärkungsgesetz (GKV-WSG) von 2007 gegen den geballten Widerstand der Kassenfunktionäre abgeschafft.

Von der berufsständischen GKV zur freien Kassenwahl

Als Gründervater des nunmehr 125 Jahre alten gesetzlichen Krankenversicherungssystems in Deutschland gilt gemeinhin Otto von Bismarck. Das ist nicht ganz richtig. Er musste sein 1882 in den Reichstag eingebrachtes und 1883 verabschiedetes „Gesetz betr. die Krankenversicherung der Arbeiter" gegen starken Widerstand im Reichstag und auch innerhalb der Reichsregierung durchsetzen und dabei seine eigenen Vorstellungen erheblich revidieren. Ihm schwebte eine kommunale Einheitsversicherung für alle Arbeiter, Handwerker und kleinen Angestellten vor, in der die zahlreichen, damals teilweise schon seit über 100 Jahren bestehenden berufsständischen und betrieblichen Hilfskassen aufgehen sollten. Das brachte ihm den Vorwurf des „Staatssozialismus" ein und stieß im Reichstag auf eine Abwehrkoalition aus Fortschrittlichen, Zentrum und Sozialdemokraten. Heraus kam eine Versicherungspflicht für alle Arbeiter sowie für Angestellte mit einem Tagesverdienst von unter 6 2/3 Mark. Aber eine einheitliche Krankenversicherung für diesen Personenkreis konnte Bismarck nicht durchsetzen. Kernstück seiner Reform waren zwar die Ortskrankenkassen, die von den Gemeinden eingerichtet werden mussten, sofern sie nicht bereits bestanden. [19] Daneben blieben aber die alten Betriebs- und Hilfskassen erhalten, die bis heute als Betriebs-, Innungs- oder Ersatzkrankenkassen Bestandteil des GKV-Systems sind. Bismarck hat dieses von dem zuständigen Ministerialbeamten Theodor Lohmann konzipierte gegliederte System nie gemocht. Der Historiker Wolfgang Mommsen zitiert Quellen, denen zufolge er es als ein „untergeschobenes Kind" betrachtete. Wenn es nach Bismarck gegangen wäre, hätte es keine GKV mit verschiedenen Kassenarten gegeben, sondern ein System regionaler Einheitskassen, wie heute noch in Österreich oder bis 1996 in den Niederlanden.

Sein Scheitern hatte eine zersplitterte Kassenlandschaft zur Folge, die sich in einem säkularen Prozess bezüglich der Zahl der Versicherten permanent ausdehnte, diese aber auf eine zunächst steigende und ab den 1920er Jahren sinkende Zahl von Krankenkassen verteilte. Der Kreis der GKV-Versicherten erweiterte sich mit der Industrialisierung und dem damit zusammenhängenden Zuwachs an versicherungspflichtigen Arbeitnehmern. Allein zwischen 1885 und 1910 verdreifachte sich die Zahl der gesetzlich Krankenversicherten von 4,67 Mio. auf knapp 14 Mio.; zeitgleich stieg die Zahl der Kassen von knapp 19.000 auf 23.000. Nach dem I. Weltkrieg setzte ein bis heute andauernder Konzentrationsprozess in der GKV ein, der zunächst der AOK zugute kam. Am Ende der Weimarer Republik waren 60 % der Bevölkerung gesetzlich krankenversichert, davon etwa zwei Drittel in der AOK. Diese Vormachtstellung der AOK begann aber schon in den 1930er Jahren zu bröckeln, eingeleitet

---

[19] Seit 1849 gab die Gewerbeordnung in Preußen den Gemeinden die Möglichkeit, selbstständige Gewerbetreibende und Fabrikbesitzer zur Einrichtung von Kranken-, Sterbe- und Hilfskassen zu verpflichten. 1876 wurden mit dem „Gesetz über die eingeschriebenen Hilfskassen" reichsweite Regelungen zum rechtlichen Status der Krankenkassen getroffen.

durch die 1935 gefällte Entscheidung der Nazis, die Ersatzkassen in das GKV-System zu integrieren, auch wenn sie wichtige Sonderrechte beibehielten (z. B. in der Arzthonorierung). Ihre Mitgliederzahl wuchs von 1932 bis 1939 von ca. 1,7 Mio. auf knapp 2,6 Mio. Mitglieder. Mit dem wachsenden Gewicht der Angestellten in der Arbeitnehmerschaft und dem daraus folgenden Mitgliederzuwachs bei den Ersatzkassen verschob sich langsam aber sicher die interne Struktur der GKV zugunsten der Ersatzkassen und zu Lasten der Pflichtkassen, deren Kern die AOK als Basiskasse blieb.

Nach dem II. Weltkrieg blieb in den Westzonen und anschließend in der Bundesrepublik das berufsständisch gegliederte GKV-System unverändert erhalten, obwohl es anfangs auch dort Debatten über eine Einheitsversicherung gegeben hatte. In Berlin gründete der Magistrat im Juli 1945 die Sozialversicherungsanstalt Berlin (VAB), unter deren Dach alle Sozialversicherungszweige für die gesamte Erwerbsbevölkerung (einschließlich Selbstständige) zusammengefasst wurden. Dieses Modell wurde im Januar 1947 auf Anordnung der sowjetischen Militärverwaltung auf die gesamte damalige Sowjetzone übertragen und 1951 von der DDR-Regierung dem Gewerkschaftsbund FDGB unterstellt. Auch in West-Berlin bestand diese Einrichtung bis 1958, die dann, wie auch die im Saarland von den Franzosen eingeführte zentrale Sozialversicherung, in das gegliederte Sozialstaatsmodell der Bundesrepublik überführt wurde.

Dort überlebte in der Krankenversicherung das berufs- bzw. betriebsorientiertes Zuweisungssystem für alle Pflichtversicherten bis 1996 mit all seinen Facetten:

- Arbeiter sowie Angestellte sind auch heute noch bis zu einer bestimmten Einkommensgrenze in der GKV pflichtversichert. Beamte gehören nicht zu diesem Kreis, sondern sind Nutznießer der staatlichen Beihilfe. Selbstständige unterlagen bis 2007 keiner Versicherungspflicht.
- Die AOKn waren als Basiskasse grundsätzlich für alle Pflichtversicherten zuständig, es sei denn, es bestand eine andere gesetzlich fixierte Kassenzugehörigkeit.
- Gab es in einem Betrieb eine BKK, übernahm diese die Funktion der AOK als Pflichtkasse. War dieser Betrieb Mitglied einer Innung, waren die dort beschäftigten Versicherungspflichtigen in der IKK versichert.
- Die Ersatzkassen für Angestellte und Arbeiter hatten keine gesetzlich zugewiesene Klientel. Sie konnten sich für besondere Berufsgruppen öffnen, wobei die einzelnen Kassen unterschiedliche Optionen hatten. Die Barmer Ersatzkasse (BEK) und die Deutsche Angestelltenkrankenkasse (DAK) z. B. standen allen Angestellten von der Verkäuferin bis zum Ingenieur offen, während die Techniker Krankenkasse (TK) nur technische Angestelltenberufe und die Gmünder Ersatzkasse (GEK) nur bestimmte Metallfacharbeiterberufe aufnahmen.
- Hinzu kamen drei Sondersysteme: Die Bundesknappschaft (BKn) für den Bergbau, die See-Krankenkasse (SeeKK) für die Seeschifffahrt sowie die Landwirtschaftlichen Krankenkassen (LKK) für Erwerbstätige in der Landwirtschaft und deren Familienangehörige.

Durch die Verschiebungen in der Sozialstruktur von den Arbeitern hin zu den Angestellten sank der Marktanteil der AOK von 68,5 % in 1950 auf 43,5 % in 1989. Zugleich stieg die Quote der Angestellten-Ersatzkassen von 8,7 auf 33,4 %. Wer vom Arbeiter- in den begehrten Angestelltenstatus aufstieg, wechselte in die damals zwar etwas teureren, aber dafür prestigeträchtigeren Ersatzkassen. Sie hatten bis 1988 eine eigene, den Ärzten entgegenkommende Gebührenordnung und konnten auch sonst wegen höherer Beitragseinnahmen großzügigere Leistungen als die AOK gewähren. Die AOK zog aus dieser Entwicklung Ende der 1970er, Anfang der 1980er Jahre Konsequenzen für ihre Unternehmenspolitik. Sie setzte sich als erste Kassenart das Ziel, sich von einer Behörde mit Schalterbeamten zu einem Unternehmen mit gesundheitlicher Kompetenz zu wandeln. Nur durch das Leitbild einer „Gesundheitskasse", so die vor allem von ihrem Vorstandsvorsitzenden Alfred Schmidt, einem der kreativsten Gesundheits- und Sozialpolitiker der 1970er und 1980er Jahre, vorangetriebene Überzeugung, könne die AOK die Abwanderung gut verdienender Versicherter zu den Ersatzkassen stoppen. Um sich im Leistungsangebot zu unterscheiden, bot sie spezifische Gesundheitsförderungsprogramme an und verbesserte ihren Service grundlegend.

Das konnte die grundsätzliche Benachteilung der AOK durch ihre schlechte Risikostruktur jedoch nicht kompensieren. Ende der 1980er Jahre hatte die GKV eine Beitragssatzspanne von 8 bis 16 %, ohne dass sich dahinter irgendwelche nennenswerten Leistungsunterschiede zwischen den Kassenarten verbargen. Diese wurden schon in den 1970er Jahren weitgehend und zum 1.1.1989 endgültig mit dem Gesundheits-Reformgesetz beseitigt. Zahlreiche Studien belegten, dass die Beitragsdiskrepanzen ihre Ursache fast ausschließlich in den Mitgliederstrukturen der Kassen hatten. Die AOK hatte überdurchschnittlich viele Versicherte mit unterdurchschnittlichem Einkommen bzw. hohen gesundheitlichen Risiken. So versicherte sie 1988 61,1 % der Arbeitslosen und 67,4 % der Behinderten. Zudem waren die Beitragssatzunterschiede auch verfassungsrechtlich nicht hinnehmbar, weil Arbeiter im Unterschied zu Angestellten keine Chance hatten, die Kasse wegen zu hoher Beiträge zu wechseln. Die Politik musste erkennen, dass das berufsständische Zuweisungsprinzip der GKV am Ende war und man sich um deren Reform nicht länger herumdrücken konnte. Die gegliederte GKV ließ sich politisch wie ökonomisch nur auf Basis einer Wettbewerbsordnung nach dem Prinzip der gleich langen Spieße legitimieren. Die Folge war das von der damaligen Bundesregierung und allen Ländern gemeinsam getragene Gesundheitsstrukturgesetz (GSG), das in einer mittlerweile legendären Klausurtagung in Lahnstein unter der Verhandlungsführung von Horst Seehofer (CDU/CSU) und Rudolf Dreßler (SPD) im Oktober 1992 konzipiert wurde und am 1.1.1993 in Kraft trat. Das GSG war ein Paradigmenwechsel der GKV hin zu einem wettbewerblichen System. Alle Versicherungsberechtigten können seit 1996 ihre Kasse frei wählen. Um Risikoselektion und Benachteiligungen von Kassen mit einer problematischen Versichertenstruktur zu vermeiden, wurde 1994 ein Risikostrukturausgleich (RSA) eingeführt (> S.201 ff.). Ohne ihn wären Krankenkassen mit einem

Tabelle 8.1: Zahl der Gesetzlichen Krankenkassen

Jahr	Kassen insg. *	davon				
		AOK	BKK	IKK	LKK	EK **
1991	1209	276	721	174	21	15
1996	642	20	532	53	20	15
2000	420	17	361	42	20	12
2003	318	17	257	21	9	12
2008	218	15	169	15	9	9

* Mit. See-KK und Bundesknappschaft, die 2007 zu einer Kasse (KBS) fusionierten.
** Bis 2008 7 Angestellten-EKn und 2 Arbeiter-EKn
Quelle: BMG, eigene Zusammenstellung

überdurchschnittlich hohen Anteil an schwer bzw. chronisch kranken Versicherten nicht wettbewerbsfähig. Das betraf zunächst nur die AOK und die Knappschaft, gilt mittlerweile aber auch für große Ersatzkassen wie die BEK oder die DAK.

Mit der freien Kassenwahl erhielt der Wettbewerb Einzug in die GKV, was die Kassenlandschaft in den nachfolgenden Jahren nachhaltig veränderte. Ihre Zahl sank von 1209 in 1991 auf 642 nach Einführung der freien Kassenwahl im Jahr 1996 (Tabelle 8.1). Die zuvor zumeist analog zu den Landkreisen und Städten organisierten AOKn fusionierten zunächst auf Landesebene, seit kurzem auch länderübergreifend (AOK Rheinland-Hamburg, Sachsen und Thüringen zur AOK plus). Bei den BKKn setze ein regelrechtes Kassensterben ein. Von 721 BKKn im Jahr 1991 waren Anfang 2008 noch 169 übrig, mit einer ständig weiter sinkenden Tendenz. Zeitgleich verschoben sich, wie Tabelle 8.2 zeigt, die Marktanteile der Kassenarten, wovon vor allem die BKKn profitierten. Trotz sinkender Zahl von BKKn stieg ihr Anteil an den GKV-Mitgliedern von 11,8 % in 1991 auf heute 19,1 %. Alles in allem dokumentieren die Tabellen 8.1 und 8.2 einen Trend zu größeren Kasseneinheiten, der quasi ein Selbstläufer ist.

Die Mechanismen des ab 2009 eingeführten Gesundheitsfonds, die den Kassen fast ausschließlich das Vertragsgeschäft als Instrument zur Beitragsgestaltung geben, werden den Konzentrationsprozess der Kassen weiter beschleunigen. Im September 2008 wurde die ersten kassenartenübergreifenden Fusionen bekannt. Die TK wird mit der IKK-Direkt und die KKH mit BKK Allianz zusammengehen. Man kann getrost davon ausgehen, dass es in einigen Jahren nur noch maximal 100 Krankenkassen geben wird, weil kleinere Einheiten als Vertragspartner für Ärzte, Krankenhäuser und Arzneimittelhersteller bzw. Apotheken rein mengenmäßig uninteressant

sind. Diesen Prozess als Weg in die „Einheitskasse" („Süddeutsche Zeitung",
19.9.2008) oder als „Ende der Vielfalt" („Die Welt", 23.9.2008) zu beklagen, ist
absurd. Wir werden auch weiterhin eine höhere Zahl von Krankenkassen als von
Supermarktketten zur Auswahl haben. Es gibt zwar nur 13 Krankenkassen mit mehr
als einer Millionen Mitgliedern (5 Ersatzkassen, 7 AOKn und die Knappschaft); aber
diese repräsentieren zusammen fast zwei Drittel der GKV-Mitglieder. Den Rest
teilen sich die anderen etwa 190 Kassen, deren Marktmacht gegenüber den Vertragspartnern entsprechend gering ist. Deshalb ist auch eine gesetzliche Mindestgröße für
Kassen von z. B. 1 Mio. Mitgliedern, für die sich Ulla Schmidt 2007 vergeblich ein-
setzte, entbehrlich. Das wird der Wettbewerb erledigen. Die Zahl der Kassen hat
entgegen dem allgemeinen Vorurteil keinen nennenswerten Effekt auf die Verwaltungskosten der GKV. Bei Kassenzusammenschlüssen spart man zwar Gehälter für
die Führungskräfte und deren Büros; auch kann es in der Verwaltung zu Synergieef-
fekten kommen. Aber wirklich beitragssatzrelevante Einsparungen sind davon kaum
zu erwarten. Der wesentliche Vorteil von Kassenfusionen liegt in einer erhöhten
Marktmacht und auch einer besseren Risikoverteilung, weniger in einer beitragswirk-
samen Senkung der Verwaltungskosten. Das zeigt sich u. a. daran, dass der Anteil
der Verwaltungskosten an den Gesamtausgaben der GKV seit dem Mitte der 1990er
Jahre einsetzenden Konzentrationsprozess leicht gestiegen ist. Näheres dazu weiter
unten (S. 185 ff.).

Tabelle 8.2: Zahl der GKV-Mitglieder und Marktanteil nach Kassenarten

Jahr	Insgesamt in 1000	davon in v. H.				
		AOK	BKK	IKK	EK	LKK/KBS
1991	50.033	43,2	11,8	5,2	36,2	4,6
1995	50.653	43,9	10,3	5,7	36,2	3,8
2000	51.036	39,9	12.6	6,4	37,5	3,6
2005	50.408	36,0	20,7	6,7	33,2	3,6
2008 *	51.015	34,4	19,1	7,2	34,0	3,8

* Stand: 1. 7.
Quelle: BMG, eigene Zusammenstellung

Vom Arbeitskreis der Bundesverbände zum GKV-Spitzenverband

Die GKV-Reform von 1992 hat zwar die freie Kassenwahl eingeführt, aber die berufsständische Struktur der Kassenverbände unberührt gelassen. Das war insofern inkonsequent, als damit die alte, durch die freie Kassenwahl eigentlich obsolet gewordene Gliederung der GKV nach Kassenarten nach wie vor Einfluss auf die einzelnen Krankenkassen nahm. Das AOK-System hatte damit kein Problem, weil seine Mitgliedskassen regional klar abgestimmte Zuständigkeiten haben und sich im Wettbewerb nicht in Quere kommen. Das verhält sich bei den Ersatz- und Betriebskrankenkassen anders. Sie mussten über ihre Bundes- und Landesverbände weiterhin in vielen Bereichen gemeinsame Verträge mit den Leistungserbringern schließen, obwohl sie ganz unterschiedliche Versichertenstrukturen haben, untereinander im heftigen Wettbewerb um Mitglieder stehen und sich daraus gegensätzliche Interessen ergeben. Der Gesetzgeber schreibt den Kassen und ihren Verbänden vor, dass sie in bestimmten Sachfragen, insbesondere beim Vertragsrahmen, „gemeinsam und einheitlich" zu handeln haben. Das ist im Grunde auch sinnvoll, hat aber einen komplizierten und oft sehr langwierigen Aushandlungsprozess von unterschiedlichen Kasseninteressen zur Folge. Der ist zwar in einer gegliederten GKV grundsätzlich unvermeidlich, wurde aber bislang durch die starren Verbandsstrukturen noch verkompliziert.

Während die Vertragsärzte, Krankenhäuser und Apotheker jeweils einheitliche Organisationen mit gesetzlichem Vertragsmandat hatten, mussten sich die einzelnen Kassen erst innerhalb ihrer Verbände und dann mit den anderen Kassenverbänden auf eine gemeinsame Position einigen, mit der man dann in die Verhandlungen mit den Verbänden der Leistungserbringer ging. Der den einzelnen Kassen zur Verfügung stehende Spielraum hielt sich in engen Grenzen. Insofern war und ist die Zahl der Krankenkassen für die tatsächlich ablaufenden Prozesse innerhalb der GKV von weit geringerer Bedeutung als die Struktur der Kassenverbände, die im G-BA über so zentrale Dinge zu befinden haben wie den Vergütungsrahmen für Vertragsärzte und Krankenhäuser. Die Entscheidungsfindung innerhalb und zwischen den Verbänden war bislang alles andere als effizient. Die Klärung von Sachfragen wie z. B. die Bildung von Fallpauschalen für Krankenhäuser oder Schaffung von Grundlagen für den einheitlichen Bewertungsmaßstab (EBM) für Vertragsärzte lief sehr zähflüssig über Arbeitskreise der bisherigen Spitzenverbände der Krankenkassen. Davon gab es deren sieben (AOK, BKK, IKK, LKK, KBS, VdAK, AEV), wobei VdAK und AEV immer gemeinsam aufgetreten sind. Spötter aus den Reihen der Fachleute des BMG und der Kassen bezeichneten die Sitzungen der Arbeitskreise der Spitzenverbände – jeweils einen der Verwaltungsräte und der Vorstände - gerne als den „immerwährenden Reichstag". Deren Entscheidungsfindung wurde dadurch erschwert, dass sich die einzelnen Spitzenverbände erst in oft langwierigen internen Gesprächen auf eine gemeinsame Verbandsposition einigen mussten.

Schon Ende der 1990er Jahre bildeten sich kassenartenübergreifende Interessen-gemeinschaften von Betriebs- und Ersatz-Krankenkassen. Sie strebten einen Ausstieg aus ihrem Verband und eine Fusion mit Kassen aus anderen Verbänden an, die ihrer eigenen Struktur und Unternehmenspolitik eher entsprachen, als die der anderen Mitgliedskassen ihrer angestammten Verbände. Das war eine rechtlich zwar nur den Ersatzkassen offen stehende Option, da der VdAK seit jeher nur ein Verein und keine Körperschaft des öffentlichen Rechts war wie der Bundes- und die Landesverbände der BKK. Aber es wurde ein politisches Signal gesetzt, das Verbandssystem der traditionellen Kassenarten abzuschaffen. Die Lahnstein-Koalitionäre Horst Seehofer und Rudolf Dreßler hatten dieses Problem 1992 erkannt, kamen aber angesichts des Widerstands auch in den eigenen Reihen gegen eine Reform der GKV-Verbände zu dem Ergebnis, dass eine sachlich konsequente Organisationsreform der GKV-Verbände die politische Gemengelage für die Einführung der freien Kassenwahl und des Risikostrukturausgleichs verkompliziert und dadurch die ganze Reform in Gefahr gebracht hätte. Also entschied man sich für das Abwarten bis zu einem für diese Frage reifen Zeitpunkt, ein nicht nur in der Gesundheitspolitik mitunter ratsames Vorgehen.

Erst mit dem GKV-Reform 2007 fand sich eine politische Mehrheit für eine Neu-ordnung der Verbandsstrukturen. Die teilweise seit über 100 Jahren bestehenden Spitzenverbände der Krankenkassen wurden abgelöst durch einen gemeinsamen Spitzenverband Bund der GKV, der ab dem 1. Juli 2008 deren Aufgaben großenteils übernommen hat. Die alten Verbände können als Interessenvereinigungen bzw. Dienstleistungsunternehmen in Form von eingetragenen Vereinen bestehen bleiben, haben aber nicht mehr bzw. nur noch auf Landesebene ein gesetzliches Mandat als Körperschaft des öffentlichen Rechts. Auch sind die einzelnen Kassen nicht mehr Zwangsmitglied eines Verbandes neben dem GKV-Spitzenverbandes. Sie können sich anderen als den bisherigen Verbänden anschließen, sich zu neuen Vertragsge-meinschaften zusammenfinden oder ganz auf eine Verbandsmitgliedschaft verzich-ten. Bereits unmittelbar nach Inkrafttreten des GKV-WSG zeigten sich insbesondere im BKK- und im IKK-Bundesverband erste Auflösungserscheinungen. Man gründete eigene Service-Gesellschaften, die für die Mitgliedskassen bislang von den Bundes-bzw. Landesverbänden wahrgenommene Aufgaben übernahmen. Das sind insbeson-dere betriebswirtschaftliche Fragen oder Konzeptionen für Verträge mit Leistungs-erbringern. Ähnliches wird sich über kurz oder lang auch bei den Ersatzkassen ab-spielen. Jedenfalls ist nicht zu erwarten, dass einzelne Kassen neben ihren Zwangs-abgaben an den GKV-Spitzenverband auch noch freiwillige Beiträge an die alten Kassenverbände abführen, wenn diese dafür keine nachweisbaren Gegenleistungen anbieten können.

Die Organisationsreform im GKV-WSG traf die Verbandsfunktionäre offenbar unvorbereitet. Jedenfalls protestierten sie ebenso lautstark wie sich selbst überschät-zend mit einer Polemik, die jeden Realitätsbezug verloren hatten. Dabei hätten sie es besser wissen können. Der für die GKV zuständige Abteilungsleiter im BMG Franz Knieps hatte bereits kurz nach seinem Amtsantritt im Februar 2003 in einem Vortrag den „Abschied vom Feudalsystem" angekündigt, dessen Kernpostulate dann im GKV-WSG teilweise mit der Bildung des GKV-Spitzenverbandes umgesetzt wurde. Mit ihrer Behauptung, den wolle niemand, verwechselten die Verbandsfunktionäre ihre eigene Umgebung mit der Öffentlichkeit und dem Bundestag, in dem sich für diese Reform eine komfortable Mehrheit fand. Die von führenden Kassenfunktionären in schriller Tonlage geführte Kampagne gegen die Organisationsreform der GKV war wenig glaubwürdig. Die Rede war von der „Verstaatlichung der GKV" oder gar von einer „Verstaatlichungsorgie", ein angesichts des öffentlich-rechtlichen und damit staatlichen Charakters der Krankenkassen seltsamer Vorwurf. Ein Kassenvorstand verstieg sich sogar zu der Bezeichnung „Ermächtigungsgesetz". Solche Entgleisungen sorgten bei den Politikern eher dafür, diese Reform erst recht durchzuziehen. Außerdem wurde sie auch von etlichen Verwaltungsräten und Vorständen einzelner größerer Kassen befürwortet, wenn auch nur in internen Gesprächen.

Ausufernde Verwaltungskosten der Kassen?

Generell haben Verwaltungskosten der Krankenkassen ein vorzeigbares Niveau. 2006 beliefen sich die Nettoverwaltungskosten [20] auf 8,1 Mrd. Euro; das sind 5,48 % der Gesamtausgaben der GKV. Diese Quote oszilliert seit über zwanzig Jahren um die 5,5 %. Der größte Teil der Verwaltungskosten entfällt mit ca. 70 % auf das Personal. Insgesamt beschäftigen die Krankenkassen etwa 140.000 Personen, das sind 20 Beschäftigte auf 10.000 Versicherte. Im Vergleich zu anderen Sozialversicherungsträgern schneidet die GKV damit gut ab. Die Bundesagentur für Arbeit hat in etwa den gleichen Verwaltungskostenanteil (5,9 %), während er bei der Rentenversicherung knapp 7 % und bei den Berufsgenossenschaften ca. 10 %, bezogen auf die dort jeweils erbrachten Gesundheitsleistungen, beträgt. Noch besser steht die GKV im Vergleich zur PKV da. Die privaten Krankenversicherungen behaupten zwar, sie hätten mit knapp 4 % einen deutlich geringeren Verwaltungskostenanteil als die GKV. Rechnet man jedoch die Abschlusskosten bzw. Provisionszahlungen hinzu, hat gegenwärtig lediglich ein Anbieter (Debeka) mit 5,4 % einen der GKV vergleichbaren Anteil der Verwaltungskosten an den Beitragseinnahmen. Bei den anderen neun Versicherungen der Top 10 in Deutschland kommt man auf zwischen 9,3 und 15,3 % Verwaltungskostenanteil. Die Gesundheitsausgabenrechnung des Statistischen Bundesamtes errechnet insgesamt für die privaten Kranken- und Pflegeversicherungen eine entsprechende Quote (incl. Abschlusskosten) von 16 %. Dieser Anteil wäre noch höher, wenn auch die PKV wie die GKV Vertrags- und Preisverhandlungen mit Ärzten, Krankenhäusern, Apotheken und Arzneimittelherstellern führen würden und entsprechende Verwaltungsabteilungen unterhalten müssten.

---

[20] Bruttokosten abzüglich der für andere Sozialversicherungsträger geleisteten und von diesen erstatteten Aufwendungen (vor allem Beitragseinzug). Letztere belaufen sich gegenwärtig auf etwa 2 Mrd. Euro.

Die hohen Verwaltungskosten der PKV sind keine deutsche Besonderheit, sondern typisch für privat finanzierte Gesundheitssysteme:

- Schwartz und Busse zeigen in einem Vergleich der Krankenhauskosten in den USA und in Deutschland, dass in den USA nach Abzug aller Verwaltungskosten in den Versicherungen und Krankenhäusern von 100 Dollar Gesamtausgaben nur noch 66 Dollar für die eigentliche Versorgung bleiben, während dieser Anteil in Deutschland 88 Dollar beträgt.
- Himmelstein und Woolhandler belegen, dass die „overheads", d. h. die nicht bei den Versicherten bzw. Patienten als medizinische Leistungen ankommenden Kosten des Gesundheitswesens, in den USA sechs mal so hoch sind wie im staatlichen Versorgungssystem Kanadas. „The United States shuffles paper; Canada delivers health care", kommentiert der kanadische Gesundheitsökonom Robert Evans diesen Sachverhalt. [21]
- Der US-Politikwissenschaftler Harold L. Wilensky kommt in seinem internationalen Vergleich von Gesundheitssystemen zu dem Schluss: "The larger the private share, the more decentralized and diffuse the financing, and consequently the greater the administrative costs and waste." [22]

Die Krankenkassen zahlen ihren Beschäftigten Gehälter mit eigenen Tarifverträgen, die denen im öffentlichen Dienst in etwa entsprechen. Im AT-Bereich wird zumeist besser entlohnt als auf vergleichbaren Ebenen in Ministerien oder Behörden. Die Kassenvorstände erhalten im Durchschnitt 140.000 Euro im Jahr, wobei die Höhe je nach Kassengröße zwischen 60.000 und 230.000 Euro schwankt. Das Bundesversicherungsamt hat entsprechende Richtlinien erarbeitet, um das Gehaltsgefüge im Rahmen zu halten. So wird eingeschritten, wenn z. B. der Vorstand einer Kasse mit 280.000 Mitgliedern 240.000 Euro pro Jahr verdient und damit 40.000 Euro mehr als sein Kollege bei der BEK als der mit 5,2 Millionen Mitgliedern größten Krankenkasse. Das erscheint Normalverdienern zwar viel, und es mag auch manchen Ministerpräsidenten stören, wenn der Chef „seiner" AOK mehr verdient als er selbst. Aber schließlich ist auch das Gehalt des Bundesbankpräsidenten um ein Mehrfaches höher als das eines Bundesministers, und Sparkassen-Vorstände verdienen deutlich mehr als die Landräte und Oberbürgermeister in ihren Aufsichtsräten. Ob das leistungsgerechte Unterschiede sind, mag man bezweifeln. Auf jeden Fall ist es blanker Unsinn, wenn die „Leipziger Volkszeitung" in einem Kommentar (30.8.2008) behauptet, viele Kassenvorstände schwebten in „einer Gehaltsklasse, bei der selbst Top-Manager von Dax-Unternehmen blass werden." Wenn Dax-Vorstände blass würden, dann nicht, wie hier unterstellt, vor Neid, sondern vor Entsetzen über ein in ihren Augen erbärmliches Salär. Vorstände der großen Kassen verdienen nur einen Bruchteil dessen, was in den Chefetagen privater Unternehmen mit vergleichbaren Umsätzen üblich ist. Der AOK-Bundesverband z. B. steht für einen Umsatz seiner Mitg-

---

[21] „Die Vereinigten Staaten wälzen Papier; Kanada sorgt für eine Gesundheitsversorgung."
[22] „Je größer der private Anteil, umso dezentraler und verstreuter ist die Finanzierung, und konsequenterweise umso größer sind die Kosten und die Verschwendung in der Verwaltung."

liedskassen von über 60 Mrd. Euro, vergleichbar mit dem der Deutschen Telekom oder der Deutschen Post. Sein Vorstandsvorsitzender bezog 2007 ein Gehalt von 208.589 Euro; Telekom- oder Post-Vorstände verdienten im Durchschnitt 1,984. bzw. 2,847 Mio. Euro.

Die Verwaltungskosten der GKV haben insgesamt eine eher moderate Entwicklung genommen, obwohl mit dem Kassenwettbewerb und der Flexibilisierung des Vertragsrechts (> S. 210 ff.) die Verwaltungsaufgaben der Kassen erweitert wurden. Ausgaben für Marketing und Versichertenakquisition waren im alten Zuweisungssystem kaum erforderlich; entsprechende Abteilungen der Kassen bzw. der Verbände gab es nicht. Ebenso hat es zwangsläufig Auswirkungen auf den Personalaufwand, wenn Vertragsverhandlungen nicht mehr mit einer Kassenärztlichen Vereinigung geführt werden müssen, sondern auch mit anderen Gruppen von Ärzten. Auch sind Verbesserungen in der Versichertenbetreuung wie z. B. die Disease-Management-Programme [23] oder Einrichtungen der Qualitätssicherung beim G-BA mit mehr Personalaufwand verbunden. Alles in allem ist der politische gewollte Kassenwettbewerb mit Verwaltungskosten verbunden, die es zuvor nicht gab.

Tabelle 8.3: Verwaltungskosten (Euro) je Mitglied nach Kassenarten

	1999	2001	2003	2005	2007 *
GKV	140,81	149,86	161,66	161,78	160,26
AOK	144,55	157,11	170,18	169,46	170,66
BKK	99,01	97,80	114,65	130,79	137,88
IKK	137,05	148,47	162,94	157,44	145,19
LKK	167,32	168,67	191,78	184,19	184,39
SeeKK	143,61	145,38	152,73	141,15	133,23
BKn	157,30	172,03	157,03	144,35	155,54
EKArb	116,71	113,86	118,25	117,04	108,63
EKAng	151,76	168,16	182,81	177,24	169,66

* Vorläufiges Ergebnis
Quelle: BMG, eigene Zusammenstellung

[23] Strukturierte Behandlungsprogramme für Brustkrebs, Diabetes mellitus und koronare Herzkrankheiten

Es fällt aber auf, dass die einzelnen Kassen unterschiedliche Verwaltungskosten haben. Diese Differenzen haben weniger, wie man vermuten könnte, mit den Qualitäten des Kassenmanagements zu tun, als mit der Versichertenstruktur. Der Verwaltungs- und Betreuungsaufwand ist für ältere und chronisch kranke Versicherte ungleich höher als für junge und gesunde. Auch spielt die Zahl der mitversicherten Familienangehörigen und der zu betreuenden Arbeitgeber eine Rolle. Tabelle 8.3 zeigt, dass insbesondere die AOKn und die Angestellten-Ersatzkassen über dem GKV-Durchschnitt liegende Verwaltungskosten pro Mitglied haben. Es ist eine gezielte Irreführung der Öffentlichkeit, wenn sich so genannte virtuelle, nur übers Internet und ohne regionale Geschäftsstellen aktive Krankenkassen, wie z. B. die mittlerweile mit der TK fusionierte IKK Direkt oder die BIG Gesundheit, mit besonders niedrigen Verwaltungskosten von 55,80 bzw. 66,97 Euro je Mitglied brüsten. Ihre Versicherten nehmen nur vergleichsweise geringe Leistungen in Anspruch, haben daher auch einen entsprechend geringeren Abrechnungs- und Betreuungsaufwand. Mit einer effektiveren Verwaltungsstruktur hat das nichts zu tun. Allerdings lassen sich bei weitem nicht alle Unterschiede bei den Verwaltungskosten auf diese Strukturfaktoren zurückführen. Es gibt zwischen vergleichbaren Kassen zum Teil erhebliche Unterschiede:

- Im Jahr 2006 betrugen die Nettoverwaltungskosten der AOK Bayern 171,17 Euro, die der nach Größe und Marktanteil vergleichbaren AOK Baden-Württemberg 154,42 Euro je Mitglied.
- Die Ford BKK hat mit 190,98 Euro mit die höchsten Verwaltungskosten pro Mitglied, die Audi BKK mit 76,99 Euro mit die niedrigsten. Beide Kassen sind für Betriebsfremde geöffnet, die Verwaltungskosten werden also nicht vom Betrieb getragen.
- Bei den Ersatzkassen führt die Hamburg Münchener Krankenkasse mit 188,16 Euro, während die Techniker Krankenkasse mit 154,43 Euro leicht unter dem GKV-Durchschnitt liegt.

Der Gesundheitsfonds wird mit dem allgemeinen Beitragssatz und den normierten Zuweisungen an die Kassen zu einer Nivellierung der Verwaltungskostenunterschiede führen. Bislang waren die Verwaltungskosten nicht Bestandteil des RSA. Durch die Fondszuweisungen wird faktisch ein 100-prozentiger Finanzkraftausgleich eingeführt, wodurch die Verwaltungskosten mit in den RSA einbezogen werden. Bei den Fondszuweisungen werden die darin enthaltenen Verwaltungskostenpauschalen nach einem bestimmten Verhältnis von Morbiditätsfaktoren und GKV-Durchschnittskosten errechnet. Dadurch entsteht eine als Benchmark dienende Bezugsgröße, die Anhaltspunkte dafür gibt, ob eine Kassenverwaltung effizient arbeitet oder nicht. Auf jeden Fall wird es eine höhere Transparenz bei den Verwaltungskosten geben als bislang.

Die Selbstverwaltung: Garant für Versichertennähe?

Zu den Besonderheiten des deutschen Sozialversicherungssystems gehört das Selbstverwaltungsprinzip. Der Sozialrechtler Harald Bogs definierte es wie folgt: „Freiheitliche Selbstregelung und Selbstbesorgung öffentlicher Angelegenheiten durch den interessierten engeren Gesellschaftskreis und seiner sachkundigen Repräsentanten lediglich unter staatlicher Aufsicht." Es handelt sich um eine staatsmittelbare Autonomie. Der Gesetzgeber legt den Handlungsrahmen und die Aufgaben fest, die die Organe der Selbstverwaltung eigenverantwortlich zu erfüllen haben. Die Aufsichtsbehörden des Bundes und der Länder sind keine Weisungsgeber für die fachlichen Aufgaben, sondern üben nur die Rechtsaufsicht aus. Sie kontrollieren, ob sich das operative Geschäft der Krankenkassen (und auch der Kassenärztlichen Vereinigungen) im Einklang mit den gesetzlichen Vorschriften bewegt. In diesem Sinn sind die Selbstverwaltungskörperschaften Bestandteil des Staates, nicht aber der Regierung. Die Selbstverwaltung der Krankenkassen hat folgende Struktur:

- Der hauptamtliche Vorstand ist für das operative Geschäft verantwortlich. Dazu gehören die Vertragsbeziehungen mit den Leistungserbringern, die Personalpolitik, die Aufstellung des Haushalts sowie die laufende Betreuung der Versicherten.
- Der ehrenamtliche Verwaltungsrat bestellt den Vorstand, legt die Beiträge bzw. Zusatzbeiträge oder Bonuszahlungen fest, verabschiedet den Haushalt und bestimmt die Satzungsleistungen, d. h. Leistungen, die der Gesetzgeber den Kassen ermöglicht, ihnen aber nicht verbindlich vorschreibt.
- Der Verwaltungsrat setzt sich bei den ehemaligen Pflichtkassen (AOK, BKK, IKK) paritätisch aus Vertretern der Versicherten und der Arbeitgeber zusammen. Bei den Ersatzkassen gibt es nur Versichertenvertretern, die alle sechs Jahre gewählt werden.

Das Selbstverwaltungssystem wurde seit Mitte der 1990er Jahre im Zuge der wettbewerblichen Orientierung der GKV professionalisiert. Zuvor hatte ein ehrenamtlicher Vorstand, der von einer Vertreterversammlung, einer Art Versichertenparlament, gewählt wurde, erheblichen Einfluss auf das Alltagsgeschäft einer Kasse. Die Geschäftsführung war nicht viel mehr als das ausführende Organ des Vorstandes. Das hatte immer wieder zu Kompetenzstreitigkeiten und Schwierigkeiten im kasseninternen Verwaltungsablauf geführt. Die Enquete-Kommission zur Strukturreform der GKV hatte sich Ende der 1980er Jahre für eine Straffung dieses schwerfälligen Systems zugunsten eines hauptamtlichen Vorstandes und eines ehrenamtlichen Verwaltungsrates ausgesprochen, ein Konzept, das mit dem 1993 in Kraft getretenen Gesundheitsstrukturgesetzes (GSG) in die Praxis umgesetzt wurde.

Mit dieser Klarstellung und Vereinfachung der Entscheidungsabläufe in einer Kasse hat man jedoch ein Problem nicht gelöst, das bereits in den 1970er Jahren vor allem im Wissenschaftsbereich, aber auch im Gewerkschaftsapparat intensiv diskutiert wurde: die demokratische Legitimation der Selbstverwaltungskörperschaften. Damals stellte sich diese Frage angesichts des berufsständischen Zuweisungsprinzips und der Ungleichbehandlung von Arbeitern und Angestellten sehr viel deutlicher als heute, wo alle Versicherungsberechtigten ihre Kasse frei wählen und wechseln können. Dadurch hat sich der Einfluss der Versichertenwünsche auf das Handeln und Auftreten der Krankenkassen deutlich verbessert. Der Versicherungswechsel oder die Drohung damit sind wirksame Instrumente, die Kassen daran zu erinnern, für wen sie da sind. Aber die Abwanderung in andere Kassen sollte nicht die einzige Möglichkeit sein, auf Veränderungen zu drängen. Es ist bekannt, dass nur ein bestimmter Teil der Versicherten überhaupt einen Kassenwechsel ins Auge fasst. Seit Einführung der freien Kassenwahl hat von diesem Recht nur knapp die Hälfte der Versicherten Gebrauch gemacht. Das ist übrigens kein spezifisches GKV-Phänomen, sondern auch aus der Kfz-Versicherung bekannt, wo die Hälfte der Autobesitzer bei ihrer alten Versicherung bleibt, obwohl sie bei einem Wechsel viel Geld sparen könnten. Das Vertrauen darin, dass ein Versicherungswechsel spürbare Verbesserungen mit sich bringt, ist nicht sehr ausgeprägt. Eine Untersuchung des Zentrums für Sozialpolitik Bremen (Greß, Höppner et al.) zeigt, dass drei Viertel der Befragten daran zweifeln, „dass andere Kassen besser sind als meine"; dieser Auffassung stimmte ein Viertel von ihnen sogar „voll und ganz" zu.

Das ändert freilich nichts an der Tatsache, dass ein signifikanter Zusammenhang zwischen der Höhe des Beitragssatzes und der Mitgliederwanderung besteht. Nach vorliegenden empirischen Untersuchungen galt bislang die Faustregel, dass eine Kasse bei einer Beitragssatzerhöhung von 1 Prozentpunkt mit einem gleich hohen Mitgliederverlust an die Konkurrenz rechnen musste. Wie sich diese Relation beim Zusatzbeitrag zum allgemeinen Beitragssatz gestaltet, lässt sich kaum vorhersagen. Aber auf jeden Fall wird auch dann nur ein Teil der Versicherten die Kasse wechseln, wenn ein Zusatzbeitrag erhoben wird. Vor diesem Hintergrund stellt sich die Frage, wer die Versicherten sind, die trotz finanzieller Anreize bei einer Beitragssatzanhebung oder einem Zusatzbeitrag ihre Kasse nicht verlassen. Alle vorliegenden Studien belegen, dass die Wechselbereitschaft mit der Höhe der Inanspruchnahme von Leistungen abnimmt. Versicherte, die ihre Kasse nicht wechseln, sind älter als Kassenwechsler, bewerten ihren Gesundheitszustand schlechter, sind öfter behindert, haben mehr Krankenhausaufenthalte hinter sich und ein geringeres Einkommen. Lauterbach und Wille kommen in ihrer Studie über Kassenwechsler (2001) zu dem Ergebnis: „Wechsler verursachen vor ihrem Wechsel nur etwa 55 % der durchschnittlichen Leistungsausgaben in den drei Hauptleistungsbereichen Arzneimittel, Krankengeld und Krankenhaus im Vergleich zu allen Versicherten der untersuchten Krankenkassen." Chronisch kranke Versicherte haben in der Regel andere Sorgen, als sich über einen Kassenwechsel Gedanken zu machen.

Die Interessen gerade dieser Versicherten müssen in der Selbstverwaltung stärker in den Vordergrund gestellt werden. Zwar gibt es die beim Bundesgesundheitsministerium angesiedelte Institution der Patientenbeauftragten. Auch kümmern sich zu-

nehmend die Verbraucherzentralen um die GKV-Versicherten. Aber eigentlich sollten die Versichertenvertreter in den Verwaltungsräten der Krankenkassen diese Aufgabe wahrnehmen. Eine umfangreiche Studie von Bernard Braun, Stefan Greß et al.
(2008) im Auftrag der Hans Böckler Stiftung über die Arbeit der Selbstverwaltung in
der GKV ergab in diesem Punkt Nachholbedarf. Die Verwaltungsräte haben bislang
den Schwerpunkt ihrer Arbeit vor allem auf die Haushaltskontrolle und die Beitragsgestaltung gelegt, weniger auf die Versichertenbetreuung und das Vertragsgeschäft.
Das mag aus der Sicht der Arbeitgeber nachvollziehbar sein, deren Interesse sich auf
die Auswirkungen der Kassenbeiträge auf die Lohnkosten konzentriert. Den Versi-
chertenvertretern hingegen wird damit kein gutes Zeugnis ausgestellt. Der Gesetzgeber hat zwar bei der Reform der Selbstverwaltung 1992 beschlossen, dass der Verwaltungsrat sich aus dem Alltagsgeschäft der Kassen haushalten soll, aber nicht, dass
es ihn nicht zu interessieren hat. Für die Legitimation der Selbstverwaltung gegenüber den Versicherten ist die Beschäftigung mit Fragen der Versorgung ein entscheidender Punkt. Gesundheitsfonds und Risikostrukturausgleich lassen die Spielräume
der Kassen bei den Einnahmen gegen Null gehen. Sie müssen sich zwangsläufig auf
die Effektivierung der Versorgung und ihrer Verwaltung konzentrieren.

In diesem Zusammenhang ist auch die paritätische Selbstverwaltung in die Kritik
geraten. In der GKV ist dieser ordnungspolitische Eckpfeiler unseres Sozialversicherungssystems zudem nur in den ehemaligen Pflichtkassen vorhanden. Die Verwaltungsräte der Ersatzkassen bestehen ausschließlich aus Versichertenvertretern, die
alle sechs Jahre in den Sozialwahlen bestimmt werden. Bei den Pflichtkassen gehen
die Versichertenvertreter aus „Friedenswahlen" hervor, der beschönigenden Wort-
wahl für einen Vorgang, der mit Wahlen nichts zu tun hat. In ihm einigen sich vorab
Gewerkschaften und Arbeitgeberverbände auf ihre Kandidaten für die Verwaltungsräte. Vor diesem Hintergrund darf man sich nicht wundern, wenn „ dem Organisati-
onsprinzip dieses sozialstaatlichen Wirkungsbereiches jede Ausstrahlungskraft
fehlt", wie der damalige DGB-Vize Gerd Muhr bereits 1977 feststellte. Dennoch tun
sich gerade die Gewerkschaften schwer mit einer Reform der Selbstverwaltung. Auf
ein im Auftrag des Bundesarbeitministeriums für Arbeit (BMA) erstelltes Gutachten
zur „Geschichte und Modernisierung der Sozialversicherungswahlen" (Braun, Klenk
et al. 2008), das die Finger in diese Wunde legte, reagierten DGB-Selbstverwalter
derart aggressiv, dass das BMA es vorzog, es vorerst unter Verschluss zu halten.
Was hatte so empört? Die Wissenschaftler hatten u a. vorgeschlagen:

- Arbeitgebervertreter in allen Kassenarten, also auch bei den Ersatzkassen.
- Selbstverwaltungsgremien mit drei „Bänken": Arbeitnehmer, Arbeitgeber und
  Repräsentanten der Öffentlichkeit im Verhältnis von (je nach Satzung) 2:2:6,
  3:3:8, 4:4:10 oder 5:5:12. In finanzpolitischen Entscheidungen sollten die Ar-
  beitnehmer- und Arbeitgeberbänke ein Vetorecht erhalten.
- Während die Arbeitnehmer- und Arbeitgebervertreter weiterhin nicht gewählt,
  sondern ernannt werden, werden die Repräsentanten der Öffentlichkeit von den
  Versicherten gewählt.

Dieses Modell bietet eine gute Diskussionsgrundlage für eine Reform der Selbstver-waltung in der GKV. Man kann bezweifeln, dass wirklich jede Kasse eine paritäti-sche Selbstverwaltung braucht. Zudem wird mit den Fusionen verschiedener früherer Kassenarten (z. B. TK mit IKK Direkt, KKH mit BKK Allianz) die Sonderstellung der Ersatzkassen als „arbeitgeberfrei" abgeschafft. Unter gesellschaftspolitischen Aspekten ist die Einbindung der Tarifparteien, insbesondere der Arbeitgeber, in die Selbstverwaltung jedoch unverzichtbar. So kann sichergestellt werden, dass über-geordnete gesellschaftliche Aspekte Eingang in die Unternehmenspolitik der Kran-kenkassen finden. Es könnte aber völlig ausreichen, die Parität von gewählten Versi-chertenvertretern und Arbeitgebern beim GKV-Spitzenverband zu gewährleisten, während in den einzelnen Kassen nur gewählte Versichertenvertreter die laufenden Geschäfte der Kassenverwaltung kontrollieren. Hierüber muss eine breite Diskussion geführt werden, wobei es leider so aussieht, dass das Thema allenfalls Wissenschaft-ler, aber nicht wirklich in der Politik interessiert. Es ist ideologisch überfrachtet und hat ein hohes Konfliktpotenzial, mit dem man kaum politische Erfolgsmeldungen verbuchen kann.

Empfohlene Literatur

AOK-Bundesverband (Hrsg.) (2008): Die Gesundheitskasse – 125 Jahre AOK. Bonn: Kompart

Enquete-Kommission „Strukturreform der gesetzlichen Krankenversicherung": End-bericht (2 Bände). Deutscher Bundestag (Hrsg.): Zur Sache 3/1990. Bonn: Deutscher Bundestag, Bd. 1, 387-418

Boroch, W. und Staudt, N. (2005): Verwaltungskosten der GKV sind Dienstleis-tungskosten – und mehr als das. Gesundheits- und Sozialpolitik 59 (7-8), 19-24

Braun, B., Greß, S. et al. (Hrsg.) (2008). Einfluss nehmen oder aussteigen. Theorie und Praxis von Kassenwechsel und Selbstverwaltung in der Gesetzlichen Kran-kenversicherung. Berlin: edition sigma

Knieps, F. (2003): Später Abschied vom Feudalsystem. AOK-Bundesverband (Hrsg.): Solidarisch? Aus Prinzip! Festschrift zur Verabschiedung von Peter Kirch als Verwaltungsratsvorsitzender des AOK-Bundesverbandes. Bonn: AOK-Bundesverband, 46-54

Mythos 9:
Mehr Wettbewerb und Deregulierung im Gesundheitswesen

Die Forderung nach mehr Wettbewerb im Gesundheitswesen hat seit Jahren eine solide politische Hegemonie. Sie wurde Anfang der 1980er Jahre nach der Ablösung der sozial-liberalen Koalition durch die schwarz-gelbe Regierung salonfähig, nachdem Helmut Kohl die Parole von der „geistig moralischen Wende" ausgegeben hatte. Eines ihrer Kernstücke war die Deregulierung des Sozialstaats. Seither kommt kaum eine Stellungnahme von nicht immer sachkompetenten Politikern oder Publizisten zur Gesundheitspolitik ohne die mit Gewissheit verkündete Phrase aus, im Gesundheitswesen müsse mehr Wettbewerb herrschen. Nur so könne das verknöcherte System von monopolistischen Verbänden der Leistungserbringer und in Bewegungslosigkeit verharrenden Krankenkassen aufgemischt und zu einem versicherten- und patientenfreundlichen System getrimmt werden. Die gesamte Wirtschafts- und Sozialpolitik der letzten 25 Jahre wurde von der Deregulierung und Privatisierung öffentlicher Institutionen geprägt. Seit Ende 2008 sind die Protagonisten dieses Paradigmas in der Wissenschaft, der Politik und der Publizistik angesichts des Zusammenbruchs der Finanzmärkte und dem Scheitern von so manchen Projekten zur Deregulierung öffentlicher Infrastrukturen etwas leiser geworden. Das nunmehr offenkundig gewordene Problem ist, dass der Wettbewerb kein sich selbst legitimierendes, überall anwendbares Steuerungsinstrument ist, sondern in den einzelnen Sektoren unserer Volkswirtschaft auf sehr unterschiedliche Strukturen und Rahmenbedingungen trifft und dementsprechend differenziert eingesetzt bzw. überwacht werden muss. Daher laufen Deregulierungen immer nur auf neue Formen der Regulierung hinaus und nicht auf ein sich selbst lenkendes System. Das gilt insbesondere für das Gesundheitswesen mit seinen grundsätzlich nur sehr begrenzt markttauglichen Strukturen.

Im deutschen GKV-System herrschen besondere Bedingungen, die einen anderen Umgang mit wettbewerblichen Regulierungen erfordern als in staatlichen Versorgungssystemen (Skandinavien, Großbritannien) oder in Ländern mit einer zentralen, regionalen oder betrieblichen Einheitsversicherung (Frankreich, Österreich, Japan). In Deutschland gibt es etwa 200 Krankenkassen (Stand: 15.12.2008), die miteinander um Versicherte konkurrieren. Ein in dieser Beziehung vergleichbares Krankenversicherungssystem gibt es nur in den Niederlanden und in der Schweiz. In allen anderen Gesundheitssystemen kennt man Wettbewerb, wenn überhaupt, nur in der medizinischen Versorgung. Diese wartet in Deutschland mit einer Vielfalt von Anbietern auf, unter denen die Versicherten mehr oder weniger frei wählen können, was vor allem in großen Städten zwangsläufig mit Wettbewerb um Patienten und Kunden verbunden ist. Die zur Verfügung stehenden Ressourcen sind nun einmal knapp; dementsprechend heftig ist die Konkurrenz bei dem Versuch aller Beteiligten, ein möglichst großes Stück vom Kuchen abzubekommen. Wegen des gegliederten GKV-System einerseits, der pluralistischen Versorgungsstruktur andererseits kann es in Deutschland nicht um die Frage gehen, *ob* es Wettbewerb im Gesundheitswesen geben soll, sondern *wie* dieser zu gestalten ist.

Hinzu kommt ein in der politischen Debatte kaum diskutierter, eher ideologischer Aspekt, der für eine gegliederte GKV und damit den Wettbewerb spricht. Durch den Wohlfahrtsstaat mit der von ihm gewährten Linderung von Existenzängsten und die wirtschaftliche Entwicklung erweitern sich die Bedürfnisse der Menschen, was höhere Ansprüche an die Versorgungsqualität und Wahlmöglichkeiten von Patienten und Versicherten mit sich bringt. War es früher wichtig, überhaupt eine Krankenversicherung und damit allgemeine Teilhabe an der medizinischen Versorgung zu haben, spielen heute Fragen der Versorgungsqualität und des Service eine wichtige Rolle. Darin liegt die eigentliche politische Legitimationsgrundlage für eine gegliederte GKV. Sie bietet den Versicherten die Chance des Kassenwechsels und damit erheblich mehr Einfluss auf die Unternehmenspolitik der Krankenversicherungen, als dies in einer Einheitsversicherung möglich wäre. Abgesehen davon, dass diese auch nicht den Anflug einer Chance auf eine politische Mehrheit hat, hätte sie auf jeden Fall erhebliche Nachteile im Hinblick auf die Akzeptanz der Bürger. Sie böte als quasi Monopolbehörde große Angriffsflächen, die mit Sicherheit der GKV als solcher angelastet würden. Zudem bietet die GKV damit etwas, was die PKV nicht in petto hat, weil dort, wie noch zu zeigen sein wird, nur ein unbedeutender Teil der Versicherten überhaupt eine realistische bzw. kostenneutrale Möglichkeit des Versicherungswechsels hat. Hierin lieg ein nicht zu unterschätzender politischer Vorteil der gegliederten GKV.

Sowohl die Verteilung der Ressourcen auf konkurrierende Leistungserbringer als auch der Legitimationszwang der Kassen gegenüber den Versicherten bedeuten automatisch Wettbewerb, ob einem dieses Steuerungsinstrument gefällt oder nicht. Es ist auch im Gesundheitswesen eine gesellschaftliche Realität, die man nicht einfach mit der Phrasenkeule „Neoliberalismus" erledigen kann. Andererseits ist der Markt ein ökonomisches Ordnungsprinzip, in dem grundsätzlich nicht der Bedarf, sondern die zahlungsfähige Nachfrage und das Streben nach subjektiver Nutzenmaximierung die Verteilung der Ressourcen steuern. Das aber kollidiert mit dem Anspruch einer modernen Zivilgesellschaft, allen Bürgern gleichermaßen ohne Rücksicht auf Einkommensverhältnisse und Gesundheitszustand den Zugang zu einer angemessenen medizinische Versorgung zu gewähren. Mit diesem Widerspruch zwischen Solidaritäts- bzw. Bedarfsprinzip und dem vom Eigennutz lebenden Wettbewerb muss die Gesundheitspolitik umgehen. Allerdings ist die Selbstverpflichtung der Krankenkassen auf eine „solidarische Wettbewerbsordnung" eine sprachliche Verirrung. Der Wettbewerb an sich ist eine höchst unsolidarische Veranstaltung. Es kann daher nur darum gehen, der GKV eine Wettbewerbsordnung zu geben, die das Solidaritätsprinzip nicht aushebelt, sondern respektiert. Sowohl die Konkurrenz der Kassen um Versicherte als auch die der Leistungserbringer um Patienten und Versorgungsverträge müssen so reguliert werden, dass allen Bürgern unabhängig von ihrer Zahlungsfähigkeit und gesundheitlichen Verfassung eine angemessene medizinische Versorgung zu vertretbaren Kosten zur Verfügung steht und einer Kasse kein Nachteil erwächst, wenn sie überdurchschnittlich viele gesundheitlich angeschlagene Menschen versichert. Das mag für den unbefangenen Beobachter der Gesundheitspolitik eine banale Feststellung sein. Dem steht jedoch eine öffentliche Debatte gegenüber, in der einflussreiche ideologische Apparate den Wettbewerb von einem eher technischen Steuerungsprinzip zum sozialphilosophischen Paradigma befördern, das eine soziale Krankenversicherung eigentlich nicht kennt. Dadurch hat er sich zu einem politischen Kampfbegriff entwickelt, der nur zu oft die Sachdebatten überlagert und politische Blockaden produziert hat.

Wettbewerb als politisches Paradigma

Als Ende der 1970er, Anfang der 1980er Jahre die deutschen Ökonomieprofessoren das Gesundheitswesen als Arbeitsfeld zu entdecken begannen, warnte Gerard Gäfgen vor einer „aprioristischen Ordnungspolitik", die Reformkonzepte nicht an sachlichen Zielen wie Wirtschaftlichkeit, Versorgungsqualität und Chancengleichheit für alle Bürger misst, sondern an ihrer Kompatibilität mit ordnungspolitischen Dogmen. Diese Scholastik hat eine spezifisch deutsche Tradition, was sich schon darin ausdrückt, dass der Begriff „Ordnungspolitik" in der internationalen Literatur auch im deutschen Original verwendet wird. Er ist untrennbar mit Walter Eucken verbunden, der in seinen Schriften ein wirtschaftspolitisches „Denken in Ordnungen" mit dem von ihm geprägten gegensätzlichen Begriffspaar Verkehrs- und Zentralverwaltungswirtschaft postulierte. Für ihn gab es nur die Wahl zwischen zentralverwaltungswirtschaftlicher Lenkung wesentlicher Teile des Wirtschaftsprozesses und der Wettbewerbsordnung. Alle anderen Formen wirtschaftlicher Ordnungen können seiner Auffassung nach nur vorübergehend Bestand haben. Eucken verlieh der Marktwirtschaft einen gleichsam naturrechtlichen Status. Sie ist für ihn diejenige Ordnung, „welche der Vernunft oder der Natur des Menschen und der Dinge entspricht". Hat man die Ordnungen von Volkswirtschaften erst einmal auf eine solche Polarisierung reduziert, fallen auch die gewünschten Assoziationen leicht: Markt bedeutet Freiheit, Planwirtschaft hingegen Zwang und Bevormundung. Die Ideale der bürgerlichen Revolution werden auf die freie Marktwirtschaft reduziert, die als unabdingbare Voraussetzung persönlicher Freiheitsrechte betrachtet wird. Dieses Dogma ist der gemeinsame Nenner der wirtschaftspolitischen Konzeptionen von Eucken und Friedrich A. von Hayek. Beide ziehen aber aus dieser Überzeugung unterschiedliche Konsequenzen bezüglich der Marktregulierung. Daraus haben sich zwei verschiedene Schulen entwickelt, die man als „Ordo-" bzw. „Marktliberalismus" beschreiben kann. Das Etikett „Neoliberalismus", das diesen Denkschulen gleichermaßen angeklebt wird, verdeckt die teilweise erheblichen Auffassungsunterschiede in praktischen wirtschaftspolitischen Fragen.

Der 1950 gestorbene Walter Eucken und andere Ordoliberale, wie etwa Alexander Rüstow oder Wilhelm Röpke, sind die geistigen Väter eines regulierten Kapitalismus, in Deutschland auch „soziale Marktwirtschaft" genannt. Ihre Lehre distanziert sich von dem libertären Paradigma des „Laisser-faire" und dessen Glauben, dass der freie Wettbewerb ein sich selbst beständig reproduzierendes und sicherndes System darstellt. Sie stellten dem die empirisch belegbare These entgegen, der Marktwirtschaft sei ein Hang zur Monopolbildung immanent, weil jeder Marktteilnehmer darauf aus sei, die Konkurrenz zu verdrängen und den Markt zu beherrschen. Man könne ihn nicht sich selbst überlassen, da er dann die eigene Grundlage, den freien Wettbewerb, zerstören würde. Das sei die wichtigste Lehre aus der Weltwirtschaftskrise der frühen 1930er Jahre und der vorausgegangenen Konzentration wirtschaftlicher Macht in wenigen Konzernen. Ordoliberale sehen eine zentrale Aufgabe des Staates darin, die kapitalistische Marktwirtschaft durch einen Ordnungsrahmen vor ihren immanenten suizidalen Tendenzen zu schützen. In diesem Sinn haben sie nichts gegen einen starken Staat, der nicht nur den allgemeinen zivil- und strafrechtlichen Rahmen setzt, sondern auch die Regeln des Marktgeschehens ordnet, ohne den Markt selbst direkt zu lenken. Allenfalls gibt es, wie Rüstow einräumt, Erklärungsschwierigkeiten: „Wir befinden uns da in einer paradoxen Lage. Wir sind ja Gegner der Planwirtschaft und treten für Wirtschaftsfreiheit ein. Aber das tun wir innerhalb des Marktbereiches. Der Markt hat jedoch einen überwirtschaftlichen Rahmen, und innerhalb dieses Rahmens kann die Sache gar nicht planmäßig genug hergehen. Was der Staat tut, das muß er planmäßig tun." Diese Idee erlebt momentan eine Renaissance angesichts des Zusammenbruchs der Kapitalmärkte und den daraus weltweit folgenden Staatseingriffen zur Stützung der Banken und der Industrie.

Vorher wollte der ideologische Mainstream unter den Ökonomen und Publizisten davon nichts mehr wissen. Das sei eine historisch überholte, nur aus der Nachkriegszeit mit seinen spezifischen Erfordernissen heraus zu verstehende Haltung, hieß es seit den 1980er Jahren. Heute sei nicht mehr die vermachtete Wirtschaft das Problem, sondern der wuchernde Wohlfahrtsstaat, vor dem v. Hayek in seinem den „Sozialisten in allen Parteien" gewidmeten Klassiker „Der Weg zur Knechtschaft" schon in den vierziger Jahren gewarnt habe. Der libertäre Ökonom v. Hayek lehnte jede politische Regulierung des Wettbewerbs ab, da sie mehr schade als nutze. Fast alle Dienstleistungen und Infrastruktureinrichtungen, die staatliche Institutionen ihren Bürgern bieten, sind in seinen Augen überflüssig, wenn nicht Freiheitsberaubung. Die einzig legitime Aufgabe des Staates sei die Gewährleistung von Recht, Ordnung und allgemeiner Sicherheit durch die Justiz, die Polizei und das Militär. Mit einer „sozialen" Marktwirtschaft hatte v. Hayek überhaupt nichts im Sinn. In einem in der „Wirtschaftswoche" 1996 (Nr. 3) wieder abgedruckten Interview aus dem Jahr 1981 erklärte er, der Begriff der „sozialen Gerechtigkeit" sei „in einer marktwirtschaftlichen Ordnung mit freier Berufswahl völlig sinnlos." Bei diesem „Schwamm-" oder „Kaut-

schukwort" handele es sich um einen „inhaltsleeren" und „nebelhaften" Begriff, von
dem eine wirkliche Gefahr ausgehe. Ein echter Dienst an der Gesellschaft bestehe
hingegen aus Beiträgen, „die wir zu einem Prozeß leisten, der größer ist, als wir
selbst, aus dem stets Neues, Unvorhergesehenes herauswächst und der sich in Freiheit auswirken kann". Dieser Prozess, dem wir alle zu dienen haben und der unser
Leben unhinterfragt bestimmen soll, ist für v. Hayek der Markt mit einem freien, von
staatlichen Regulierungen unbeeinflussten Wettbewerb. Er wird zum einzig legitimen
gesellschaftlichen „Entdeckungsverfahren" ernannt, in das der Staat sich nicht einmi-
schen dürfe. Nur der Markt könne entscheiden, wie die Ressourcen einer Volkswirtschaft verteilt werden. Politische Einflussnahmen auf dessen Abläufe seien „Anmaßung von Wissen", so sein zentrales Credo. Der Mensch weiß nichts, der Markt weiß
alles – auf diese Kurzformel könnte man v. Hayeks Sozialphilosophie einer „sponta-
nen Ordnung" bringen. Die religiösen Züge dieser Gedankenwelt werden erkennbar.
Dem Markt wird der Charakter einer Gottesentscheidung zugeordnet; Versuche einer
politischen Steuerung wirtschaftlicher und sozialer Prozesse sind demzufolge Hybris,
wenn nicht Blasphemie. Der ordoliberale Ökonom Alexander Rüstow bezeichnete
diese Denkweise treffend als „Wirtschaftstheologie".

Auch in der Gesundheitsökonomie fand der Paradigmenwechsel vom Ordo- zum
Marktliberalismus seinen Niederschlag. Staatliche Steuerung sei im Prinzip auch im
Gesundheitswesen eine Anmaßung von Wissen, postulierte Peter Oberender Anfang
der 1990er Jahre mit Bezug auf v. Hayek: „Grundsätzlich lassen sich Marktprozesse
als Folge der Nichtzentralisierbarkeit des Wissens nicht ohne Nachteil für alle Beteiligten durch andere Lenkungs- und Koordinationsmechanismen ersetzen." Eine allgemeine Krankenversicherungspflicht hielt auch v. Hayek für sinnvoll, „weil viele
sonst der Allgemeinheit zur Last fallen würden". Aber wie sollen Menschen mit
geringem Einkommen ohne staatliche Subventionen eine Krankenversicherung bezahlen? Marktradikale Ökonomen stehen beim Gesundheitswesen vor einem ideologischen Dilemma. Einerseits müssen sie anerkennen, dass eine medizinische Grundversorgung wenn schon nicht aus ethischen, so doch aus den von v. Hayek genannten
Gründen auch dem gemeinen Volk zustehen muss. Andererseits können sie auch die
Realität nicht leugnen, dass viele Bürger sich mit ihrem Einkommen eine ihre Risiken ausreichend abdeckende Krankenversicherung nicht leisten können. In den USA
betrifft dies immerhin über ein Drittel der Bevölkerung. Aus diesem Widerspruch
ergibt sich die Notwendigkeit staatlicher Subventionen, wodurch dann auch viele
Menschen, wie es von Hayek ausgedrückt hätte, der Allgemeinheit zur Last fallen.
Man kann es drehen und wenden wie man will: Der Anspruch, dass der Markt im
Prinzip alles von allein regelt, scheitert im Gesundheitswesen fundamental. Wettbewerb kann dort nur bedingt und in sehr viel stärker regulierter Form funktionieren als
in anderen Branchen. Die international renommierten Gesundheitsökonomen Robert
Evans, Alan Maynard, Alexander Preker und Uwe Reinhardt (2004) haben diesen
Grundsatz bündig formuliert: „Competition and Markets should be means to an end,

but not ends in themselves. … If they are treated as ends, the objectives of efficiency, equity and cost containment will NOT be achieved." [24]

Aus diesem Kernsatz folgt nicht, dass marktwirtschaftliche Mechanismen generell im Gesundheitswesen nichts zu suchen haben. Dabei handelt es sich nicht um eine Wohlfahrtsinstitution, die milde Gaben verteilt, sondern um einen großen Wirtschaftszweig, in dem sich viele Akteure um die zur Verfügung stehenden Ressourcen streiten. In Deutschland kommt eine gegliederte GKV hinzu, in der die Versicherten die Wahl zwischen etwa 200 Kassen haben. Die Gestaltung des Wettbewerbs in diesem System ist unstreitig eine zentrale Aufgabe der Gesundheitspolitik. Allerdings gibt es konträre Auffassungen darüber, wie und mit welchem Ziel dieser Wettbewerb ausgestaltet werden soll. In der Gemeinde der Gesundheitsökonomen stehen sich zwei Positionen mit konträrer gesellschaftspolitischer Grundhaltung gegenüber:

- Der Wettbewerb soll eine „spontane Ordnung" im Sinne v. Hayeks sein, ein Suchverfahren, das als solches grundsätzlich ergebnisoffen ist. Daher sei im Gesundheitswesen die Marktregulierung auf ein Mindestmaß zu reduzieren, etwa wenn es, wie bei der Arzneimittelzulassung, um die Sicherheit der Bevölkerung geht. Auch sei eine allgemeine Versicherungspflicht unerlässlich.
- Der Wettbewerb wird als ein Instrument zur Ressourcensteuerung im Gesundheitswesen verstanden, das an gesellschaftspolitische Vorgaben gebunden ist. Er soll dem Ziel dienen, die medizinische Versorgung für alle Bürger ohne Rücksicht auf deren Zahlungsfähigkeit und Gesundheitszustand zu gewährleisten. Anders ausgedrückt: Das Solidaritätsprinzip und der gleichberechtigte Zugang aller Bürger zum Gesundheitswesen müssen uneingeschränkt gelten und dürfen durch den Wettbewerb nicht gefährdet werden.

Diese unterschiedlichen ordnungspolitischen Ausgangspunkte haben gravierende Konsequenzen für die Gestaltung sowohl des Kassenwettbewerbs als auch der Handlungsspielräume der gemeinsamen Selbstverwaltung im Gesundheitswesen bei der Ausgestaltung der medizinischen Versorgung über Verträge zwischen den Krankenkassen und den Leistungserbringern.

Kassenwettbewerb und Risikostrukturausgleich: Bürokratische Monster?

Ein gegliedertes Krankenversicherungssystem mit mehreren Kassenarten kann grundsätzlich auf zweierlei Weise strukturiert werden:

- Die Versicherten werden nach entweder regionalen oder betrieblichen bzw. beruflichen Gesichtspunkten einer bestimmten Kasse zugewiesen. Dieses Prin-

---

[24] „Wettbewerb und Märkte sollten Mittel zum Zweck sein, aber kein Selbstzweck. … Werden sie als Zweck behandelt, werden die Ziele Wirtschaftlichkeit, Chancengleichheit und Kostendämpfung NICHT erreicht."

zip gilt z. B. in Österreich mit seinen Gebietskassen oder in Japan mit seinem im Kern betrieblichen Krankenversicherungssystem.

- Die gesetzliche Krankenversicherung wird wettbewerblich mit freier Kassenwahl für alle Versicherungsberechtigten gestaltet. Ein solches System haben wir seit 1996 in Deutschland sowie in den Niederlanden, wo 1992 die Regionalkassen in landesweit operierende Unternehmen umgewandelt wurden, die von allen Versicherten frei gewählt werden können.

Freie Kassenwahl: soziale und ökonomische Gründe

In Deutschland wurde das seit Bismarcks Zeiten geltende berufsständische Zuweisungsprinzip durch das Gesundheitsstrukturgesetz (GSG) von 1992 abgeschafft und von der freien Kassenwahl abgelöst. Diese wegweisende Reform hatte sowohl gesellschaftspolitische als auch ökonomische Gründe. Die dem alten System immanente Ungleichbehandlung von Arbeitern und Angestellten hatte sich gesellschaftspolitisch bereits lange überlebt. In der Arbeitswelt spielte sie seit 1969, als die Arbeiter den Angestellten beim Anspruch auf Lohnfortzahlung im Krankheitsfall rechtlich gleichgestellt wurden, endgültig keine Rolle mehr. Das einzige den Angestellten gebliebene Privileg war die Möglichkeit, aus der jeweiligen Pflichtkasse (AOK, BKK, IKK) in eine der Angestellten-Ersatzkassen zu wechseln. Der Anteil der Angestellten an den Erwerbstätigen war seit Kriegsende stetig gestiegen, mit der Folge einer Verschiebung der Mitgliederverteilung in der GKV. Hatte die AOK 1950 noch einen Anteil von 68,5 % der GKV-Mitglieder, so war dieser bis 1989 auf 43,5 % gesunken; gleichzeitig war der Anteil der Angestellten-Ersatzkassen von 8,7 auf 33,4 % gestiegen. Diese Wanderungsbewegungen zwischen den Kassenarten waren jedoch nicht der entscheidende Ausgangspunkt für die seit Anfang der 1980er Jahre laufende ordnungspolitische Debatte über Sinn und Zweck der gegliederten GKV. Politischen Handlungsbedarf signalisierten vor allem enorme Beitragssatzunterschiede, für die es keine sachliche Rechtfertigung gab. Der Bericht der 1987 eingesetzten Enquete-Kommission des Bundestages zur Strukturreform der GKV belegt eine Spanne von 8 bis 16 Prozentpunkten, die sogar zeitweilig an einem Ort (Dortmund) anzutreffen war. Auch wenn bei einem Drittel der Kassen mit zwei Dritteln der GKV-Mitglieder der Beitragssatz „nur" zwischen 12 und 14 % schwankte, waren die Unterschiede nicht legitimierbar. Das galt auch verfassungsrechtlicher Hinsicht, weil fast alle Arbeiter fest an die sog. RVO-Kassen (AOK, BKK, IKK) gebunden waren und im Unterschied zu Angestellten keine Chancen hatten, die Kasse zu wechseln. Entsprechende Klagen waren beim Bundesverfassungsgericht bereits anhängig.

In den 1980er Jahren belegten mehrere Untersuchungen, dass nicht die Leistungsfähigkeit des jeweiligen Kassenmanagements für diese Diskrepanzen verantwortlich war, sondern systematische Verwerfungen in den Mitgliederstrukturen der Kassenarten. Alle Kassen mussten in etwa die gleichen Leistungen anbieten, hatten aber ein sehr unterschiedliches Finanzierungspotenzial. Die beitragspflichtigen Einkommen der Mitglieder, auch Grundlohn genannt, lag 1988 in den

- AOKn bei 94 %,
- BKKn bei 120 %,
- IKKn bei 86 %,
- Angestellten-Ersatzkassen bei 102 %,
- Arbeiter-Ersatzkassen bei 111 %

des GKV-Durchschnitts. Auf der Ausgabenseite gab es ebenfalls große Risikounterschiede:

- Die niedrige Grundlohnsumme der IKKn wurde kompensiert durch einen hohen Anteil junger Versicherter; knapp die Hälfte ihrer AKV-Mitglieder (Nicht-Rentner) war jünger als 30 Jahre.
- Die Angestellten-Ersatzkassen hatten mit 53,5 Mitversicherte auf 100 Mitglieder eine relativ niedrige Familienlastquote (GKV-Durchschnitt: 61,8).
- Die AOKn hatten viele besondere Personengruppen mit hohen Krankheitsrisiken unter ihren Mitgliedern. Sie versicherten 61,1 % der Arbeitslosen und 67,4 % der Behinderten und Rehabilitanden.

Vor diesem Hintergrund sahen neutrale Institutionen wie die GKV-Enquete-Kommission und der Gesundheits-Sachverständigenrat einen dringenden Handlungsbedarf zum Ausgleich der Risikostrukturunterschiede, zumal sich auch der Finanzausgleich in der Krankenversicherung der Rentner (KVdR) als ein mit falschen Anreizen gesättigtes System erwiesen hatte. Dort wurden die Behandlungsausgaben für alle Rentner zusammengefasst und auf die Kassen nach Rentneranzahl verteilt. Dadurch hatten die Kassen keinen Anreiz mehr, die Kosten für die Rentner einzugrenzen. Im Gegenteil, einige Kassen schlossen Verträge mit den Kassenärzten ab, in denen sie die Behandlung von Rentnern höher vergüteten. Faktisch waren das Verträge zu Lasten Dritter, da die so entstehenden Mehrkosten alle Kassen gemeinsam tragen mussten. Deshalb wurden sie auch von den Aufsichtsbehörden unterbunden.

Nachdem man die berufsständisch Gliederung der GKV im Einigungsvertrag noch einmal festgezurrt hatte, verschärfte sich die Schieflage in diesem antiquierten System. Im Oktober 1992 hatte die Politik ein Einsehen, zumal auch aus Karlsruhe deutliche Signale kamen, dass die Verfassungsrichter Klagen wegen der Ungleichbehandlung von Arbeitern und Angestellten wohl statt geben würden. In einer Klausur in Lahnstein einigten sich der Bund und die Länder auf Kernpunkte einer Organisationsreform der GKV:

- Freie Kassenwahl für alle Versicherungsberechtigten ab 1996, bei Kontrahierungszwang für alle Kassen mit Ausnahme der BKK und IKK, die sich sowohl für alle öffnen als auch ihren Mitgliederkreis auf den traditionellen Personenkreis begrenzen konnten. Der Bundesknappschaft, der See-Krankenkassen und der Landwirtschaftlichen Kassen blieb ihr Sonderstatus erhalten.
- Ab 1.1.1994 wurde ein bundesweiter kassenartenübergreifender RSA zunächst in der allgemeinen Krankenversicherung, ab 1.1.1995 auch in der KVdR bei

Ablösung des alten Finanzausgleichs eingeführt, in den bis auf die LKK mit ihren besonderen Finanzierungsgrundlagen alle Kassenarten einbezogen werden. Er soll folgende Risiken abdecken: Einkommen, mitversicherte Familienangehörige, Alter und Geschlecht der Versicherten.

- Der RSA sollte bis zu dem Zeitpunkt nach West und Ost getrennt durchgeführt werden, an dem die Grundlohnsumme in den neuen Ländern 90 % des Grundlohnniveaus der Westländer und damit den Standard strukturschwacher West-Länder wie Schleswig-Holstein oder Saarland erreicht hat. Die völlige Gleichstellung wurde erst mit dem Gesetz zur Rechtsangleichung in der gesetzlichen Krankenversicherung vom 22.12.1999 vollzogen.

Unter ordnungspolitischen Gesichtspunkten war dieser Kompromiss vor allem deshalb angreifbar, weil er bestimmte Sonderrechte für BKKn, IKKn und auch die BKn und die See-KK beibehielt. Diese Vorzugsbehandlung eröffnete neue Möglichkeiten zur Risikoselektion und führte zu Wettbewerbsverzerrungen, auch gefördert dadurch, dass die Krankheitsrisiken im RSA zunächst nur mit den Indikatoren Alter und Geschlecht gemessen wurde. Man unterstellte damit, dass alle 40-jährigen Frauen und 60-jährigen Männer jeweils die gleichen gesundheitlichen Probleme haben, was natürlich nicht zutrifft. Damals gab aber die Datenlage für eine genauere Erfassung der Morbiditätsunterschiede nichts her, was sich mittlerweile geändert hat. Im Laufe der Jahre wurden auch große Ersatzkassen wie die BEK und die DAK Opfer dieser Wettbewerbsverzerrungen, da ihre Versichertenklientel mittlerweile eine ähnlich ungünstige Risikostruktur hatte wie die der AOK. Zugleich führten BKKn, die sich für den Markt geöffnet hatten, einen aggressiven Wettbewerb mit ihren Dank guter Risikostrukturen günstigen Beitragssätzen. Das führte Ende 2001 zu einer Reform des RSA, die verfügte, ab 2007 neben den Kriterien Alter und Geschlecht auch Indikatoren mit einem direkten Morbiditätsbezug in den RSA einzubeziehen. Dieses Gesetz wurde jedoch von den Unions-Ländern, insbesondere Bayern und Baden-Württemberg, nicht nur im Bundesrat, sondern auch mit einer Klage beim Bundesverfassungsgericht bekämpft, wo sie sich allerdings eine Abfuhr einholten (> S. 202). Erst mit dem GKV-WSG von 2007 konnte der Morbiditäts-RSA (M-RSA) mit der Einführung des Gesundheitsfonds in trockene Tücher gebracht werden.

RSA und Gesundheitsfonds: Morbide Umverteilungsmaschine?

Kaum ein anderes Thema ist in der Gesundheitspolitik so anfällig für Missverständnisse und billige Vorurteile wie der RSA und mit ihm der Gesundheitsfonds. Das Wort „Risikostrukturausgleich" klingt nach Fachchinesisch und komplizierten Berechnungen, erst recht, wenn er mit dem Adjektiv „morbiditätsorientiert" versehen wird. Mit diesem Instrument sollen Wettbewerbsverzerrungen in der GKV beseitigt werden. Die Krankenkassen müssen jeden Versicherungsberechtigten zu einem Bei-

tragssatz versichern, dessen Euro-Betrag von dessen jeweiligem Einkommen ab-
hängt. In den einzelnen Kassen entstehen zudem je nach sozialer und altersmäßiger
Zusammensetzung ihres Versichertenkollektivs unterschiedliche krankheitsbezogene
Risikostrukturen. Findet hier kein Ausgleich statt, werden Kassen mit überdurchschnittlich vielen kranken und/oder unterdurchschnittlich verdienenden Mitgliedern
benachteiligt. Das führt bei freier Wahl der Krankenkasse zu einem sowohl sozial als
auch ökonomisch kontraproduktiven Wettbewerb um gute Risiken, d. h. um möglichst gut verdienende bzw. gesunde Mitglieder. Das verletzt nicht nur das Solidaritätsprinzip, sondern macht die Risikoselektion („Rosinenpicken") attraktiv und verdrängt damit das dem Kassenwettbewerb überhaupt erst einen volkswirtschaftlichen
Sinn gebende Ziel, Anreize für die Gewährleistung einer guten medizinischen Versorgung zu geben. Daher sieht mittlerweile nicht nur eine wachsende Zahl von Gesundheitsökonomen im RSA eine unverzichtbare Voraussetzung für einen Wettbewerb in der GKV, sondern auch das Bundesverfassungsgericht. In einem wegweisenden Urteil vom 18.7.2005 stellt es fest: „Ohne einen solchen Ausgleich gibt es
starke Anreize für eine Krankenkasse, ihre finanzielle Situation durch Gewinnung
guter Risiken und Abwehr schlechter Risiken zu verbessern. Trotz Aufnahmezwangs
bestehen vielfältige Möglichkeiten für Risikoselektion durch Werbe- und Marke-
tingmaßnahmen der Krankenkassen. Ebenso bestehen starke Anreize für die Selbstselektion der guten Risiken, die durch den Aufnahmezwang nur wenig abgemildert
werden. Es sind eben die guten Risiken, die die stärkste finanzielle Motivation haben, sich in kostengünstigen Teil-Versicherungskollektiven zusammenzufinden."
    Die Verfassungsrichter haben in nur vier Sätzen schlüssig begründet, was einige
marktgläubige Ökonomen nach wie vor leugnen: Gerade wenn man den Wettbewerb
in der GKV aus welchen Gründen auch immer für sinnvoll oder unausweichlich hält,
kann man auf den RSA nicht verzichten. Ökonomen, die den RSA als eine schwerwiegende Behinderung des Wettbewerbs in seiner Funktion als Suchverfahren bewerten, geraten in ideologische Kalamitäten, weil genau diese Eigenschaft des Wettbewerbs ohne einen Risikoausgleich nicht abgerufen werden kann, übrigens auch
nicht in der privaten Krankenversicherung (> S. 127 f.). Die Haltung zum RSA ist zu
einer gesundheitspolitischen Gretchenfrage geworden, an deren Beantwortung man
erkennen kann, ob jemand die ökonomischen Besonderheiten des Kassenwettbewerbs verstanden hat. Natürlich gefällt es Kassen mit vielen Besserverdienenden und
relativ wenigen chronisch Kranken unter ihren Versicherten nicht, wenn sie diese
Vorteile durch den RSA bzw. Gesundheitsfonds verlieren und mit dem gleichen
Handicap in den Wettbewerb gehen müssen wie ihre Konkurrenten. Da sie in der
öffentlichen Debatte nicht punkten können, wenn die Sprache auf diese historisch
gewachsenen, aber sachlich nicht begründbaren Wettbewerbsverzerrungen kommt,
muss von diesem Sachverhalt abgelenkt und an ideologische Befindlichkeiten appelliert werden. Auch ist es für so manchen Krankenkassenvorstand bequemer, bei
Beitragserhöhungen den RSA als Sündenbock zu nutzen, als eigene Managementfeh-
ler einzugestehen. Dies geschieht im Vertrauen darauf, dass die meisten Bürger
schon beim Hören oder Lesen des Wortungetüms „morbiditätsorientierter Risiko-

strukturausgleich" abschalten, das sich wie eine Übungseinheit für die logopädische Rehabilitation von Schlaganfallpatienten anhört. An die Stelle sachlicher Analysen treten Phrasenkeulen wie „bürokratisches Monster" oder „aufgeblähter Subventions-apparat". Selbst Journalisten mit einer gesundheitspolitischen Grundbildung be-zeichnen den RSA im Gesundheitsfonds ohne nähere Begründung als „morbide Umverteilungsmaschine" (A. Hoffmann, SZ vom 20.05.2007). Diese Behauptung lässt auf erhebliche Wissenslücken schließen, ist aber auch Ausdruck einer ideologi-schen Denksperre.

Die Mechanik des RSA ist seit jeher weder kompliziert noch bürokratisch. Der Ge-sundheitsfonds hat sie sogar noch vereinfacht. Vorher hatte der RSA zwei verschie-dene, in ihrer faktischen Wirkung jedoch zusammengehörenden Ebenen, den Aus-gleich von Unterschieden unter den Kassen im Beitragsbedarf und in der Finanzkraft. Sein Ablauf gestaltete sich zwischen 1994 und 2008 wie folgt:

- Der *Beitragsbedarf* sollte die Höhe der Leistungsausgaben einer Kasse wieder-geben, die einer Kasse aufgrund ihrer spezifischen Versichertenstruktur bzw. Morbiditätsbelastung entstehen. Zu diesem Zweck wurden Versicherungsgrup-pen nach folgenden Kriterien gebildet: Alter, Geschlecht, mit und ohne Bezug einer Erwerbsminderungsrente sowie nach Art des Krankengeldanspruchs. Dar-aus ergaben sich 670 „RSA-Zellen", denen jeder Versicherte für jeden Tag sei-ner Zugehörigkeit zu einer Kasse jeweils zugeordnet wurde. Hinzu kamen seit 2003 insgesamt 2.345 gesonderte Zellen für strukturierte Behandlungsprogram-me, sog. DMPs. Für jede dieser Zellen wurden durchschnittliche Pro-Kopf-Ausgaben ermittelt. Die Summe dieser standardisierten Leistungsausgaben pro Versicherte ergab den Beitragsbedarf einer Kasse.

- Wurden die Beitragsbedarfe einer Kasse addiert und durch die Summe der bei-tragspflichtigen Einnahmen aller GKV-Mitglieder dividiert, erhielt man den *Ausgleichsbedarfssatz (ABS)*, der vom Bundesversicherungsamt (BVA) berech-net und regelmäßig fortgeschrieben wurde. Der ABS gibt an, wie hoch der An-teil der beitragspflichtigen Einnahmen im Durchschnitt aller Kassen sein muss, um die im RSA berücksichtigten Leistungsausgaben zu finanzieren.

- Die *Finanzkraft* einer Kasse wurde ermittelt, indem der GKV-einheitliche ABS auf die Summe ihrer beitragspflichtigen Einnahmen bezogen wurde.

- Der *RSA-Transfer* ergab sich durch die Gegenüberstellung von Finanzkraft und Beitragsbedarf einer Kasse. Übersteigt der Beitragsbedarf einer Kasse ihre Fi-nanzkraft, erhielt sie die Differenz aus dem RSA; war die Finanzkraft höher als der Beitragsbedarf, musste Geld in den RSA-Fonds abgeführt werden.

Auf diese Weise entstand das falsche Bild von „Empfänger"- und „Geberkassen". In seiner aus dem Solidarprinzip abgeleiteten Grundlogik ist der RSA ein Verteilungs-system, in dem die einzelnen Kassen aus dem Einnahmetopf der GKV einen der Risikostruktur ihrer Versicherten entsprechenden Anteil erhalten. So gesehen sind alle Kassen „Empfängerkassen". Der Gesetzgeber hat im § 1 SGB V die GKV als *eine* Solidargemeinschaft definiert, und nicht als lockere Verbindung von nur in sich

solidarischen Kassen. Deren Beitragseinnahmen sind nicht ihr Privateigentum, sondern Teil des gesamten GKV-Fonds. Daher ist der RSA auch kein Subventionsin-
strument für Not leidende Krankenkassen, sondern ein Verteilungsschlüssel, der den
einzelnen Kassen ihren Anteil an den gesamten GKV-Einnahmen gemäß der Risikostruktur ihrer Mitglieder zuweist. Der ab 2009 in Aktion getretene Gesundheitsfonds
stellt diesen eigentlich schon seit Einführung des RSA im Jahr 1994 geltenden Sachverhalt auch organisatorisch klar. Nunmehr werden keine Gelder mehr zwischen den
Kassen transferiert, sondern allen Kassen werden ihre Finanzmittel aus dem Gesundheitsfonds entsprechend der Risikostruktur ihrer Versicherten zugewiesen. Auf diese
Weise entfällt auch das anspruchsvolle Berechnungsverfahren des Ausgleichsbe-
darfssatzes und des Finanzkraftausgleichs. Schon deshalb bedeutet der Gesundheitsfonds nicht mehr, sondern weniger Bürokratie und ist deutlich transparenter als der
alte RSA.

   Wie gesagt, die Logik des M-RSA im Gesundheitsfonds ist relativ einfach. Zwar
ist die Ermittlung der standardisierten Behandlungskosten mit für Laien komplizierten statistischen Erhebungs- und Bewertungsmethoden verbunden, aber transparenter
als die versicherungsmathematische Risikokalkulation der PKV ist sie allemal. Es
fallen auch kaum zusätzliche Verwaltungskosten an, da Daten verwendet werden,
deren Erhebung und Verwertung eh zum Alltagsgeschäft der Kassen im Sinne von
Benchmarking bzw. Controlling gehören sollten. Alles in allem sind in den Kassenverbänden und im BVA vielleicht 100 Fachleute mit seiner Durchführung beschäftigt. Auch ist es dank EDV technisch irrelevant, ob der RSA auf 67, 670 oder 6.700
Zellen basiert. Sein Verteilungsvolumen sagt erst recht nichts über die Effektivität
des RSA aus. Mit dem Gesundheitsfonds und seinem für alle Kassen geltenden allgemeinen Beitragssatz entfällt außerdem der Finanzkraftausgleich komplett, wodurch
sich der monetäre Umfang des RSA mehr als halbiert. Deshalb müssten eigentlich
die Kritiker des RSA, die dessen Transfervolumen gerne als Beleg für eine ausufern-
de Umverteilungsbürokratie angeführt haben, den Gesundheitsfonds begrüßen. Entscheidend ist aber nicht das finanzielle RSA-Volumen, sondern die Frage, ob die den
RSA-Zellen zugrunde liegenden Indikatoren die Kostenrisiken angemessen erfassen.
Damit beschäftigt sich ein Referat des BVA, unterstützt von einem wissenschaftlicher Beirat und einer Schätzergruppe von Experten aus der Praxis, deren Arbeitsergebnisse keine Betriebsgeheimnisse, sondern der öffentlichen Debatte zugänglich
sind.

Der M-RSA und seine Gegner

Eigentlich sollte man meinen, dass der M-RSA unter Ökonomen wenn schon nicht in
seiner konkreten Ausprägung, so doch als ordnungspolitisches Prinzip unstreitig ist,
weil ohne ihn ein die Ressourcen im Gesundheitswesen angemessen steuernder
Wettbewerb nicht möglich ist. Auf internationaler Ebene ist es unter Ökonomen

längst Konsens, dass wettbewerbliche Krankenversicherungssysteme wie die in Deutschland, den Niederlanden und der Schweiz ohne einen RSA nicht vernünftig funktionieren können. Das kann man z. B. im Beitrag von W. van de Veen und R. P. Ellis im „Handbook of Health Economics" nachlesen. In Deutschland ist hingegen der M-RSA bis heute nicht nur unter den Kassen umstritten, sondern auch unter den Ökonomen. Es machen sich die oben skizzierten konträren allgemeinen Auffassungen über den Wettbewerb und dessen Funktion in spezifischer Weise geltend:

- Die eine Seite repräsentieren Wissenschaftler, deren im Auftrag des Bundesgesundheitsministeriums und verschiedener Kassenverbände erstellten Expertisen die fachliche Grundlage für die vom Gesetzgeber 2001 beschlossene Einführung eines RSA mit direktem Morbiditätsbezug bilden (IGES, Cassel und Wasem 2001, Lauterbach und Wille 2001, Breyer und Kifmann 2001). Sie gehen davon aus, dass der RSA unverzichtbare Grundlage für einen Wettbewerb in der GKV ist, der die Bedürfnisse der Patienten und die Qualität der medizinischen Versorgung in den Vordergrund stellt. In dieser Auffassung wissen sie sich mit dem Wirtschafts-Sachverständigenrat einig, der mittlerweile Dank einer veränderten personellen Zusammensetzung den RSA als notwendiges Instrument zur Steuerung des Kassenwettbewerbs ansieht.

- Dem stehen marktradikale Ökonomen wie Peter Oberender, Matthias Graf von der Schulenburg oder Günter Neubauer gegenüber, für die insbesondere mit dem M-RSA das Ende des Wettbewerbs in der GKV eingeläutet wird. Die Funktion des Wettbewerbs werde von den Befürwortern des RSA systematisch falsch verstanden. Wettbewerb sei auch in der Krankenversicherung ein Suchverfahren mit prinzipiell offenem Ergebnis, dem man nicht durch politische Einflussnahme vorgreifen dürfe. Nur der uneingeschränkte, von jeden finanziellen Ausgleichsmechanismus befreite Kassenwettbewerb könne darüber entscheiden, was die Versicherten wirklich wollten. Wenn im Kassenwettbewerb ohne den RSA ungleiches Geld für gleiches Risiko gezahlt werde, so sei dies keine Wettbewerbsverzerrung, sondern sogar nützlich, da so die Kassen einen Anreiz hätten, Methoden der Risikotragung zu entwickeln, um ökonomischer mit den knappen Ressourcen umzugehen. Daher sei der RSA ein Wettbewerbshemmnis und nicht zu reformieren, sondern abzuschaffen.

Es ist schon verblüffend, wie die Wettbewerbstheologen systematische Verwerfungen zu Lasten von Kassen mit einer schlechten Risikostruktur zur Grundlage für kreatives Handeln umdeuten. Das ähnelt eher kitschigem Feuilleton, wonach Künstler leiden müssen, um wirkliche Großtaten vollbringen zu können. Auch ist die Behauptung absurd, der RSA würde in der GKV den Markt in seiner Eigenschaft als Suchprozess beschädigen, wenn nicht gar zerstören. Das genaue Gegenteil ist der Fall, zeigen doch die zitierten Gutachten zum M-RSA gerade am Beispiel des GKV-Wettbewerbs, dass der Markt seine ihm von Oberender et al. zugeordneten kreativen Funktionen in der Steuerung der medizinischen Versorgung ohne eine Flankierung durch einen funktionierenden RSA gar nicht wahrnehmen kann. Sie belegen erschöpfend, dass auch ein RSA mit unzulänglichen Parametern den Kassenwettbewerb in Richtung Risikoselektion lenkt, da a) erfahrungsgemäß chronisch Kranke nur geringe Wechselbereitschaft zeigen und es b) für das Management einer Kasse erheblich bequemer ist, durch das Anwerben „guter" Risiken günstige Beitragssätze zu erreichen als durch das mühselige Vertragsgeschäft mit den Leistungserbringern. Wenn eine Kasse, was ohne M-RSA unstreitig der Fall ist, durch die Versorgung chronisch Kranker Nachteile erleidet, welche Anreize sollte sie dann haben, sich um eine gute medizinische Behandlung dieser Klientel zu kümmern? Sie würde doch mit einem attraktiven Angebot nur noch mehr dieser kostspieligen Versicherten anlocken und damit die eigene Marktposition weiter verschlechtern. Hinzu kommt, dass der M-RSA für die einzelne Kasse eine wichtige Benchmarkfunktion erfüllt, indem er ihr zeigt, wo sie im Vergleich zu anderen Kassen in ihrer Ausgaben- und Kostenstruktur steht. Eine gegliederte GKV ohne M-RSA wäre so etwas wie ein Konzern ohne Controlling.

Der Kassenwettbewerb macht aus der Sicht der Versicherten - und allein die kann der politische Maßstab sein - nur dann Sinn, wenn er dazu beiträgt, die Qualität und die Vielfalt des Versorgungsangebots zu stärken. Genau dies ist aber erwiesenermaßen ohne einen RSA nicht möglich. Da ist nichts „ergebnisoffen", vielmehr liegen die Folgen eines ungenügend kontrollierten Wettbewerbs in der GKV klar zutage. Der Beitragssatz konnte bisher im GKV-Wettbewerb die erwünschte Signalfunktion nur teilweise gewährleisten, Ausdruck einer auf Qualität und Effizienz der Versorgung ausgerichteten Vertragspolitik zu sein. Stattdessen standen diejenigen Versicherten im Mittelpunkt, die die Krankenversicherung nicht oder nur geringfügig in Anspruch nahmen - eine absurde Verkehrung des eigentlichen Zwecks der GKV. Die Behauptung Oberenders, „dass der RSA Anreize zur Risikoselektion überhaupt erst schafft", ist grotesk. Glaubt er allen Ernstes, in einer gegliederten GKV gäbe es ohne den RSA keine oder auch nur weniger Risikoselektion als mit einem RSA? Eine solche Annahme würde von erheblichem Realitätsverlust zeugen. Auch die verbreitete Behauptung, der M-RSA biete große Anreize zur künstlichen Verschlechterung der Morbiditätsstruktur und damit Kostensteigerung, geht an der Sache vorbei. Der M-RSA bildet den durchschnittlichen Behandlungsbedarf einer Krankheit ab, und seinen Zuweisungen stehen entsprechende Ausgaben der Krankenkassen gegenüber. Ein Missbrauch dieses Sachverhalts beispielsweise durch Beeinflussung von Ärzten, ihre Patienten „kränker" einzustufen als sie sind, wird durch die prospektive Ausgestaltung des M-RSA zu einem riskanten Spiel. Die Berechnung der Zuweisungen erfolgt auf Basis der Daten des Vorjahres, und ihre Auszahlungen werden erst ein Jahr später vorgenommen. So beruhen die 2008 berechneten Zuweisungen für das Jahr 2009 auf den Daten von 2007. Die Kassen werden zu Zockern, wenn sie auf dieser Basis versuchen, ihre Risikostruktur künstlich zu verschlechtern. Keine Aufsichtsbehörde würde eine solche Unternehmenspolitik dulden.

Den fundamentalistischen RSA-Gegnern kann es auch gar nicht um die Gestaltung des Wettbewerbs in einer solidarischen GKV gehen, wenn sie denn ihre Parole vom Markt als dem einzig legitimen Entscheidungsprozess wirklich ernst nehmen. Ist man der Auffassung, dass der Markt eine „höhere Ordnung" ist, deren Auswirkungen grundsätzlich weder vorhersagbar sind, noch bewusst beeinflusst werden dürfen, billigt man also dieser Instanz das alleinige Entscheidungsrecht über die Allokation der Ressourcen zu, dann kann es nicht mehr um „erwünschte" oder „unerwünschte" Resultate von Marktprozessen gehen. Was immer dabei herauskommt, der Markt hat entschieden. Wenn dies zu Lasten chronisch Kranker geht, sind sie daran selbst schuld. Es hindert sie ja niemand daran, auch in eine „billige" Krankenkasse zu gehen und so selbst für eine gleichmäßigere Risikoverteilung zu sorgen. Dies wird zwar nicht so drastisch ausgedrückt, ist aber die logische Konsequenz einer quasi religiösen Bestimmung des freien Marktes als der einzig legitimen Entscheidungsinstanz bei der Ressourcenverteilung.

Fairer Wettbewerb von GKV und PKV?

In den „Eckpunkten zu einer Gesundheitsreform 2006" einigten sich die Unionsparteien und die SPD unter Punkt 16 auf den Fortbestand des Nebeneinanders von PKV und GKV mit folgender Begründung: „Das plurale System des deutschen Gesundheitswesens soll im Sinne eines fairen Wettbewerbs zwischen den privaten Krankenversicherungen (PKV) und den gesetzlichen Krankenkassen erhalten bleiben. Daher müssen die privaten Krankenversicherungen auch zukünftig als Vollversicherer am Markt bleiben." Von einem fairen Wettbewerb kann jedoch weder innerhalb der PKV noch zwischen GKV und PKV geredet werden. Wettbewerb ist im PKV-System nur möglich, wenn dieses sein eigenes Geschäftsmodell aufgibt (> S. 121ff.). Vor allem die großen Versicherungsgesellschaften verdienen ihr Geld weniger mit den Erträgen aus der Krankenversicherung, als vielmehr mit der an den Finanzmärkten erzielten Rendite ihres Kapitalstocks, in den im Schnitt etwa ein Drittel der Beitragseinnahmen fließen. Dieses Geschäftsmodell wäre am Ende, wenn es in der PKV einen wirklich freien Wettbewerb gäbe. Führende PKV-Funktionäre wie Volker Leienbach oder Christian Weber leugnen erst gar nicht, dass das bestehende Kapitaldeckungsverfahren keinen wirklichen Wettbewerb erlaubt. Das ist für sie eine nachrangige Angelegenheit. Die Auffassung, dass ihre Geschäftsinteressen auch verfassungsrechtlich höher zu bewerten sind als der Wettbewerb und die Wahlmöglichkeiten der Versicherten, lassen sie sich von Gutachtern gerne bestätigen. Ihre Kommunikationsstrategie steht unter der Leitlinie, das Nebeneinander von PKV und GKV sei ein sinnvoller Systemwettbewerb mit mehr Wahlfreiheit für die Versicherten und Patienten, den man ausbauen und nicht einschränken müsse. Dieser propagandistische Dreh war bislang erfolgreich, wie die oben zitierten Eckpunkte zeigen. Sogar der Verwaltungsratsvorsitzende des AOK-Bundesverbandes Volker Hansen unterstützt diese Parole. Er sprach sich Ende 2006 in einem Info-Dienst als Vertreter des Arbeitgeberverbandes sogar dafür aus, die PKV weiter zu stärken. Es scheint darüber also einen breiten politischen Konsens zu geben.

Allerdings kann es einen Wettbewerb zwischen GKV und PKV nicht wirklich geben kann, schon gar nicht einen „fairen". Wesentliche Voraussetzungen für den Wettbewerb – egal auf welchen Märkten – sind die Wahlmöglichkeit der Nachfrager zwischen verschiedenen Angeboten und das Prinzip der gleich langen Spieße für alle Teilnehmer. Die Wahl zwischen PKV und GKV hat jedoch nur ein privilegierter Personenkreis. Etwa drei Viertel der deutschen Bevölkerung gehören zu den GKV-Pflichtversicherten und deren mitversicherten Angehörigen. Sie scheiden als Teilnehmer an einem Systemwettbewerb zwischen PKV und GKV von vornherein aus. Dafür kommen grundsätzlich nur Selbständige, Arbeitnehmer mit einem über der Versicherungspflichtgrenze liegenden Arbeitsentgelt sowie einige Beamte in Frage. Insgesamt lässt sich dieser Kreis auf ca. 8,5 Mio. Personen schätzen. Etliche davon taugen allerdings nicht als Zielgruppe für den Systemwettbewerb, da ihnen zwar die rechtliche Möglichkeit einer PKV-Mitgliedschaft eröffnet wird, diese Option aber mit hohen Kosten verbunden ist:

- Beamte bzw. Beihilfeberechtigte können zwar, wenn sie vor ihrer Verbeamtung Arbeiter oder Angestellte waren, theoretisch freiwilliges Mitglied in einer gesetzlichen Krankenversicherung bleiben, müssen dann aber den vollen Beitragssatz einschließlich Arbeitgeberbeitrag zahlen. [25] Davon macht aus nachvollziehbaren Gründen kaum jemand Gebrauch. Eine so kostspielige politisch korrekte Treue zur GKV können sich bestenfalls Staatssekretäre und Minister leisten. Damit reduziert sich der für den Wettbewerb zwischen GKV und PKV relevante Kreis um 4,1 Mio. Vollversicherte, die nach Angaben des PKV-Verbandes Beihilfeempfänger sind.

- Ebenfalls an finanziellen Hürden scheitert zumeist der Wechsel von der GKV in die PKV bei freiwillig versicherten Arbeitnehmern über 40 Jahre. Für sie verlangt die PKV deutlich über dem GKV-Beitrag liegende Prämien. Damit scheiden weitere 1,5 Mio. freiwillig Versicherte in der GKV aus dem Systemwettbewerb aus.

- Hinzu kommen Personen mit schweren (Vor-) Erkrankungen, die von der PKV entweder gar nicht aufgenommen oder mit sehr hohen Prämien abgeschreckt werden. Die Zahl der freiwillig Versicherten in der GKV mit diesem Merkmal wird auf gut 300.000 geschätzt.

- Auch ist die PKV in der Regel wenig attraktiv für freiwillig versicherte Arbeitnehmer mit Kindern und nicht erwerbstätigen Ehepartnern, die in der GKV im Unterschied zur PKV kostenfrei mitversichert sind. Bei den unter 40-jährigen dieser Gruppe mit Kindern hat die GKV ca. 350 Tsd. Mitglieder gegenüber 170 Tsd. In der PKV. Hinzu kommen 370 Tsd. in der GKV versicherte Selbständige mit Kindern.

---

[25] Bis 1988 konnten in einigen Ländern und Behörden die Beamten zwischen der GKV mit hälftigem Arbeitgeberbeitrag und dem staatlichen Beihilfesystem mit privater Zusatzversicherung wählen. Diese Möglichkeit wurde mit dem Gesundheits-Reformgesetz (GRG) zum 1.1.1989 abgeschafft und nur im Rahmen einer Besitzstandsregelung beibehalten.

Alles in allem reduziert sich der Kreis derjenigen, um die es im Wettbewerb zwischen PKV und GKV überhaupt gehen kann, auf maximal 2 Mio. Personen. Dabei handelt es sich zumeist um junge und gesunde Singles bzw. Doppelverdienerpaare ohne Kinder und ohne Vorerkrankungen. Aber auch die Konkurrenz um diesen Personenkreis wird nicht nach dem Prinzip der gleich langen Spieße geführt. Die PKV kann sich ihre Versicherten mit Volltarif aussuchen, die GKV nicht; sie muss qua Gesetz jede versicherungspflichtige bzw. –berechtigte Person aufnehmen. Bei der PKV besteht ein solcher Zwang erst ab 2009, und dann auch nur für den Basistarif (> S. 129 ff.). Das führt zu einer Risikoselektion zu Lasten der GKV. Hinzu kommt, dass die PKV mit einer bevorzugten Behandlung von Privatpatienten bei Ärzten werben kann. Jedenfalls sind die Wartezeiten für eine ärztliche Behandlung bei PKV-Versicherten deutlich niedriger als für GKV-Versicherte. Während die PKV eine offensive Marktstrategie zur Gewinnung von „guten" Risiken aus dem Bereich der GKV fahren kann, müssen die gesetzlichen Krankenkassen einen mühseligen Abwehrkampf führen, um diesen Personenkreis halten zu können. Sie versuchen dies u. a. mit nicht immer sinnvollen Bonusprogrammen und Vergünstigungen für freiwillig Versicherte.

Das vorerst wirksamste Instrument zum Halten von guten Risiken hat ihnen der Gesetzgeber mit dem Grundsatz „Einmal PKV, immer PKV" gegeben, der von jungen, nicht versicherungspflichtigen Menschen eine frühzeitige Entscheidung zwischen GKV und PKV fordert. Eine Rückkehr von der PKV zur GKV ist nur dann zulässig, wenn das Einkommen eines privat versicherten Arbeitnehmers für mindestens drei Jahre wieder unter der Versicherungspflichtgrenze liegt und die betreffende Person unter 55 Jahre alt ist. Diese Regelung soll einen Wechsel zwischen GKV zur PKV je nach individueller Risikolage verhindern („Vorteils-Hopping"). Das ist gegenwärtig die einzige Möglichkeit, die zu Lasten der GKV gehende Risikoselektion einzudämmen. Junge und gut verdienende Angestellte sollten sich daher über ihre Lebensplanung, insbesondere den Kinderwunsch, klar werden, bevor sie eine private Krankenversicherung abschließen. Insgesamt kann von einem fairen Wettbewerb zwischen GKV und PKV nach dem Prinzip der gleich langen Spieße keine Rede sein. Belässt man es bei der bestehenden Marktaufteilung zwischen PKV und GKV, dient dies nicht nur der Abschottung sachlich nicht begründbarer Privilegien, sondern höhlt auch die finanzielle Basis der GKV immer weiter aus.

Vertragswettbewerb in der GKV

Die GKV-Reform von 2007 verfolgt das in der Überschrift des Gesetzes als „GKV-Wettbewerbsstärkungsgesetz" explizit genannte Ziel, mehr Wettbewerb im solidarischen GKV-System zu ermöglichen. Eine wesentliche Voraussetzung dafür wird mit dem M-RSA bzw. Gesundheitsfonds erfüllt, nämlich den Wettbewerb über Risikoselektion so gut es geht zu verhindern. Die Frage aber ist geblieben, welche Parameter der Wettbewerb stattdessen haben soll. Die im dritten Kapitel des SGB V (§§ 11-68) aufgeführten Leistungen der GKV gelten ebenso für alle Kassen, wie deren Konkretisierungen durch den Gemeinsamen Bundesausschuss (> S. 85 ff.). Außerdem wurden die meisten Leistungen, die die Krankenkassen früher neben den Pflichtleistungen in ihrer Satzung anbieten konnten, aber nicht mussten, durch das GKV-WSG in den Pflichtleistungskatalog überführt. Über den Leistungskatalog kann und soll also kein Wettbewerb unter den Kassen geführt werden. Wie aber sollen sich die Kassen im Wettbewerb unterscheiden können und Anreize zu wirtschaftlichem Verhalten haben, wenn alle das Gleiche anbieten?

Mit dem RSA wird der Kassenwettbewerb auf zwei Ebenen begrenzt: auf den allgemeinen Service für Versicherte, der schon bisher ein nicht zu unterschätzender Parameter war, sowie auf den Wettbewerb über Verträge mit den Leistungserbringern. Beschränkte er sich auf Kundennähe, Beratung und allgemeine Präsentation, hätte der Wettbewerb nur eine politische Legitimationsfunktion, indem er durch die Möglichkeit des Kassenwechsels den Versicherten das Gefühl gibt, den Kassenverwaltungen nicht ausgeliefert zu sein und bei schlechtem Service eine Wechseloption zu haben. Aus der ökonomischen Perspektive hingegen legitimiert sich der Wettbewerb dann, wenn er den Kassen Anreize bietet, mit den Ärzten, Krankenhäusern, Arzneimittelherstellern und anderen Anbietern von im SGB V aufgeführten GKV-Leistungen Verträge mit einem möglichst günstigen Preis-Leistungs-Verhältnis sowie über innovative Versorgungsformen auszuhandeln. Dem steht das traditionelle Kollektivvertragssystem der GKV entgegen, in dem die Beziehungen zwischen den Kassen bzw. den Kassenverbänden und den Kassenärzten bzw. –zahnärzten und den Krankenhäusern auf Gesamtverträgen beruhen. Ihre Rahmenbedingungen werden auf Bundesebene für alle Kassen verbindlich ausgehandelt und bei der Umsetzung auf der Landesebene in vielen Punkten nach dem Grundsatz umgesetzt, dass die Kassen „gemeinsam und einheitlich" zu handeln haben. Die für die Gestaltung des Vertragswettbewerbs entscheidende Frage besteht darin, wie weit die Kollektivvertragsebene gehen soll, und wo Selektivverträge zwischen Kassen und Leistungserbringern zu mehr Effektivität und Effizienz im Gesundheitswesen führen können.

Die unter Ökonomen verbreitete Vorstellung, mit dem RSA habe man die GKV hinreichend reguliert und könne die Vertragsbeziehungen zwischen Kassen und Leistungserbringern, getrost dem freien Wettbewerb überlassen, geht an der Realität vorbei. Zum einen lassen sich korporatistische Strukturen wie die über 75 Jahre alten Regeln für die Kassenärztliche Versorgung oder die sogar quasi mit Verfassungsrang versehene Zuständigkeit der Länder für die Krankenhäuser nicht einfach mit einem Gewaltakt in ein Wettbewerbssystem umfunktionieren, in dem es nur noch selektive Vertragswelten der einzelnen Kassen bzw. Kassenverbände gibt. Das würde unvermeidlich zu schweren Verwerfungen führen. Vor allem aber kann auch eine stärker wettbewerblich ausgerichtete GKV ohne einen einheitlichen kollektivvertraglichen Rahmen nicht funktionieren. Das gilt insbesondere für die bundeseinheitlichen Vorgaben des G-BA für die zumeist auf Landesebene zu schließenden Versorgungsverträge. Es sei denn, man verlässt die ordnungspolitische Welt der gemeinsamen

Selbstverwaltung von Krankenkassen und Leistungserbringern und überlässt diese Aufgabe dem Staat, wie es z. B. in den gegliederten Krankenversicherungssystemen in den Niederlanden und der Schweiz üblich ist. Dann müssten Bundesbehörden die Rahmenbedingungen festlegen, von den Preisfindungsmechanismen bis hin zur Qualitätssicherung und der Frage, welche Untersuchungs- und Behandlungsmethoden von den Kassen finanziert werden und welche nicht. Wenn man das nicht will, wird es auch weiterhin ein Nebeneinander von für alle Kassen gleichermaßen geltenden Kollektivverträgen und Selektivverträgen geben, die nur für die Versicherten bestimmter Kassen bzw. Kassengemeinschaften gelten.

Das Vertragssystem der GKV ist stark regional strukturiert. Die Kassenärztlichen Vereinigungen (KV) handeln mit den Landesverbänden der Krankenkassen die Gesamtvergütungen aus und regeln mit ihnen die Bedarfsplanung bzw. Zulassung von Ärzten zur vertragsärztlichen Versorgung. In der stationären Versorgung vereinbaren die Kassenverbände mit den Vertragskrankenhäusern deren Leistungsmengen und Budgets, während die Bedarfsplanung Sache der Länder ist. Auch mit Anbietern von Heil- und Hilfsmitteln sowie mit den Apothekerverbänden schließen die Krankenkassen auf der Landesebene Vergütungs- bzw. Rabattverträge ab. Dabei hatten bislang Kollektivverträge absoluten Vorrang, die für alle Mitglieder der jeweiligen Verbände galten. Die Krankenkassen hatten in der vertragsärztlichen Versorgung nur eingeschränkte Möglichkeiten, mit einzelnen Ärzten oder auch Arztgruppen eigene Verträge zu schließen, schon gar nicht ohne Zustimmung der KV. In der stationären Versorgung sind Selektivverträge immer noch so gut wie unmöglich. Die Kassen dürfen nur mit vom Land anerkannten Plankrankenhäusern Verträge abschließen (§ 108 SGB V). Zwar können sie im Einzelfall einen solchen Vertrag verweigern, jedoch nur alle Verbände gemeinsam und einheitlich. Praktisch kommt so etwas daher kaum vor. Lediglich in der stationären Rehabilitation gibt es insofern ein selektives Vertragsrecht, als zwar die Versorgungsverträge kollektiv, die Vergütungsverträge aber selektiv geschlossen werden und ein Versorgungsvertrag an einen Vergütungsvertrag gebunden ist (§ 111 SGB V).

Mit dem allgemeinen Beitragssatz des Gesundheitsfonds und dem programmatischen Titel des „GKV-Wettbewerbsstärkungsgesetz" hat sich die Große Koalition selbst unter Druck gesetzt, den Spielraum der Kassen beim Anschluss von Verträgen zu erhöhen, wenn sie nicht den Eindruck erwecken will, eigentlich eine Einheitsversicherung anzustreben, dieses Ziel aber hinter wolkiger Wettbewerbsrhetorik zu verstecken. In dieser Hinsicht sei der Gesetzgeber zu kurz gesprungen, meinen Kritiker aus der Wissenschaft. Gemessen an ordnungspolitischen Grundsätzen der allgemeinen Wettbewerbstheorie stimmt das sicherlich. Unbeschadet der Frage, ob Vorstellungen der Lehrbuchökonomie vom Wettbewerb als einem sich selbst regulierenden System überhaupt ein geeignete Grundlage für die gesundheitspolitische Praxis sein können, kann der Maßstab für die Politik nicht die Kompatibilität ihrer Reformgesetze mit der reinen Lehre sein, sondern die realen politischen Möglichkeiten zur Durchsetzung von bestimmten Zielen. Die Implementierung wettbewerblicher Elemente in das Vertragssystem der GKV hat Erblasten des korporatistischen GKV-

Systems zu bewältigen, die sich nicht mit einem politischen Kraftakt aus der Welt schaffen lassen, sondern nur über einen sehr langwierigen Prozess von kleinen Schritten, die auch gelegentliche Irrwege nicht ausschließen. Die Niederlande haben zwanzig Jahre gebraucht, um den „Dekker"-Plan umzusetzen, der in den 1980er Jahren ein Konzept zur Bildung eines für alle Bürger einheitliche Krankenversicherungssystems mit freier Kassenwahl und Vertragswettbewerb vorsah. Auch heute muss das Vertragssystem dort beständig nachreguliert werden.

Selektivverträge in der ambulanten Versorgung

Der Ausbau von Selektivverträgen in der ambulanten Versorgung ist eine vor über 10 Jahren eröffnete Dauerbaustelle der Gesundheitspolitik. In erster Linie ging und geht es dabei um ständig erweiterte Lockerungen des monopolistischen Vertragsarztrechts der KV mit Versuchen, integrierte Versorgungsformen zu stärken und die Mauern zwischen ambulanter und stationärer Versorgung zu öffnen. Seit dem GKV-Neuordnungsgesetz von 1997 wurden mehrere derartige Versuche gestartet, die hier nur schwerpunktmäßig aufgelistet werden können:

- Es begann 1997 mit den „Strukturverträgen" ((73 a SGB V), die es den Kassen ermöglichten, mit den KVen Sonderverträge zur hausärztlichen Versorgung oder Praxisnetze abzuschließen. Außerdem konnten Modellvorhaben vereinbart werden, die sich auf Verfahrens-, Organisations-, Finanzierungs- und Vergütungsformen in der vertragsärztlichen Versorgung beziehen, z. B. für Arztnetze.
- Die GKV-Reform 2000 eröffnete erste Möglichkeiten zu einer „integrierten Versorgung", in der Vertragsärzte und Krankenhäuser sektorenübergreifend zusammenarbeiten (§ 140 a-c SGB V).
- Das GMG führte mit dem § 73 b die „Hausarztzentrierte Versorgung" ein. Demnach konnten Krankenkassen ihren Versicherten Modelle anbieten, in denen diese sich verpflichten, nur zu einem bestimmten Hausarzt zu gehen und die Hausärzte besondere Vergütungen bekamen. Auch wurden den Krankenhäusern Möglichkeiten eröffnet, mit den Krankenkassen Selektivverträge über die Behandlung definierter „hochspezialisierter Leistungen" (§ 116 b SGB V) zu schließen.

Diese Bestimmungen haben darunter gelitten, dass sie „Kann"- bzw. „Soll"-Vorschriften sind, die den Krankenkassen und ihren Vertragspartnern zu viele Möglichkeiten offen ließen, den Willen des Gesetzgebers zu umgehen oder zu ignorieren. Hinzu kam, dass sie mit komplizierten Verfahren verbunden sind, die mit den Selektivverträgen gezahlten Vergütungen aus der Gesamtvergütung heraus zu rechnen. Der eigentlich Grund für die mangelhafte Umsetzung dieser vom Gesetzgeber eröffneten Möglichkeiten aber war bislang, dass ohne die Zustimmung der KV zu gut wie nichts lief. Sie hatte faktisch ein Vetorecht gegen alle Innovationen über Selektivverträge. Diese ließ sie oft nur über ein „add on"-Verfahren zu, durch das die Vergütung der neuen Versorgungsformen zusätzlich gezahlt und nicht aus der Gesamtvergütung herausgerechnet wurde. Die Krankenkassen konnten das in einigen Bereichen über die 2003 mit dem GMG eingeführte Anschubfinanzierung für Modelle einer integrierten Versorgung ohne zusätzlichen Kostenschub finanzieren. [26] Diese Halbherzigkeiten des GMG belegen, dass der Gesetzgeber seine Absichten immer so formulieren sollte, dass die Selbstverwaltung keine Chance hat, es dennoch beim Alten zu belassen oder nur einige Kleinigkeiten zu verändern. „Kann"-Vorschriften überlassen den Kassen und ihren Vertragspartner von vornherein die Möglichkeit, diese zu ignorieren. „Soll"-Vorschriften heißen so viel wie „Man muss, wenn man kann". Aber die Selbstverwaltung wird fast immer Gründe finden, weshalb sie irgendwas nicht umsetzen kann. Dann bleibt dem Gesetzgeber nur die Möglichkeit, in einem folgenden Reformgesetz aus der „Soll"- eine „Muss"-Vorschrift zu machen.

Das Schicksal der Idee einer hausarztzentrierten Versorgung ist typisch für diesen Verlauf vom „Können" zum „Müssen". Der dahinter stehende Gedanke ist, dass die Lotsenfunktion der Allgemeinmediziner angesichts eines zunehmend komplexer werdenden Leistungsangebots im Gesundheitswesen immer größere Bedeutung bekommt. Andere Gesundheitssysteme wie in Großbritannien, den Niederlanden oder in Skandinavien haben seit jeher ein Primärarztsystem, in dem die zumeist an Krankenhäusern angedockte ambulante fachärztliche Versorgung nur durch Überweisungen durch den Hausarzt in Anspruch genommen werden kann. Ein solches die freie Arztwahl einschränkendes System hat in Deutschland nur auf Basis einer freiwilligen Vereinbarung zwischen der Kasse und ihren Versicherten eine Chance auf Akzeptanz bei den Bürgern. Hinzu kommt, dass unsere ambulante Versorgung ausgesprochen facharztlastig ist und eine Umstellung auf ein Primärarztsystem schon rein versorgungstechnisch nur in der langfristigen Perspektive umsetzbar ist. Ab 1997 *konnten* die Kassen ihren Versicherten Hausarztmodelle als Wahlleistung anbieten, ab 2004 *sollten* sie es, ab 2007 *müssen* sie es. Ein entscheidender Punkt ist, dass die für diese Versicherten mit Vertragsärzten abzuschließenden Verträge jetzt getrennt von der Gesamtvergütung vereinbart werden und damit wirkliche Selektivverträge sind. Sie sollen zudem gemäß § 73 b SGB V flächendeckend, d.h. nicht nur an bestimmten dafür geeigneten Orten durchgeführt werden. Allerdings hat diese Regelung nur bedingt etwas mit einer Förderung des Wettbewerbs zu tun, was insbesondere bezüglich der hausärztlichen Grundversorgung kein Nachteil sein muss. Das gilt vor allem vor dem Hintergrund, dass die Hausarztverträge in allen Kassen gemeinsame Regeln für die Qualitätssicherung enthalten müssen (Qualitätszirkel zur Arzneimitteltherapie, Behandlung nach Leitlinien und Fortbildungspflicht). Der § 73 b SGB V hat zudem mit dem GKV-Organisations-Weiterentwicklungsgesetz (GKVOrgWG) im Oktober 2008 eine Änderung erfahren, wonach die Kassen bis zum 30.6.2009 mit Verbänden Verträge schließen müssen, die einen regionalen Organisationsgrad von

---

[26] Das GMG von 2003 verfügte im § 140 d SGBV für die Jahre 2004 bis 2006, dass aus den Gesamtvergütungen für die KV und das Krankenhausbudget jeweils 1 Prozent zur Anschubfinanzierung von integrierten Versorgungsformen abgezweigt werden. Diese Regelung wurde noch einmal verlängert und ist 2008 ausgelaufen.

mindestens 50 % haben. Diese Vorschrift ist, wie die KBV wohl zu Recht anmerkt, eine verfassungsrechtlich fragwürdige Bevorzugung des Hausärzteverbandes, der als einzige Organisation diese Klausel in einer Region (Bayern) erfüllen kann. Um es noch deutlicher zu sagen: Diese Bestimmung ist auf Druck der CSU ins Gesetz gekommen, die im Landtagswahlkampf 2008 die in Bayern stark organisierten Hausärzte für sich gewinnen wollte.

Inwieweit die von der Expertengruppe um Cassel, Ebsen et al. geäußerte Kritik, die Verpflichtung zu einer flächendeckenden hausärztlichen Versorgung sei ein potenzielles Innovationshemmnis, zutrifft, muss sich noch zeigen. Ihre Befürchtung, dass sich die Kassen vorrangig um die Hausarztverträge kümmern und innovative Projekte zur Integrationsversorgung nachrangig behandeln werden, ist aber nicht von der Hand zu weisen. Allerdings ist gerade in der hausärztlichen Versorgung der Aspekt der Flächendeckung von erheblicher Bedeutung. In der ambulanten Basisversorgung wäre es höchst riskant, wettbewerbliche Regeln einzuführen, die allenfalls in den größeren Städten, aber nicht auf dem Land funktionieren können. Alles in allem sind jedenfalls die im GKV-WSG getroffenen Regelungen für Selektivverträge in der ambulanten Versorgung nur erste Schritte in Richtung Innovationswettbewerb. Es ist auch fraglich, ob diese Funktion aus dem Kassenwettbewerb heraus für das gesamte GKV-System wirklich entstehen kann. Ohne Anstöße von außen und klare gesetzliche Vorgaben und Verpflichtungen wird sich ein solcher Wettbewerb nur auf ökonomisch interessante Gebiete beschränken. Darauf wird gleich noch im Zusammenhang mit dem Problem des Verhältnisses von Wettbewerb und Sicherstellung der Versorgung eingegangen.

Verträge der Krankenkassen mit Krankenhäusern

In der stationären Versorgung gibt es so gut wie keinen Vertragswettbewerb. Daran konnte auch das GKV-WSG nichts ändern, schon weil in dessen Entstehungsjahren 2006/2007 eine wesentliche Voraussetzung für Selektivverträge mit Krankenhäusern noch nicht endgültig umgesetzt worden war: die leistungsbezogene Vergütung von Krankenhausleistungen über DRGs. Die 2003 im GMG getroffenen Regelungen zur bereits 2000 beschlossenen Einführung von Fallpauschalen sind mit einer Konvergenzphase verbunden, die eigentlich nach drei Jahren beendet sein sollte, aber noch einmal um zwei Jahre verlängert wurde. Auf die damit verbundenen Änderungen sind die Krankenhäuser sehr unterschiedlich vorbereitet. Anfang 2007 sah es nach Angaben von Leber et al. so aus, dass ca. 40 % der 1.373 Krankenhäuser mit einem Budgetabschluss zu den „Verlierern" der DRG-Regelung zählen, d. h. weniger Erlöse erzielen würden als zuvor. Diese Krankenhäuser haben aber oft eine wichtige versorgungspolitische Funktion, so dass in dieser Hinsicht die Langsamsten im Geleitzug das Reformtempo erheblich beeinflussen können. Außerdem spielen in der stationären Versorgung nicht nur die konträren wirtschaftlichen Interessen von Krankenhausträgern und Krankenkassen eine Rolle, sondern auch die unterschiedlichen ordnungspolitischen Vorstellungen und Interessen der Länder. Trotz der seit 1992 sporadisch verkündeten politischen Absichten ist es bis heute nicht gelungen, die duale Finanzierung (Investitionsfinanzierung durch die Länder, Deckung der Betriebskosten durch Vergütungen der Krankenversicherung) in ein monistisches System umzuwandeln. Die zähen Auseinandersetzungen um das Krankenhausfinanzierungsreformgesetz (KHRG) im Herbst 2008 haben einmal mehr gezeigt, wie schwierig es ist, für Reformen in der Krankenhausversorgung politische Mehrheiten zu organisieren. Dieses Gesetz sieht u. a. folgende eher vorsichtige Schritte in Richtung Monistik vor:

- Einheitliche leistungsorientierte Investitionspauschalen ab 1.1.2012 (psychiatrische Einrichtungen: 2014). Bis Ende 2009 sollen die Kriterien für die Entwicklung von Investitionsfallwerten entwickelt werden.
- Das Statistische Bundesamt soll einen die Kostenentwicklung im Krankenhaus erfassenden Orientierungswert ermitteln, der ab 2011 die Grundlohnanbindung der Budgets ersetzen soll.
- Schrittweise Angleichung der heute unterschiedlichen „Landesbasisfallwerte" (Maßstab für Fallpauschalen) an eine einheitliche Bandbreite zwischen 2010 und 2014.

So lange diese Eckpunkte nicht umgesetzt sind, dürfte es schwer fallen, selektive Vertragselemente in der stationären Versorgung zu implementieren, ohne Verwerfungen in der Krankenhauslandschaft zu provozieren. Daher sehen auch die vorliegenden Konzepte einer vorsichtigen Einführung selektiver Vertragssysteme in der stationären Versorgung nur vor, dass der an die Krankenhausplanung gekoppelte Kontrahierungszwang in einigen Bereichen gelockert werden soll. Den Kassen sollen für diese „elektiven" Leistungen Vorgaben bezüglich der für ihre Versicherten zu erbringenden Leistungen gemacht werden, die Kassen können aber bestimmen, mit welchem Krankenhaus sie für diese Leistungen einen Vertrag abschließen.(Leber et al., BKK-Bundesverband). Aber selbst dieses Konzept kann erst dann konkret diskutiert und umgesetzt werden, wenn der ordnungspolitische Rahmen der Krankenhausfinanzierung zumindest in dem Zustand ist, wie ihn das KHRG vorsieht.

Wettbewerb und Sicherstellung der Versorgung

Die angestrebte und bislang nur in Ansätzen realisierte Liberalisierung des Vertragsrechts in der ambulanten und stationären Versorgung steht vor einer bislang ungeklärten Frage, um die sich alle Beteiligten gerne herumdrücken: Wer soll für die Sicherstellung der Versorgung verantwortlich sein? Auch umfassende wissenschaftliche Analysen zum Vertragswettbewerb in der GKV wie die von Cassel, Ebsen et al. schweigen sich hierzu aus, von einigen Randbemerkungen abgesehen. Das ist umso erstaunlicher, als gerade Verfechter eines stärkeren Vertragswettbewerbs in der GKV immer wieder betonen, wie wichtig klare vom Staat gesetzte Rahmenbedingungen und Zuständigkeiten für das Funktionieren dieses Modells sind. Die Vorstellung, dass der Wettbewerb alles von alleine regelt, haben allenfalls marktgläubige Wirtschaftstheologen, für die der Markt als letzte Instanz per se richtig entscheidet. Im bestehenden GKV-System ruht die rechtliche und politische Verantwortung für die Sicherstellung der Versorgung auf zwei Schultern. Die Krankenkassen und die Kassenärztlichen Vereinigungen haben die Umsetzung der gesetzlichen Vorgaben zur ambulanten Versorgung zu gewährleisten; der Staat hat hier nur die Rechts- aber nicht die Fachaufsicht, also keine eigenen direkten Durchgriffsmöglichkeiten. Die Länder sind für die Krankenhausbedarfsplanung und die Sicherstellung der stationären Versorgung sowie den Rettungsdienst und den medizinischen Katastrophenschutz verantwortlich. Diese traditionelle Aufgabenteilung zwischen den Körperschaften der Selbstverwaltung und der Politik wird durch folgende Entwicklungen zunehmend obsolet:

- Die Entwicklung in der Medizin ist schon lange über die strikte Trennung in ambulante und stationäre Einrichtungen hinweggegangen. Dem trägt die Gesundheitspolitik zwar durch die Förderung integrierter Versorgungsformen Rechnung, zieht daraus jedoch keine Schlüsse für die Verantwortung in der Sicherstellung der Versorgung. Die erfolgt nach wie vor getrennt nach ambulantem und stationärem Bereich.

- Die Förderung der Hausarztversorgung mit eigenen Budgets und anderer Selektivverträge mit niedergelassenen Ärzten geht zu Lasten der KV. Deren Sicherstellungsauftrag ist seit 1955 untrennbar mit der Gesamtvergütung und deren Verteilung auf die Vertragsärzte verbunden. Wird diese Aufgabe eingeschränkt bzw. tendenziell abgeschafft, bedeutet dies automatisch eine entsprechende Schwächung ihres gesetzlichen Sicherstellungsauftrages. Es gibt gute Gründe dafür, das Gesamtvergütungssystem Schritt für Schritt abzuschaffen und durch arztgruppenspezifische Verträge zu ersetzen. Aber dann müssen auch entsprechende Konsequenzen für den Sicherstellungsauftrag gezogen werden. Der müsste im Prinzip als gemeinsame Aufgabe auf die Krankenkassen übergehen, die dafür jedoch insbesondere in den Ländern keine geeigneten Strukturen haben und immer noch auf Basis von Arbeitsgemeinschaften kooperieren.

- Die Zuständigkeit der Länder für die Krankenhausversorgung leitet sich aus deren verfassungsmäßiger Verantwortung für die allgemeine Daseinsvorsorge ab. Als das Grundgesetz vor 60 Jahren entstand, hatten die Krankenhäuser noch die Funktion der „letzten Instanz" im Gesundheitswesen, die auch für die medizinische Grundversorgung da sein musste, wenn sonst niemand zuständig war. Diese Sonderstellung haben sie faktisch schon lange nicht mehr.

Bürstet man diese Aspekte einmal gegen den Strich, bleibt eigentlich nur der Schluss übrig, dass wir einen Sicherstellungsauftrag für die gesamte medizinische Versorgung benötigen. Diese umfassende Aufgabe kann als letztverantwortliche Instanz nur der Staat in Gestalt der Länder und der Kommunen übernehmen. Offenkundig wird dies bei den Problemen, die sich in der medizinischen Versorgung in den ländlichen Regionen nicht nur abzeichnen, sondern in den dünn besiedelten ostdeutschen Flächenstaaten bereits Realität sind. Während es in den Ballungszentren hinreichende ökonomische Anreize für die Errichtung innovativer Versorgungsnetze und Praxisformen gibt, sieht dies auf dem flachen Land ganz anders aus. Vor diesem Hintergrund werden die Länder über kurz oder lang gar nicht umhin können, mehr direkte Verantwortung für die Sicherstellung der gesamten medizinischen Versorgung zu übernehmen. Im politischen Alltag haben sie hier schon heute den „schwarzen Peter" und müssen den Bürgern Rede und Antwort stehen, wenn die medizinische Versorgung nicht funktioniert. Der Hinweis, dass doch die Krankenkassen und die Kassenärztlichen Vereinigungen den gemeinsamen Sicherstellungsauftrag haben und nicht das Land, interessiert die Bürger nicht und ist nicht wirklich entlastend. Die damit zusammenhängenden ordnungspolitischen und verfassungsrechtlichen Fragen sind nicht einfach zu beantworten. Aber sie sind eine Nagelprobe für die Funktionsfähigkeit des Föderalismus und werden gesundheitspolitische Debatte in dem Maß bestimmen, wie die Versorgungsprobleme in ländlichen Regionen wachsen.

Empfohlene Literatur

Bundesregierung (2001): Bericht der Bundesregierung über die Untersuchung zu den Wirkungen des Risikostrukturausgleichs in der gesetzlichen Krankenversicherung. Berlin: Bundestags-Drucksache 14/5681 vom 28.03. 2001

Cassel, D., Ebsen, I. et al (2008): Vertragswettbewerb in der GKV. Möglichkeiten und Grenzen nach der Gesundheitsreform der Großen Koalition. Bonn: WIdO

Göpffarth, D./ Greß, S. et al. (Hrsg.) (2006): Jahrbuch Risikostrukturausgleich 2006: Zehn Jahre Kassenwahlfreiheit, Sankt Augustin: Asgard

Jacobs, K., Klauber, J. und Leinert, J. (Hrsg.) (2006): Fairer Wettbewerb oder Risikoselektion? Analysen zur gesetzlichen und privaten Krankenversicherung. Bonn: WIdO

Reiners, H. (2006): Der Homo oeconomicus im Gesundheitswesen. WZB-Discussion Papers. www.wz-berlin.eu > Publikationen > Discussion papers Schwerpunkt I

Van de Veen, W./ Ellis, R. (2000): Risk Adjustment in Competitive Health Plan Markets. Culyer, A./ Newhouse J. (Hrsg.): Handbook of Health Economics d. 1A. Amsterdam: Elsevier, 755-845

Mythos 10:
Die Krankenversicherungs-Reform aus einem Guss

Vicco von Bülow alias Loriot antwortete dem Spiegel (Nr. 52/2006) auf die Frage nach seinem Lieblingswort: „Zahnersatzzusatzversicherung. Aber eigentlich Gesundheitsreform. Denn Gesundheit soll dabei ja nicht reformiert werden, soweit ich das beurteilen kann." Recht hat er. Das Wort „Gesundheitsreform" muss jedem Menschen mit Sprachempfinden wehtun. Aber die zahlreichen, in der Öffentlichkeit mit diesem Etikett versehenen Krankenversicherungsreformen der letzten 30 Jahre wurden nicht wegen dieser Sprachverwirrung oder ihrer meist grauenhaften Namen kritisiert, sondern wegen ihrer Lücken und unfertigen Problemlösungen. Sie wurden stets mit Kommentaren bedacht wie „Stückwerk", „ohne schlüssiges Konzept" oder „halbherziger Kompromiss". Ebenso regelmäßig wurde die Politik ermahnt, sie müsse endlich einmal eine „richtige" Reform „aus einem Guss" machen, die nicht schon nach ein paar Jahren die nächste Reform nach sich ziehe. Die Forderung nach einer „großen", die Probleme im Gesundheitswesen mit einem Kraftakt auf einmal anpackenden Reform ist ein sicherer Indikator dafür, dass ihre Wortführer entweder keine Ahnung von den komplexen Strukturen dieses Wirtschaftszweiges und den unvermeidlich mit Kompromissen verbundenen Abläufen der Gesundheitspolitik haben, oder sich auf Oppositionsbänken, in Redaktionsbüros oder im Wissenschaftsbetrieb politischer Verantwortungsfreiheit erfreuen können. Oft fallen aber auch beide Eigenschaften in einer Person zusammen.

In diesem Buch wurde mehrfach gezeigt, dass die Politik im Gesundheitswesen den Markt in seiner Funktion als Anpassungsinstrument an sich verändernde Angebots- und Nachfragebedingungen ersetzen bzw. simulieren muss. Der damit verbundene praktische politische Prozess in Form von Gesetzgebungen und Verordnungen wird nicht allein von sachlichen Erfordernissen geprägt, wie etwa die Umstrukturierung eines Betriebes in Folge von Modernisierungen oder neuer Produkte. Da es sich bei GKV-Reformen um politische Eingriffe in die Ressourcenverteilung handelt, treffen auch unterschiedliche wirtschaftliche Interessen sowie Ideologien und (partei-) politische Ziele aufeinander. Daraus entstehen schwierige Gemengelagen mit politischen Kontroversen, die nur über oft quälende Aushandlungsprozesse und für alle Beteiligten schwer erträgliche Kompromisse bewältigt werden können. Diese den beruflichen Alltag von Politikern bestimmenden Vorgänge sind in einer parlamentarischen Demokratie generell unvermeidlich. Man kann sie nur dann prinzipiell kritisieren und sich über die fehlende klare Linie von Reformen beklagen, wenn man insgeheim von einem „wohlwollenden Diktator" träumt, der das Allgemeinwohl verkörpert und immer genau weiß, wo es lang geht – eine ebenso illusionäre wie gefährliche Vorstellung. Den Gedanken, dass es ein „Gemeinwohl als sichtbaren Leitstern der Politik gibt, das stets einfach zu definieren ist und das jedem Menschen mittels rationaler Argumente sichtbar gemacht werden kann", verspottete Joseph Schumpeter, der neben Keynes wohl bedeutendste Ökonom des 20. Jahrhunderts, als die naive Vorstellung einer vordemokratischen Zeit, die „wenig über die Welt eines Eisenwarenhändlers des achtzehnten Jahrhunderts hinaussah." GKV-Reformen sind keine großen Ereignisse mit säkularem Charakter wie etwa die Rentenreform von 1957, sondern Beispiele für den politischen Inkrementalismus von Demokratien. Es sind aufeinander aufbauende und sich auch korrigierende politische Etappen, die in der Regel im zeitlichen Abstand von einer Legislaturperiode des Bundestages erfolgen. Die praktische Kunst der Gesundheitspolitik besteht darin, ausgehend von bestimmten Zielvorstellungen „Reformviren" in die jeweiligen Gesetze zu implantieren, von denen man nicht immer genau weiß, ob, wann oder wie sie wirken. Daher zeichnen sich bei der Verabschiedung einer GKV-Reform meist schon die Konturen der nächsten ab, bei der dann nachjustiert werden kann, aktuell nicht durchsetzbare Schritte auf ein dafür günstigeres politisches Klima treffen oder sich bestimmte Widersprüche so zugespitzt haben, dass die Beharrungskräfte der Reformgegner an Wirkung verlieren. Das ist, wie anhand der GKV-Reformen der letzten 30 Jahre gezeigt werden kann, ein mühseliger, mit Umwegen und schmerzhaften Lerneffekten verbundener Weg, zu dem es aber keine realistische Alternative gibt.

Die GKV-Reform als politische Daueraufgabe

Krankenversicherungsreformen sind nur scheinbar ein Phänomen der letzten 30 Jahre. Es gibt sie seit der Gründung der GKV im „Gesetz betr. Die Krankenversicherung der Arbeiter" vor 125 Jahren, und auch dieses epochale Gesetz hatte Vorläufer. [27] Es erfuhr bereits zwischen 1885 und 1903 elf Novellierungen, die zum einen den Kreis der Versicherten erweiterten, zum anderen erste Ansätze zur Regelung der Beziehungen der Krankenkassen mit den Ärzten, Krankenhäusern und Apothekern einführten. Das waren aber keine spektakulären, die breite Öffentlichkeit wirklich interessierende Angelegenheiten, weil die GKV nur eine Minderheit von Industriearbeitern und Handwerkern in einer immer noch weitgehend agrarischen Gesellschaft betraf. 1885 stellte die Landwirtschaft noch mehr als die Hälfte der Erwerbstätigen. Ein medizinisches Versorgungssystem gab es nur in Ansätzen; die Ausgaben der Krankenkassen machten lediglich 0,24 % des Sozialprodukts aus. Krankenversicherungsreformen wurden erst mit der weiteren Industrialisierung in der ersten Hälfte des 20. Jahrhun-

---

[27] Die gesamte Gesetzgebung zur Krankenversicherung in Deutschland seit Mitte des 19. Jahrhunderts ist auf der Webseite www.forum-gesundheitspolitik.de unter „Meilensteine" aufgelistet.

derts Gegenstand eines größeren öffentlichen Interesses. Am Ende der Weimarer Republik waren 60 % der Bevölkerung gesetzlich krankenversichert. Dieser Anteil stieg nach dem Krieg in der BRD bis Ende der 1970er Jahre auf 90 % und hat sich seitdem auf diesem Niveau gehalten. Bis zu diesem Zeitpunkt beschränkten sich die eher sporadischen Reformen im GKV-System weitgehend auf die Erweiterung des Versichertenkreises sowie die Verkörperschaftung der Kassenärzte in den Kassenärztlichen Vereinigungen. Die Politik der regelmäßigen Reformen begann erst mit dem Krankenversicherungs-Kostendämpfungsgesetz (KVKG) vom 27.6.1977 und verlief bis heute in vier Etappen:

- Die Kostendämpfungsgesetze der sozial-liberalen und der christlich-liberalen Regierungen von Ende der 1970er bis Ende der 1980er Jahre.
- Die Ära Seehofer mit einer wegweisenden Organisationsreform der GKV, aber noch nicht einmal halbherzigen Schritten zu Strukturveränderungen im medizinischen Versorgungssystem.
- Die an die Reform von 1992 anknüpfende rot-grüne Gesundheitspolitik mit kleinen Schritten zur integrierten Versorgung und einem verbesserten Risikostrukturausgleich in der GKV.
- Die großen gesundheitspolitischen Koalitionen der letzten Jahre mit neuen Belastungen der Versicherten einerseits, neuen Strukturen in der Sicherung der Versorgungsqualität, im Kassenwettbewerb sowie in der Finanzierung und Organisation der GKV andererseits.

Die „K-Gesetze": KVKG und GRG

Der mit Leistungs- und Strukturverbesserungen verbundene Ausbau der GKV hatte in der ersten Hälfte der 1970er Jahre zu einem überdurchschnittlichen Wachstum der GKV-Ausgaben und stark steigenden Beitragssätzen geführt (> S.17 ff.). Dieser Entwicklung wollte die damals regierende sozial-liberale Koalition durch eine „einnahmeorientierte Ausgabenpolitik" stoppen. Dieses von Alfred Schmidt, dem damaligen Vorstandsvorsitzenden des AOK-Bundesverbandes, entwickelte Paradigma fordert, dass sich die Entwicklung der Ausgaben der Krankenkassen an der Steigerung des beitragspflichtigen Grundlohns der Versicherten zu orientieren hat. Ein darüber hinaus gehender Anstieg der Ausgaben könne nur hingenommen werden, „soweit er durch Verbesserungen des Versicherungsschutzes, durch Änderungen in der Struktur des Versicherungsrisikos oder durch andere unabweisbare Verhältnisse bedingt ist" (AOK-Bundesverband 1976). Das KVKG und eine Reihe von kleineren in den frühen 1980er Jahren verabschiedeten Gesetzen, die zusammen als „K-Gesetze" bezeichnet wurden, verfolgten das Ziel einer Ausgabenbegrenzung, ohne dabei die Strukturen des GKV-Systems zu verändern. Dafür lieferten sie folgende Instrumente:

- Plafondierung und Budgetierung von Leistungsausgaben im Rahmen der Grundlohnentwicklung,
- Einführung von Wirtschaftlichkeitsprüfungen und verbesserte Leistungstransparenz,
- Ausgrenzung von Leistungen (z. B. Negativliste nicht erstattungsfähiger Arzneimittel),
- Selbstbeteiligung der Patienten an den Behandlungskosten (u. a. Rezeptblattgebühr, Zuzahlungen bei Zahnersatz, verringerte Zuschüsse für Badekuren),
- Erweiterung des beitragspflichtigen Einkommens der Versicherten (Weihnachtsgeld),
- Neuordnung der Finanzierung der Krankenversicherung der Rentner (KVdR): normaler Beitragssatz für Rentner (vorher 17 %, dann 11 %)) und Finanzausgleich zwischen den Kassen.

Bei den Maßnahmen der K-Gesetze handelte es sich vor allem um budgettechnische Operationen, die sich zwei Spitznamen einhandelten: „Rasenmäherprinzip" und „Verschiebebahnhof". Nach dem „Rasenmäherprinzip" werden Ausgaben und Budgets gleichmäßig gekürzt, eingefroren oder in ihren Zuwächsen begrenzt. Mit dem „Verschiebebahnhof" sind Ausgabenverlagerungen innerhalb des Sozialbudgets gemeint (> S. 24 ff.). Der entscheidende Webfehler dieser Politik bestand darin, die für die Ausgabensteigerungen verantwortlichen Strukturen unangetastet zu lassen und die finanziellen Lasten einseitig den GKV-Mitgliedern aufzubürden. Diese Politik ähnelte dem Versuch eines Unternehmers, seinen angeschlagenen Betrieb allein mit Lohnkürzungen und Bilanztricks zu sanieren, anstatt die betrieblichen Abläufe und die eigene Produktpalette auf den Prüfstand zu stellen.

Die 1982 ans Ruder gekommene christlich-liberale Koalition versprach, diese kurzatmige Kostendämpfungspolitik nicht fortzusetzen, sondern eine wirkliche Strukturreform der GKV in Gang zu setzen. Es sollte, wie der zuständige Arbeits- und Sozialminister Blüm ankündigte, eine „Jahrhundertreform" werden. Im Frühjahr 1985 trat er mit einem „10-Punkte-Programm" an die Öffentlichkeit, in dem er feststellte: „Die jetzigen Ausgabenstrukturen haben sich weitgehend zufällig entwickelt. Die bisherige Kostendämpfungspolitik hat daran nichts geändert. Die Aufgabe, medizinische und finanzielle Prioritäten festzulegen, wurde nicht erfüllt. Die Folgen sind teilweise Versorgungsdefizite, denen in anderen Bereichen Überversorgung gegenübersteht." Dieser Anspruch einer umfassenden Reform wurde mit dem im Dezember 1988 verabschiedeten Gesundheitsreformgesetz (GRG) nur formal durch eine Änderung in der Rechtssystematik realisiert. Für die GKV ist ab 1989 nicht mehr die seit 1914 geltende Reichsversicherungsordnung (RVO) die Rechtsgrundlage, sondern das Sozialgesetzbuch V. Aber von substanziellen Änderungen im Gesundheitswesen ist im GRG wenig zu finden. Das ihm vorangestellte und im Grundsatz sinnvolle Motto „Überflüssiges streichen, um Notwendiges zu finanzieren" wurde einseitig zu Lasten der Versicherten umgesetzt, ohne zugleich wirkliche Strukturreformen im Versorgungssystem einzuleiten. Zwar wurde der Leistungskatalog der GKV um die Versorgung von Schwerstpflegebedürftigen ergänzt; daraus wurde dann fünf Jahre später die Pflegestufe III der gesetzlichen Pflegeversicherung. Die dadurch entstehenden Zusatzausgaben der Kassen wurden jedoch in erster Linie nach dem Muster der K-Gesetze gegenfinanziert:

- Kostenabwälzung auf die Versicherten durch erhöhte Zuzahlungen für Zahnersatzleistungen, Arznei- und Heilmittel, Fahrkosten sowie Kuren;
- Streichung des Sterbegeldes sowie
- Verschärfung von Wirtschaftlichkeitsprüfungen.

Mit einer Erweiterung der Negativliste von nicht auf Kosten der Krankenkassen verordnungsfähigen Arzneimitteln scheiterte Blüm. Seine in ihrer Wirkung einer Positivliste [28] gleichkommenden Vorstellungen wurden von der Pharmalobby mit Hilfe des Koalitionspartners FDP sturmreif geschossen und nur in kleinen Teilen umgesetzt. Die einzige von der reinen Kostendämpfungspolitik abweichende und auch langfristig wirkende Neuerung war die Einführung von Festbeträgen für Arzneimittel. Diese werden vom Bundesausschuss der Ärzte und Krankenkassen bzw. später vom Gemeinsamen Bundesausschuss in drei Gruppen aufgeteilt (§ 35 SGB V): Arzneimittel mit

- gleicher Wirkstoffzusammensetzung (Generika),
- pharmakologisch-therapeutisch vergleichbaren Wirkstoffen und
- pharmakologisch-therapeutisch vergleichbarer Wirkung.

Für die in diese Gruppen aufgenommenen Präparate bestimmen die Krankenkassen gemeinsam und einheitlich Festbeträge, die sie erstatten. Wollen Patienten ein diesen Gruppen zugeordnetes Präparat mit einem über dem Festbetrag liegenden Preis haben, müssen sie die jeweilige Differenz zahlen. Diese Regelung wurde in den dem GRG folgenden GKV-Reformen vor allem bezüglich der Ermittlung der Festbetragshöhe modifiziert. 2007 hatten die Festbetragsarzneimittel einen Verordnungsanteil von 72,5 %, was ein Anstieg gegenüber dem Vorjahr von 3,7 Prozentpunkten bedeutete. Zugleich sank der Umsatzanteil dieser Präparate von 47,7 auf 45,2 %. Die Einführung der Festbeträge war im GRG die einzige strukturelle Veränderung im GKV-System. Ansonsten verfehlte das GRG genauso das Ziel einer Senkung oder auch nur Stabilisierung der GKV-Beiträge wie die K-Gesetze. Zwar sank der durchschnittliche Beitragssatz auch als Folge des Abschmelzens von Ankündigungseffekten („Blüm-Bauch", > S. 23) von 12,90 % in 1988 auf 12,20 % in 1991. Er erreichte aber schon im Oktober 1992 mit 13,12 % ein höheres Niveau als vor dem GRG.

---

[28] Die Positivliste definiert die von den Kassen erstatteten Arzneimittel und schließt alle anderen aus.

Die Ära Seehofer: GSG und GKV-Neuordnungsgesetze

Vor dem Hintergrund dieser Entwicklung formulierte der neu ins Amt gekommene Bundesgesundheitsminister Hort Seehofer im Sommer 1992 gemeinsam mit den Gesundheitspolitikern der CDU/CSU und der FDP „Eckpunkte zur Sicherung und Strukturverbesserung in der Krankenversicherung", die fast nur aus Leitungskürzungen und Budgetabsenkungen nach dem Muster der K-Gesetze bestanden. Insgesamt wurden Einsparungen in Höhe von 11,4 Mrd. DM angestrebt, von denen die Leistungserbringer 8,2 Mrd. DM und die Versicherten 3,2 Mrd. DM tragen sollten. Die konkreten Instrumente zu Erreichung dieses Ziels waren vor allem Preissenkungen bei Arzneimitteln, Einführung eines Arzneimittelbudgets für Ärzte mit Malusregelungen bei Überschreitung, Zuzahlungen bei Arzneimitteln von 10 % bzw. maximal 10 DM, eine grundlohnorientierte Budgetierung der kassenärztlichen Gesamtvergütung sowie die Abschaffung des Selbstkostendeckungsprinzips bei den Pflegesätzen der Krankenhäuser. Seehofer konnte diese Maßnahmen aber u. a. wegen der Veränderungen in der Krankenhausfinanzierung nur mit Zustimmung der Länder erreichen, was damals angesichts einer Mehrheit der SPD-regierten Länder im Bundesrat bedeutete, mit der SPD einen Konsens finden zu müssen.

Die SPD hatte ihrerseits zeitgleich Eckpunkte für eine Reform im Gesundheitswesen entwickelt, die sich am Bericht der Enquete-Kommission des Bundestages zur Strukturreform der GKV orientierten. Aus heutiger Sicht lesen sie sich wie ein Masterplan für die nachfolgenden GKV-Reformen:

- Einführung eines bundesweiten medizinischen und ökonomischen Orientierungsrahmens sowie die Einrichtung regionaler Gesundheitskonferenzen: Steht nicht mehr auf der gesundheitspolitischen Agenda.
- Freie Kassenwahl für alle Versicherten mit einem kassenartenübergreifenden Risikostrukturausgleich (RSA): Kam 1993 ins Gesetz, wurde 1994 bzw. 1996 eingeführt und 2007 ausgebaut.
- Versicherungspflicht in der GKV für alle Arbeiter und Angestellten analog zur Rentenversicherung: Heute noch gefordert, aber nicht durchsetzbar.
- Schrittweise Ablösung der dualen Finanzierung der Krankenhäuser durch ein monistisches, allein von den Krankenkassen finanziertes System: Bis heute nicht realisiert, allerdings Ansätze im KHRG von 2008.
- Aufhebung des Selbstkostendeckungsprinzips für Krankenhauspflegesätze und Ablösung der tagesgleichen Pflegesätze durch Fallpauschalen und Sonderentgelte: Erste gesetzliche Schritte zur Einführung von DRGs in der GKV-Reform 2000 mit einer Fortsetzung im GMG von 2003: Bis heute noch nicht voll umgesetzt.
- Einführung einer Positivliste für die von der GKV bezahlten Arzneimittel: Umsetzung 1993 mit dem GSG, Streichung durch das 5. SGB-Änderungsgesetz von 1996. Steht heute nicht mehr auf der gesundheitspolitischen Agenda, weil es andere Instrumente mit zielgenauerem Effekt gibt (u. a. Kosten-Nutzen-Bewertung).

- Preisverhandlungen zwischen Krankenkassen und Arzneimittelherstellern: Schrittweise Einführung durch das Arzneimittelausgaben-Begrenzungsgesetz (AABG) von 2002, das GMG von 2003, das Arzneimittelverordnungs-Wirtschaftlichkeitsgesetz (AVWG) von 2006 und das GKV-WSG von 2007.

Nachdem diese Eckpunkte in Form eines Entschließungsantrags im Gesundheitsausschuss des Bundesrates eine Mehrheit bekommen hatten, machte Bundesgesundheitsminister Seehofer der SPD und den Ländern das Angebot, einen gemeinsamen Gesetzentwurf zu erarbeiten, das umgehend angenommen wurde. Anfang Oktober 1992 traf man sich zu der oben (> S. 200f.) bereits erwähnten Arbeitsklausur in Lahnstein, an die sich eine zweiwöchige Dauersitzung der Fachbeamten des BMG und der Länder anschloss, um die vereinbarten Eckpunkte in einen Gesetzentwurf zu formen. Nach einer außergewöhnlich kurzen Zeit wurden die Beratungen im Gesundheitsausschuss des Bundestages Anfang Dezember 1992 abgeschlossen, so dass das Gesundheitsstrukturgesetz (GSG) am 18.12.1992 abschließend im Bundesrat beraten und am 1.1.1993 in Kraft treten konnte. Von den o. g. Zielen der SPD konnten nur die Einführung der freien Kassenwahl mit einem RSA sowie die Positivliste für Arzneimittel ins Gesetz gebracht werden. Alle die Versorgungsstrukturen betreffenden Punkte wurde ausgeklammert oder in Absichtserklärungen behandelt, so z. B. die Neuordnung der Krankenhausfinanzierung und die Reform der ärztlichen Vergütung. Auf diesem Feld verschärfte man lediglich die mit dem GRG eingeführten Instrumente der Budgetierung, indem z. B. die Gesamtvergütung für die Kassenärzte fest an die Grundlohnentwicklung gekoppelt wurde.

Das GSG war ein politischer Kraftakt, der unter hohem Zeitdruck stand und bei dem alle Beteiligten an den Rand ihrer Kompromissfähigkeit gingen. Es brachte einen grundlegenden Paradigmenwechsel von der berufsständisch gegliederten hin zur wettbewerblich strukturierten GKV mit freier Kassenwahl, der alle weiteren GKV-Reformen prägen sollte. Die Protagonisten dieser Reform, Horst Seehofer und der SPD-Sozialexperte Rudolf Dreßler, wollten den in Lahnstein begonnenen Weg in den nachfolgenden Jahren gemeinsam fortsetzen und die im GSG ausgeklammerten Themen in einer weiteren Reform anpacken. Dabei sollte es vor allem darum gehen, in der medizinischen Versorgung durch neue Preis- und Finanzierungssysteme sowie eine Flexibilisierung des Vertragsrechts die Voraussetzungen für einen das Solidaritätsprinzip wahrenden Wettbewerb im Gesundheitswesen zu schaffen. Dieses Vorhaben scheiterte an der FDP als dem Koalitionspartner der Union, da sie die Interessen ihrer Klientel (Ärzte, Pharmaindustrie, Apotheker) in Gefahr sah. Die FDP hatte sich nach den Wahlen von 1994 im Koalitionsvertrag mit der Union zusichern lassen, dass es einen Vorgang wie in Lahnstein 1992 nicht geben würde, als sich Union und SPD auf ein gemeinsames Konzept zur GKV-Reform einigten.

Seehofer versuchte Zeit zu gewinnen, indem er auf Basis eines Gutachtens des Gesundheits-Sachverständigenrates einen Dialog mit den Vertretern der Kassen und der Leistungserbringer führte, die nach ihrem Tagungsort als „Petersberger Gespräche" bekannt wurden. Zugleich verprellte er aber die SPD mit drei 1995 und 1996 verabschiedeten Gesetzen, in denen wichtige Maßnahmen des GSG ohne weitere Absprachen rückgängig bzw. modifiziert wurden:

- Das 4. SGB-Änderungsgesetz brachte eine rückwirkende Anhebung der Gesamtvergütung für Vertragsärzte, die über den im GSG beschlossenen Rahmen hinausging.

- Das 5. SGB-Änderungsgesetz strich die Positivliste für Arzneimittel aus dem Gesetz. Der damalige Staatssekretär im BMG Baldur Wagner überreichte den geschredderten Entwurf einer Positivliste dem Hauptgeschäftsführer des Bundesverbandes der Pharmazeutischen Industrie (BPI) Hans Rüdiger Vogel als Geburtstagspräsent, was die SPD-Gesundheitspolitiker als eine besondere Demütigung empfanden. Sie hatten schon parteiintern genügend Schwierigkeiten, sich durchzusetzen. Obwohl Rechtsgutachten ergeben hatten, dass dieses Gesetz der Zustimmung des Bundesrates bedurft hätte, verzichteten die SPD-Ministerpräsidenten auf die Anrufung des Vermittlungsausschusses, weil durch die Positivliste einige eher kleinere Betriebe in ihren Ländern womöglich gefährdet gewesen wären.

- Im Rahmen des „Programms für mehr Wachstum und Beschäftigung" der Kohl-Regierung wurde September 1996 im „Beitragsentlastungsgesetz" eine allgemeine Absenkung der GKV-Beitragssätze um 0,4 Prozentpunkte verfügt. Sie sollte durch Leistungskürzungen (höhere Zuzahlungen bei Arzneimitteln, keine Zuschüsse mehr für Brillengestelle, Streichung von Zahnersatz für alle nach 1978 Geborenen), Reduzierung der Krankenhausbudgets sowie, gesundheitspolitisch besonders fragwürdig, den Wegfall der Gesundheitsförderung als GKV-Leistung gegenfinanziert werden.

Diese Gesetze waren als Vorspiel für ein größeres Reformvorhaben gedacht. Die Koalitionsfraktionen der CDU/CSU und der FDP brachten im Januar 1996 ein „GKV-Weiterentwicklungsgesetz" (GKV-WG) in den Bundestag ein, wo es auch im Mai 1996 verabschiedet wurde. Es wurde ergänzt durch das Krankenhausneuordnungsgesetz (KHNG), das u. a. eine landesweite Gesamtvergütung und erweiterte Möglichkeiten der ambulanten Behandlung im Krankenhaus vorsah. Hinzu kamen noch zwei weitere SGB-Änderungsgesetze, die u. a. erweiterte Modellversuche in der ambulanten Versorgung vorsahen. Das gesamte Gesetzespaket bedurfte der Zustimmung des Bundesrates, wo es im Vermittlungsausschuss am 29.8.1996 scheiterte. Die SPD hatte ihrerseits im Januar 1996 den Entwurf eines „Gesetzes zur Weiterentwicklung der Sicherung und Strukturverbesserung der gesetzlichen Krankenversicherung Gesundheitsstrukturgesetzes (GSWG)" erarbeitet, der im April 1997 zu einem „2. Gesundheitsstrukturgesetz – GSG II" mit folgenden Schwerpunkten ausgebaut wurde:

- Einführung einer globalen Begrenzung der Krankenkassenausgaben an Stelle der sektoralen Budgets (Globalbudget),

- Organisationsreform der ärztlichen Selbstverwaltung analog zu Reform der GKV-Selbstverwaltung von 1992 (hauptamtlicher Vorstand, ehrenamtlicher Verwaltungsrat an Stelle der Vertreterversammlung),
- Stärkung der hausärztlichen Versorgung und Förderung kooperativer Praxisformen,
- Flexible Arbeitsteilung von Vertragsärzten und Krankenhäusern,
- Neuordnung des Arzneimittelmarktes (Positivliste, Sicherung des Festbetragssystems) und Korrektur der Zuzahlungen bei Arzneimittelverordnungen,
- Neuordnung der Krankenhausfinanzierung (transparente Entgeltsysteme, schrittweiser Übergang zur monistischen Finanzierung).

Auch dieser Gesetzentwurf hatte keine Chance auf eine politische Mehrheit. Daraufhin brachte die schwarz-gelbe Koalition zwei neue Gesetze in den Bundestag ein, die GKV-Neuordnungsgesetzte (NOG) Nr. 1 und 2, die rechtlich so konzipiert wurden, dass sie im Frühjahr bzw. Sommer 1997 auch gegen das Votum des Bundesrates durchgesetzt werden konnten. Das 1. NOG sah im Wesentlichen eine Koppelung von Beitragssatzanhebungen mit höheren Zuzahlungen und zugleich deutlich verkürzten Kündigungs- bzw. Wechselfristen für die Versicherten vor. Im 2. NOG wurden sehr vorsichtige Ansätze zur Modernisierung der Versorgungsstrukturen realisiert. Die Krankenkassen können seither mit den Kassenärztlichen Vereinigungen „Strukturverträge" schließen (§ 73 a SGB V), in denen mit Hausärzten oder Praxisnetzen von Haus- uns Fachärzten Versorgungsverträge für die Versicherten einer Kasse geschlossen werden können. Verschiedene Fachleute wollten darin Züge eines Paradigmenwechsels erkennen. Das stimmt nur insofern, als die Strukturverträge erstmals Abweichungen vom traditionellen System der Einzel- bzw. Gruppenpraxis erlaubten, das 1990 im Einigungsvertrag noch einmal als die Regelversorgungsform festgezurrt worden war. Aber nach wie vor konnten diese Verträge nur mit Zustimmung der KV abgeschlossen werden. Deshalb wurde diese Möglichkeiten kaum genutzt, so dass im Prinzip alles beim Alten blieb. Es sollte noch weitere sechs Jahre dauern, bis die monopolistischen Strukturen des KV-Systems zumindest ansatzweise aufgebrochen wurden.

Rot-grüne Gesundheitspolitik: GKV-Reform 2000

Die hektische und kurzatmige Gesundheitspolitik in den beiden letzten Jahren der Kohl-Regierung trug, wie auch führende Unionspolitiker in Interviews einräumten, mit zur Wahlniederlage der Union im Herbst 1998 bei. Zu einseitig waren die Belastungen den Versicherten aufgebürdet worden, zu wenig hatte man sich um eine wirkliche Strukturreform bemüht. Die neue rot-grüne Koalition hatte also gute Startvoraussetzungen für eine neue Gesundheitspolitik, zumal es programmatisch zwischen den Grünen und der SPD keine substanziellen Unterschiede gab. Auch konnte man

mit dem GSG II-Entwurf von 1997 auf ein nur zu aktualisierendes Konzept zurück-
greifen. Zunächst wollte man das Wahlversprechen erfüllen, die Leistungskürzungen
aus den letzten Jahren der gelb-schwarzen Koalition wieder rückgängig zu machen.
Das bis Ende 1998 hastig erstellte GKV-Solidaritätsstärkungsgesetz (GKVSolG)
machte Zahnersatz wieder zur Sachleistung für alle Versicherten, reduzierte die Zuzahlungen für Arzneimittel und schaffte Elemente der PKV wie Kostenerstattung
oder Beitragsrückgewähr wieder ab. Außerdem hatte das GKVSolG den Charakter
eines Vorschaltgesetzes. Um Ankündigungseffekte wie den „Blüm-Bauch" beim
GRG zu vermeiden, wurden die Ausgaben in fast allen Leistungsbereichen befristet
eingefroren.

Die Gespräche über das nun mehr folgende, Ende 1999 verabschiedete GKV-
Gesundheitsreformgesetz 2000 verliefen in einer für eine Koalition ungewöhnlich
frostigen Atmosphäre, was vor allem mit der Enttäuschung von Rudolf Dreßler zu-
sammenhing, dass nicht er, sondern Andrea Fischer von den Grünen das BMG übernommen hatte. Manchmal hatte man den Eindruck, dass nicht Koalitionspartner
etwas gemeinsam erreichen wollten, sondern dass Regierung und Opposition ver-
suchten, sich über einen Kompromiss zu verständigen. Die Umsetzung einer rot-
günen gesundheitspolitischen Programmatik in die Praxis stieß zudem auf das Problem, dass die Mehrheitsverhältnisse im Bundesrat zu Gunsten der Union kippten und
daher wichtige Reformschritte, z. B. in der Krankenhausversorgung, nicht mehrheits-
fähig waren. Ende 1999 konnte nach diversen Pannen, die auch heute noch unter
Insidern Stoff für Anekdoten sind, endlich das Gesetz den Bundestag und den Bundesrat passieren. Es brachte vor allem folgende Neuerungen:

- Bonus für Versicherte, die Fachärzte nur auf Überweisung eines bestimmten
  Hausarztes aufsuchen sowie Gliederung der vertragsärztlichen Vergütung (EBM,
  HVM) in einen haus- und fachärztlichen Bereich.
- Verpflichtung der Krankenkassen zur flächendeckenden zahnärztlichen Grup-
  penprophylaxe für Kinder und Jugendliche bis zum 16. Lebensjahr.
- Wiedereinführung einer Positivliste für Arzneimittel, die von einem zu errich-
  tenden Institut für Arzneimittelverordnungen erstellt werden soll.
- Kollektivhaftung der KVen bei Überschreitung des Arznei-, Heil- und Hilfsmit-
  telbudgets um mehr als fünf Prozent.
- Einführung eines pauschalierten Entgeltsystems für Krankenhäuser (DRGs) ab
  2003; die auf Bundesebene festgelegten Punktwerte können regional differenziert werden.
- Die Verbände der Krankenkassen, die KBV und die DKG vereinbaren ein Katalog ambulant durchführbarer Operationen mit einer einheitlichen Vergütung für
  Krankenhäuser und Vertragsärzte.
- Die Kassen können integrierte Versorgungsverträge mit einzelnen Ärzten, Krankenhäusern und anderen Leistungserbringern schließen (140 a-d SGB V) bei
  freiwilliger Teilnahme der Versicherten. Die Vergütungen können in Form kom-
  binierter Budgets verschiedener Leistungserbringer gezahlt werden. In einer
  bundesweiten Rahmenvereinbarung sollen Vorgaben festgelegt werden zur Qua-

litätssicherung, zur Teilnahme von Ärzten sowie zur Festlegung von Mindest-
und Höchstzahlen.

- Die im 1. NOG gestrichenen Leistungen zur Gesundheitsförderung werden großenteils wieder eingeführt. Ferner sollen die Kassen Einrichtungen zur Patien-
ten- und Verbraucherberatung unterstützen.

- Ab 2001 wird schrittweise bis 2007 der gesamtdeutsche RSA eingeführt. Dessen
Umsetzung wurde gekoppelt mit einer generellen Reform dieses Finanzaus-
gleichssystems mit dem Ziel, die bisherigen Ausgleichsfaktoren Alter und Geschlecht durch Morbiditätsfaktoren zu ergänzen.

Das wohl wichtigste Reformgesetz der rot-grünen Koalition war die 2001 beschlossene Reform des Risikostrukturausgleichs mit folgenden Neuerungen:

- Die Beitragsbedarfe der Kassen werden ab 2007 nicht mehr nur auf Grundlage
des Alters und Geschlechts ihrer Versicherten bestimmt, sondern müssen auch
direkte Morbiditätsmerkmale berücksichtigen.

- Aufwändige Leistungsfälle (Behandlungskosten von mehr als 40.000 DM bzw.
20.450 Euro) werden zu 60 % aus einem Risikopool finanziert.

- Strukturierte Behandlungsprogramme für chronische Krankheiten werden im
RSA berücksichtigt.

Mit dieser Reform sollten die trotz des RSA noch vorhandenen Wettbewerbsverzer-
rungen beseitigen, die zu Lasten der Kassen mit vielen chronisch Kranken gingen.
Da ihre Umsetzung an Rechtsverordnungen gebunden war, die der Zustimmung des
Bundesrates bedurften, wurde sie dort vor allem auf Betreiben der Länder Baden-
Württemberg und Bayern blockiert, die sogar beim Bundesverfassungsgericht eine
Klage gegen die RSA-Reform einreichten, die jedoch in Bausch und Bogen abge-
schmettert wurde (> S. 202). Der M-RSA wurde erst mit der GKV-Reform 2007 und
der damit verbundenen Einführung des Gesundheitsfonds ab 2009 praktisch wirk-
sam.

Große Koalitionen: GMG und GKV-WSG

Das 2003 verabschiedete „Gesundheits-Modernisierungsgesetz (GMG)" war in die
auf die Senkung der Lohnnebenkosten fixierte Agenda 2010 der rot-grünen Koalition
eingebunden. Diese hatte mit ihrem Nebeneinander von Strukturveränderungen bzw.
Verwaltungsmodernisierung und Sozialabbau einen zwiespältigen Charakter. In
seiner Rede zur Agenda 2010 kündigte Bundeskanzler Schröder im März 2003 an,
den durchschnittlichen GKV-Beitrag von 14,4 auf unter 13 % senken zu wollen. Die
von ihm in dieser Rede favorisierten Instrumente zur Erreichung dieses Ziels waren
u. a. eine nur von den Versicherten zu tragende Krankengeldversicherung sowie
Zuzahlungen bei Arztbesuchen. Zuvor hatte die rot-grüne Koalition schon mit dem
am 1.1.2003 in Kraft getreten Beitragssatzsicherungsgesetz Einsparungen von 2,8

Mrd. Euro veranlasst, u. a. durch Rabattverpflichtungen für Apotheken, Arzneimittelgroßhändler und Pharmaunternehmen sowie durch Preissenkungen und Nullrunden zu Lasten der Ärzte und Krankenhäuser. Im Mai 2003 legte die Bundesgesundheitsministerin den Entwurf eines „Gesundheitssystemmodernisierungsgesetzes" vor, der neben erhöhten Zuzahlungen für Arzneimittel und Krankenhausbehandlungen auch Veränderungen in den Versorgungsstrukturen enthielt. Dazu gehörten die Zulassung von Gesundheitszentren mit angestellten Ärzten, die Übertragung des Sicherstellungsauftrages in der ambulanten Versorgung auf die Krankenkassen, die Beschränkung der Gesamtvergütung auf Hausärzte sowie die Zulassung von Gesundheitszentren. Diese Vorhaben waren ohne Zustimmung des Bundesrates nicht erreichbar, in dem die von der Union regierten Länder mittlerweile die Mehrheit hatten. Es bedurfte einer großen Sachkoalition wie schon 1992 beim GSG, wenngleich mit umgekehrten parteipolitischen Vorzeichen.

Nachdem sich CDU und CSU Mitte Juni 2003 nach wochenlangem Streit auf ein gemeinsames Konzept zur GKV-Reform geeinigt hatten, akzeptierte die CDU-Vorsitzende Angela Merkel das Angebot der SPD, ein gemeinsames Gesetz auf den Weg zu bringen. Nach einem mehr als zweiwöchigen Verhandlungsmarathon einigten die Regierungskoalition und die Unionsparteien auf gemeinsame Eckpunkte mit folgenden Schwerpunkten:

- Einführung einer generellen Selbstbeteiligung der Patienten von 10 %, maximal 10 Euro. Bei Arztbesuchen wird eine Praxisgebühr von 10 Euro pro Quartal fällig. Dieser Betrag muss beim ersten Arztbesuch in einem Quartal entrichtet werden und muss auch gezahlt werden, wenn ein Facharzt ohne vorherige Überweisung aufgesucht wird.
- Alle Versicherten können die Kostenerstattung wählen. Außerdem können Kassen freiwillig Versicherten einen Tarif mit Beitragsrückgewähr oder Selbstbehalten mit Beitragsminderung anbieten.
- Die Krankenkassen können mit privaten Krankenversicherungen Verträge über Zusatzversicherungen für ihre Versicherten abschließen.
- Die zuvor nur für die Leistungen in der kassen- bzw. kassenzahnärztliche Versorgung zuständigen Bundesausschüsse der Ärzte bzw. Zahnärzte und Krankenkassen werden zum Gemeinsamen Bundesausschuss (G-BA) zusammengelegt, der auch für die stationäre Versorgung zuständig wird.
- Es wird ein Institut für Qualität und Wirtschaftlichkeit im Gesundheitswesen (IQWIG) gegründet, das den G-BA bei seinen Entscheidungen wissenschaftlich berät. Es soll u. a. Nutzenbewertungen für Arzneimittel durchführen, die als Entscheidungsgrundlage für die Arzneimittelrichtlinien dienen.
- In Arztpraxen wird ein internes Qualitätsmanagement eingeführt. Die KVen sollen die Fortbildungsverpflichtungen ihrer Mitglieder überprüfen.
- Das vertragsärztliche Vergütungssystem wird weiterentwickelt hin zu einer morbiditätsorientierten Honorierung und entsprechenden Regelleistungsvolumina der Arztpraxen.

- Die Krankenkassen sollen ihren Versicherten flächendeckend hausarztzentrierte Versorgungsformen anbieten.
- Es werden Medizinische Versorgungszentren (MVZ) zugelassen, in denen ärztliche und nichtärztliche Heilberufe zusammenarbeiten. Sie können Ärzte anstellen. Außerdem wird die Teilöffnung der Krankenhäuser für hoch spezialisierte Leistungen auf eine gesetzliche Grundlage gestellt (§116 b SGB V).
- Die Arzneimittelpreisverordnung wird grundlegend neu gestaltet. An die Stelle von prozentualen Zuschlägen auf den Einkaufspreis für die Apotheken treten ein fester Betrag von 8,10 Euro pro Präparat und ein Zuschlag von 3 %.
- Der Versandhandel mit Arzneimittel erhält eine neue gesetzliche Grundlage. Die Krankenkassen können im Rahmen von Ausschreibungen die Höhe der Kassenrabatte abweichend von der Arzneimittelpreisverordnung vereinbaren.
- Es wird eine elektronische Gesundheitskarte für alle Versichert eingeführt, in der die wichtigsten Patientendaten gespeichert sind. Starttermin war ursprünglich 2006; man ist aber heute immer noch nicht so weit, dieses datentechnisch aufwändige Instrument flächendeckend einsetzen zu können.

Das GMG enthielt noch eine Reihe anderer Maßnahmen zum Leistungsrecht und zu den Organisationsstrukturen im Gesundheitswesen, die hier im Detail nicht aufgeführt werden müssen. Im Ergebnis hatte das GMG vier Schwerpunkte, die auch den Kompromisscharakter dieses Gesetzes verdeutlichen:
- Belastungen der Versicherten durch erhöhte Zuzahlungen und einen nur von ihnen zu tragenden Sonderbeitrag für Zahnersatzleistungen und Krankengeld,
- Vorsichtige Modernisierung der Versorgungsformen (hausärztliche Versorgung, MVZ),
- Reform der ärztlichen Vergütung (morbiditätsorientierte Regelleistungsvolumina) sowie
- Institutionalisierung der Qualitätssicherung durch den Gemeinsamen Bundesausschuss.

Die SPD und die Grünen trugen die unpopulären und ökonomisch wirkungslosen Leistungseinschränkungen für die Versicherten mit, zumal Bundeskanzler Schröder mit seiner Agenda 2010-Rede dafür eine Vorlage geliefert hatte (> S. 229 f.). Sie konnten dadurch im Gegenzug ihre Vorstellungen zur integrierten medizinischen Versorgung und zur Qualitätssicherung zwar nicht voll, aber doch in wichtigen Punkten durchsetzen. Vor allem der Ausbau des früheren, nur die kassenärztliche Versorgung betreffenden Bundesausschusses Ärzte und Krankenkassen zum auch die stationäre Versorgung einbeziehenden Gemeinsamen Bundesausschuss (G-BA) war ein in der Öffentlichkeit unterschätzter Schritt zu einer nachhaltigen Qualitätssicherung. Mittlerweile haben sich die dem G-BA zugeordneten Institute IQQIG und das für die Weiterentwicklung der Vergütungen im Krankenhaus zuständige INEK zu international anerkannten Einrichtungen entwickelt, deren Arbeitsergebnisse nicht nur in Deutschland mit großem Interesse verfolgt werden. Diese nur in der Fachwelt gewürdigten Reformen traten in der Öffentlichkeit hinter den erhöhten Zuzahlungen, insbesondere der Einführung einer Praxisgebühr, zurück. Einige der Inhalte des GMG, vor allem die Bestimmungen zur Vergütungsreform für Ärzte, aber auch die Förderung der integrierten Versorgung konnten nicht oder nicht fristgerecht umgesetzt werden und wurden im Rahmen der GKV-Reform 2006/2007 erneut Gegenstand der Gesetzgebung.

Die jüngste GKV-Reform, das GKV-WSG von 2007, wurde geprägt von dem Streit über den Gesundheitsfonds, der die anderen in diesem Gesetz enthaltenen Reformen überschattete. Das Gesetz hatte zudem zwei Vorläufer, in denen Fragen der Arzneimittelversorgung und des Vertragsarztrechts angepackt wurden: Das Gesetz zur Verbesserung der Wirtschaftlichkeit in der Arzneimittelversorgung (AVWG) vom 17. Februar 2006 sowie das Gesetz zur Änderung des Vertragsarztrechts und anderer Gesetze (VÄndG) vom 22. Dezember 2006. Das AVWG brachte kurzfristig wirkende Kostendämpfungsmaßnahmen in der Arzneimittelversorgung. Auch das VÄndG hatte eher den Charakter eines Vorschaltgesetzes als den einer wirklichen Reform. Es enthielt vor allem Flexibilisierungen des Vertragsarztrechts mit folgenden Maßnahmen:

- Ausweitung von Möglichkeiten, Ärzte in Vertragsarztpraxen anzustellen.
- Möglichkeit von Teilzulassungen, d.h. die Zulassung als Vertragsarzt ist nicht mehr an eine Vollzeit-Tätigkeit gebunden. Außerdem wird die Einrichtung von Zweigpraxen erleichtert.
- Ermöglichung einer gleichzeitigen Tätigkeit als niedergelassener Arzt und in einem Krankenhaus.
- Aufhebung der 1993 eingeführten Altersgrenze mit 68 Jahren und der Grenze für eine Erstzulassung mit 55 Jahren.
- Aufhebung der Vergütungsabschläge in den neuen Ländern.

Sowohl für die Arzneimittelversorgung als auch für die ärztliche Vergütung erfolgte die eigentliche Reform erst mit dem GKV-WSG. Dieses enthält folgende Schwerpunkte, die in diesem Buch behandelt wurden und hier nur aufgezählt werden müssen:

- Bildung eines Gesundheitsfonds mit einem hundertprozentigen Einkommensausgleich unter den Kassen und einem morbiditätsorientierten RSA sowie einen allgemeinen Beitragssatz (> S. 142 und 201 ff.).
- Übertragung der Aufgaben der traditionellen Spitzenverbände der Krankenkassen auf einen GKV-Spitzenverband (> S. 183 ff.)
- Allgemeine Versicherungspflicht und Einführung eines den GKV-Leistungen entsprechenden Basistarifs in der PKV (> S. 129 ff.).
- Reform der vertragsärztlichen Vergütung mit festen Preisen und einer Übertragung des Morbiditätsrisikos allein auf die Krankenkassen (> S. 171 ff.).
- Flexibilisierung des Vertragsrechts insbesondere in der hausärztlichen Versorgung, der Integrationsversorgung und im Arzneimittelmarkt (> S. 210 ff.).

Alles in allem ist das GKV-WSG die seit dem GSG von 1992 wohl wichtigste GKV-Reform. Sie bringt grundlegende Veränderungen der GKV-Finanzierung, der Organisation der Krankenkassen und des Vertragswettbewerbs in der GKV, deren genaue Auswirkungen sich erst in den nächsten Jahren abzeichnen werden. Wichtige Teile dieser Reform - der Gesundheitsfonds mit einem zielgenaueren RSA, der PKV-Basistarif und die neue Vergütung für Vertragsärzte - werden erst 2009 umgesetzt. Man wird daher abwarten müssen, wie die mit diesem Gesetz in das GKV- und auch in das PKV-System implantierten „Reformviren" wirken werden. In diesem Sinn geht jede GKV-Reform bereits mit ihrer Nachfolgerin schwanger. Wie dieses Kind dann aussehen wird, lässt sich nicht genau vorhersagen, weil sich GKV-Reformen nicht nur um Sachfragen drehen, sondern auch von politischen Rahmenbedingungen jenseits des Gesundheitswesens abhängen.

Der Ablauf von Reformen im Gesundheitswesen

Die GKV-Reformen haben eine bestimmte Dramaturgie, die sich aus dem formalen Gesetzgebungsverfahren ergibt, aber auch von partei- und machtpolitischen Auseinandersetzungen bestimmt wird. Das Beherrschen dieser beiden in der Praxis nicht voneinander zu trennenden Handlungsebenen gehört zum politischen Handwerk, nicht nur in der Gesundheitspolitik. Während das gesetzgeberische Procedere an die von der Verfassung und den Geschäftsordnungen des Bundestages und des Bundesrates vorgegebenen Rechtsnormen gebunden ist, folgen die damit verbundenen politischen Kontroversen ganz anderen Regeln und Ritualen. Die Bürger bekommen von diesem komplexen Geschäft wenig mit, weil die Medien über Reformprojekte meist erst dann breiter berichten, wenn diese sich in einem relativ fortgeschrittenen Stadium befinden. Auch gibt es nur sehr wenige politikwissenschaftliche Untersuchungen über das mit GKV-Reformen verbundene Geflecht von rechtlichen bzw. politischen Zuständigkeiten, parteipolitischen Grabenkämpfen, Kampagnen von Interessenverbänden und Berichten in den Medien. Nachfolgend werden die beruflichen Erfahrungen eines Ministerialbeamten geschildert, der auf der Seite der Länder seit 20 Jahren in den Ablauf aller GKV-Reformen eingebunden war.

Die Dramaturgie von GKV-Reformen hat mehrere Akte. Es beginnt mit der Erarbeitung inhaltlicher Vorgaben in Form von Eckpunkten, die in erste Arbeitsentwürfe eines Gesetzes umgesetzt werden. Daraus entstehen Referentenentwürfe des Bundesgesundheitsministeriums für die parlamentarischen Auseinandersetzungen, aus denen Kabinetts- bzw. Fraktionsentwürfe hervorgehen, die in ein vom Bundestag verabschiedetes Gesetz münden. Danach landet der Gesetzentwurf im Bundesrat, wo er es ggf. bis in den Vermittlungsausschuss bringen kann. Dieser Prozess von der internen Diskussion und Konzeptentwicklung bis zum Abdruck im Bundesgesetzblatt kann sich, wie 2006/2007 beim GKV-WSG, über fast ein Jahr hinziehen. Ein solch langwieriger Ablauf sollte möglichst vermieden werden, da mit der Dauer des Gesetzgebungsverfahrens die Chancen der Interessenverbände wachsen, ihre Anliegen durchzusetzen und bestimmte Reformen zu torpedieren. Auch wird durch lange interne Auseinandersetzungen der Eindruck in der Öffentlichkeit erweckt, die Bundesregierung sei heillos zerstritten und wisse mal wieder nicht, was sie wolle. Das war beim GKV-WSG besonders gut zu beobachten. Wie man es zügiger machen kann, haben Horst Seehofer und Rudolf Dreßler 1992 gezeigt, als sie das GSG binnen drei Monaten durchpeitschten. Jeder Akt dieses Gesetzgebungsdramas hat unterschiedliche Akteure und eine Dauerbesetzung: die Mitarbeitern des Bundesgesundheitsministeriums als den Gesetzesmachern. Sie haben nicht nur Fachkompetenz in den verschiedenen Teilbereichen der Gesundheitspolitik, sondern müssen auch das juristische Handwerk des Formulierens und Zusammenstellens von Gesetzen beherrschen, einer sehr schwierigen Aufgabe für Spezialisten. Gesundheitsminister(innen) sind von der Qualität ihrer Arbeit abhängig, woraus sich ein eigenes Selbstbewusstsein entwickelt hat. Bei der GKV-Reform 2006/2007 war dieser Status von Fachbeamten als einer Prätorianergarde der Hausspitze des BMG besonders ausgeprägt, wie externe Beobachter konstatierten.

Den Auftakt für eine GKV-Reform bilden Koalitionsvereinbarungen und Regierungserklärungen. Ausgehend von den vorangegangenen Reformen werden zwischen den Regierungsparteien in zumeist sehr allgemein gehaltenen Sätzen die Schwerpunkte der beabsichtigen GKV-Reform festgelegt. Dabei spielen ggf. auch die im Wahlkampf gemachten Versprechungen eine Rolle, wie z. B. die Rücknahme von in der Ära Seehofer verfügten Selbstbeteiligungen durch die rot-grüne Koalition nach ihrem Wahlsieg 1998. Diese Vereinbarungen haben eher den Charakter einer Zusammenstellung von Überschriften als den von genauen Vorgaben für ein Gesetz. Da ist meist nur die Rede von „mehr Vertragswettbewerb", „Förderung der Eigenverantwortung der Versicherten", „Schaffung leistungsgerechter Vergütungen", „Stärkung der hausärztlichen Versorgung" oder dem „Ausbau der integrierten Versorgung", ohne dass damit konkret etwas über die hinter diesen Schlagworten stehenden Maßnahmen ausgesagt wird. Wichtiger sind die „To do"-Listen, die die Ministerialbeamten des Bundes bzw. der Länder und die Fraktionsmitarbeiter der Regierungsparteien vor dem Hintergrund der letzten Reform in ihren PCs gespeichert haben. Je nachdem, ob eine neue Regierung gebildet wurde mit einem entsprechenden Wechsel an der Spitze des BMG, oder ob in derselben politischen und personellen Konstellation weiter gearbeitet werden kann, können dann diese Themen in die Diskussion gebracht werden. Es folgen Arbeitsklausuren und Abstimmungen, bis erste Eckpunkte der geplanten Reform zunächst in die interne Diskussion der Partei gebracht werden, die die Leitung des BMG stellt. Anschließend folgen Gespräche mit den Gesundheitspolitikern der Koalitionsparteien. Es kann aber auch sein, dass von vornherein eine Koalitionsarbeitsgruppe die geplanten Inhalte der GKV-Reform skizziert. Die Beamten des BMG machen sich anschließend daran, die vereinbarten Eckpunkte in erste Arbeitsentwürfe des Gesetzes zu kleiden, die aber noch, so gut das in der geschwätzigen Politik geht, nicht an die Öffentlichkeit gehen.

Wie es dann weitergeht, hängt von den Inhalten der geplanten Reform, der partei-politischen Zusammensetzung der Koalition und den Mehrheitsverhältnissen im Bundesrat ab. Nur scheinbar problemlos ist der weitere Gang des Verfahrens, wenn das Gesetz nicht der Zustimmung des Bundesrates bedarf, weil keine Länderzustän-digkeiten betroffen sind. Dann können zwar die Regierungsparteien ihre Vorstellun-gen einfacher durchsetzen und die Arbeit schneller beenden, als wenn sie sich auch noch mit den Ländern verständigen müssen. Aber auch die Einbindung und Sicher-stellung der Loyalität der eigenen Abgeordneten ist bei GKV-Reformen alles andere als einfach. Je knapper die Mehrheit einer Regierung für das Gesetzesvorhaben ist, umso anfälliger wird sie für interessengebundene Manöver und Abweichler in den eigenen Reihen. So wäre das von Norbert Blüm 1988 eingebrachte Gesundheits-Reformgesetz (GRG) fast in letzter Minute an einer bizarren Koalition aus Pharma-lobbyisten, christlichen Arbeitnehmern und katholischen Fundamentalisten geschei-tert. Ausgangspunkt war die mit dem GRG verbundene Überführung des die GKV betreffenden Teils der RVO in das SGB V. Die Zustimmung zu diesem Gesetz war damit gleichbedeutend mit einer erneuten Befürwortung des gesamten Leistungs-rechts der GKV. Das lehnten katholische Abgeordnete aus der CDU/CSU-Fraktion ab, da sie dann den damals im § 200 f RVO festgelegten Leistungen beim Schwan-gerschaftsabbruch indirekt zugestimmt hätten. Ohne ihre Stimmen war aber das GRG gefährdet, da auch andere Abgeordnete der Regierungsparteien, die der Pharmain-dustrie oder den Gewerkschaften nahe standen, das Gesetz ablehnten. Blüm löste das Problem, indem Leistungen der GKV beim Schwangerschaftsabbruch nicht in das SGB V übertragen, sondern in der RVO belassen wurden.

Wirkliche Strukturreformen sind im Gesundheitswesen kaum ohne breite Mehrhei-ten und die Zustimmung der Länder durchzusetzen. Es gilt die Faustregel, dass zwar Veränderungen im Leistungsrecht auch gegen das Votum des Bundesrates mit der sog. Kanzlermehrheit (absolute Mehrheit der Sitze im Bundestag) durchgesetzt wer-den können, während Reformen in der Versorgungsstruktur zumeist der Zustimmung des Bundesrates bedürfen. Die Länder haben im Bundesrat ein nach ihrer Einwoh-nerzahl unterschiedliches Stimmengewicht. Nordrhein-Westfalen, Bayern, Baden-Württemberg und Niedersachsen haben je 6 Stimmen, Hessen hat 5, die Länder Sachsen, Rheinland-Pfalz, Berlin, Brandenburg. Sachsen-Anhalt, Thüringen und Schleswig-Holstein haben je 4, Mecklenburg-Vorpommern, Hamburg, das Saarland und Bremen je 3 Stimmen. Um die absolute Mehrheit im Bundesrat zu erhalten, sind 35 Stimmen erforderlich, wobei Enthaltungen wie Ablehnung wirken. Es empfiehlt sich daher meistens, die Länder in die weiteren Beratungen über das Reformgesetz einzubeziehen. Sind die parteipolitischen Mehrheiten im Bundestag und im Bundes-rat identisch, werden nur die Länder mit einer von der SPD oder der Union geführten Regierung beteiligt. Das aber war in der Geschichte der Bundesrepublik Deutschland immer nur vorübergehend oder bei den großen Koalitionen von 1966 bis 1969 und seit 2005 der Fall. Daher besteht in der Gesundheitspolitik ein gewisser politischer Druck zur Bildung großer (Sach-) Koalitionen, aus dem die wichtigsten Strukturre-formen im Gesundheitswesen der letzten 20 Jahre hervorgingen: das GSG von 1992, das GMG von 2003 und das GKV-WSG von 2007. Hinzu kommt, dass auch bei parteipolitischer Identität von Bundes- und Landesregierungen die Länder ihre eigenen Interessen haben, vor allem in Fragen der stationären Versorgung.

Die Einbindung der jeweiligen Oppositionspartei wird vorab in vertraulichen Gesprächen im kleinen Kreis besprochen, in denen geklärt wird, ob man sich prinzipiell eine Zusammenarbeit vorstellen kann und welche Bedingungen daran geknüpft werden. Verlaufen diese im Politikerjargon „Nicht-Gespräche" genannten Sondierungen erfolgreich, werden offizielle Verhandlungsangebote gemacht. Im Anschluss daran trifft sich eine Runde von Gesundheitspolitikern aus den Bundestagsfraktionen und den Ländern, um die Eckpunkte der geplanten Reform festzulegen. Das sind in der Regel sehr mühselige, mit langen Nachtsitzungen verbundene Verhandlungen, die unter Zeitdruck am besten funktionieren. Sie haben mit ihrem Ermüdungstaktiken, Bluffs und gezielten Auszeiten für getrennte Gespräche der Verhandlungsführer Ähnlichkeiten mit Tarifverhandlungen. Es werden auch schon mal Forderungen präsentiert, die man intern schon längst zu den Akten gelegt hatte, um der anderen Seite Zugeständnisse in anderen Punkten abzuringen, wenn man auf sie verzichtet. Die Ergebnisse dieser Arbeitsgruppe werden zwischendurch immer mit den jeweiligen Partei- bzw. Fraktionsspitzen abgestimmt, bis dann nach ein paar Wochen oder auch, wie bei der GKV-Reform 2007, nach Monaten der Öffentlichkeit eine Liste der beabsichtigten Reformmaßnahmen präsentiert wird. Damit sind aber noch lange nicht alle Fragen und Streitpunkte geklärt. Die werden oft erst dann wirklich sichtbar, wenn die Eckpunkte von den Ministerialbeamten in einen ersten Gesetzentwurf umgesetzt worden sind. Der wird von der Koalitions- bzw. Bund-Länder-AG genau unter die Lupe genommen und in mehreren Schritten bearbeitet. Diese Arbeitsentwürfe sollten zwar vertraulich behandelt werden, werden aber doch schon mal Journalisten und Lobbyisten zugespielt, um in bestimmten Streitpunkten Druck auf die jeweils andere Seite auszuüben. Gelegentlich werden Kopien dieser Entwürfe auch mit gezielten Fehlern versehen, um undichten Stellen im Apparat auf die Spur zu kommen.

Am Ende dieser Etappe steht ein so genannter „Referentenentwurf", der vom Bundeskabinett abgesegnet und in den Bundestag in erster Lesung eingebracht wird. Dann beginnen die Auseinandersetzungen wieder von vorn, allerdings auf einer erheblich kleinteiligeren Ebene. Im Gesundheitsausschuss des Bundestages wird der Gesetzentwurf Paragraph für Paragraph durchgegangen, was an sich schon eine mühselige Angelegenheit ist. GKV-Reformen sind meist voluminöse Pakete, die jeweils unterschiedliche Gesetzeswerke betreffen. Kern der Reform ist zwar immer das die GKV steuernde SGB V. Aber dessen Bestimmungen sind verbundenen mit zahlreichen anderen Gesetzen und Versordnungen, die aus rechtstechnischen Gründen mit geändert werden müssen. Außerdem wird das Gesetz gelegentlich mit Artikeln angereichert, die entweder gar nichts oder nur wenig mit der GKV-Reform zu tun haben, aber bei der Gelegenheit gleich mit erledigt werden. Das GKV-WSG z. B. besteht aus 47 Artikeln und beansprucht ohne die mehrere hundert Seiten starken Begründungen für die einzelnen Gesetzesänderungen fast 100 Seiten im Bundesgesetzblatt

(Jg. 2007 Teil I Nr. 11 vom 30. März 2007). In dieser Phase der Entstehung eines Gesetzes greifen auch die Interessenverbände öffentlichkeitswirksam ein, indem sie die Abgeordneten und die Medien mit eigenen Gegenentwürfen zu den sie berühren-den Paragraphen überschütten und Pressekonferenzen abhalten. Der Bundestagsaus-schuss führt öffentliche Anhörungen zu den einzelnen Sachthemen des Gesetzent-wurfs durch, zu denen zahlreiche Verbandsvertreter, aber auch von den Fraktionen benannte Sachverständige eingeladen werden. Dabei handelt es sich um ritualisierte Veranstaltungen mit sehr geringem Überraschungspotenzial, weil die dort präsentier-ten Auffassungen zuvor schon in Presseerklärungen oder anderen Verlautbarungen breit getreten worden sind. Erfahrene Beamte können die abgegebenen Statements zumeist quasi mitmurmeln.

Die Diskussionen im Bundestagsausschuss haben eine nochmalige Überarbeitung des Gesetzentwurfs zur Folge, nach deren Abschluss das Gesetz in zweiter und dritter Lesung in den Bundestag eingebracht wird. Dort findet dann eine öffentlichkeits-wirksame Generaldebatte statt, die aber an dem Entwurf als solchem nichts mehr ändert. Die letzte Etappe der Gesetzgebung erfolgt im Bundesrat, bevor das fertige Gesetz dann dem Bundespräsidenten zur Unterschrift vorgelegt werden kann. Im Bundesrat geben zunächst die beteiligten Ausschüsse ihre Empfehlungen ab, über die danach im Plenum beraten wird. Findet sich dort keine Mehrheit für das Gesetz, kann der Vermittlungsausschuss (VA) angerufen werden, der sich aus 16 Bundes-tagsabgeordneten und 16 Ländervertretern zusammensetzt. Der VA gibt Empfehlun-gen an den Bundestag und den Bundesrat ab, die mit einfacher Mehrheit beschlossen werden können. Gibt es jedoch keine breite Mehrheit im VA, ist dessen Empfehlung in der Regel wirkungslos, weil sie anschließend dem Bundesrat und dem Bundestag zur Abstimmung vorgelegt wird und in einer der beiden Kammern mit einiger Si-cherheit abgelehnt wird. In solchen Fällen wird von „unechten Vermittlungsergebnis-sen" gesprochen. Von Fachpolitikern wird die Anrufung des VA gefürchtet, weil dort kaum noch Sachargumente ausgetauscht werden, sondern eher die jeweiligen partei-politischen Linien durchgezogen und meist verschiedene strittige Gesetz auf einmal verhandelt werden. Da kann es passieren, dass Zugeständnisse der jeweils anderen Seite bei einem Gesetz mit der eigenen Zurückhaltung bei einem anderen, sachlich völlig verschiedenen Gesetz erkauft werden Aus dem VA ist jedenfalls kaum ein Gesetz in einem wirklich verbesserten Zustand herausgekommen. Auch deshalb sind bei den meisten GKV-Reformen die strittigen Punkte zwischen den Parteien bzw. Ländern schon geklärt worden, bevor das Gesetz dem Bundesrat zur Abstimmung vorgelegt wird.

Diese kurze Darstellung von Abläufen einer GKV-Reform mag verdeutlichen, wie hart der Job von Gesundheitspolitikern ist. Sie stehen unter permanentem Druck der Lobby, aber auch der eigenen Parteifreunde, die bei unpopulären Maßnahmen um die eigene Wiederwahl fürchten. Die am Anfang eines Gesetzgebungsverfahrens stehen-den Absichten können kaum ohne Abstriche durchgesetzt werden. An seinem Ende befindet sich das jeweilige Projekt dann oft in einem Zustand, den der damals für die Krankenersicherung zuständige Abteilungsleiter im Bundesarbeitsministerium Karl

Jung 1988 wie folgt beschrieb: „Das Gesundheits-Reformgesetz ist wie eine leckge-schlagene Yacht, die mit zerfetzten Segeln den Hafen erreicht hat." Das hat nichts mit Politikversagen zu tun, wie man es oft in Pressekommentaren lesen kann. Es ist die unvermeidliche Konsequenz eines von großen Interessengegensätzen und wider-sprüchlichen Kompromissen geprägten Politikfeldes, bei dem sich aus jeder abge-schlossenen Reform bereits die Konturen der nächsten abzeichnen.

Empfohlene Literatur

Knieps, F. (1999): Der Spitzentanz im Haifischbecken- Die Diskussion um Reformen im Gesundheitswesen im Widerstreit von unterschiedlichen Politikansätzen und organisierten Interessen. Arbeit und Sozialpolitik 53 (1-2), 10-19

Reiners, H. (1993): Das Gesundheitsstrukturgesetz – Ein „Hauch von Sozialge-schichte"? Werkstattbericht über eine gesundheitspolitische Weichenstellung. Veröffentlichungsreihe der Forschungsgruppe Gesundheitsrisiken und Präventi-onspolitik am Wissenschaftszentrum Berlin für Sozialforschung P93-210. Ber-lin: WZB (ISSN-0935-8137)

Schroeder, W. und Paquet, R. (Hrsg.) (2009): Gesundheitsreform 2007. Nach der Reform ist vor der Reform. Wiesbaden: VS

Wasem, J. (1999): Im Schatten des GSG: Gesundheitspolitik in der 13. Wahlperiode des Deutschen Bundestages – eine (vorläufige) Bilanz. Arbeit und Sozialpolitik 52 (7-8), 18-30

Webber, D. (1988): Krankheit, Geld und Politik. Zur Geschichte der Gesundheitsre-formen in Deutschland. Leviathan 16(2), 156-203. II.Teil: Blüms Gesundheitsre-form und die Lobby. Leviathan 17 (2), 262-300

Verwendete Literatur

Stand der aus dem Internet zitierten Literatur: 30.12.2008

Einleitung: Das Gesundheitswesen – ein vermintes Gelände

Frankfurt, H. G. (2006): Bullshit. Frankfurt am Main: Suhrkamp

Keynes, J. M. (1974): Allgemeine Theorie der Beschäftigung, des Zinses und des Geldes (5. Auflage), Nachwort. Berlin: Duncker & Humblot

Schimmeck, T. (2005): Arschlochalarm! die tageszeitung, 17. 11. 2005

Mythos 1: Die Kostenexplosion im Gesundheitswesen

Albert, H. (1954): Modell-Platonismus. Der neoklassische Stil des ökonomischen Denkens in kritischer Beleuchtung. Karrenberg, F. und Albert, H. (Hrsg.): Sozialwissenschaft und Gesellschaftsgestaltung. Berlin: Duncker & Humblot, 45-76

Andersen, G. F., Frogner, K. B. und Reinhardt, U. E. (2007): Health Spending In OECD-Countries In 2004: An Update. Health Affairs 26, 1481-1489

Andersen, H. H. und Schwarze, J. (1997): Angebotsinduzierte Nachfrage bei zunehmendem Wettbewerb? Veröffentlichungsreihe des Berliner Zentrums Public Health 97-5

Berié, H., und Fink, U. (2003): Grundlohnentwicklung und Ausgaben der GKV. www.wiso-gruppe.de > Gutachten & Studien > Grundlohnentwicklung 2003

Beske, F. (2006): Verschiebebahnhof – die Finanzierung der Gesetzlichen Krankenversicherung im Griff politischer Entscheidungen. Rebscher, H. (Hrsg.): Gesundheitsökonomie und Gesundheitspolitik im Spannungsfeld zwischen Wissenschaft und Politikberatung. Festschrift für Günter Neubauer. Heidelberg-München-Landsberg-Berlin: Economica, 181-190

Boulding., K. E. (1973): Ökonomie als Moralwissenschaft. Vogt, W. (Hrsg.): Seminar: Politische Ökonomie. Zur Kritik der herrschenden Nationalökonomie. Frankfurt am Main: Suhrkamp, 103-125

Braun, B., Kühn, H. und Reiners, H. (1998): Das Märchen von der Kostenexplosion. Populäre Irrtümer zur Gesundheitspolitik. Frankfurt am Main: Fischer Taschenbuch, 21-58

Breyer, F., Grabka M. M. et al. (2001): Wirtschaftliche Aspekte der Märkte von Gesundheitsleistungen. Ökonomische Chancen unter sich verändernden demographischen und wettbewerblichen Bedingungen in der europäischen Union. Berlin: DIW

Breyer, F., Zweifel, P. und Kifmann, M. (2005): Gesundheitsökonomik (5. Auflage). Berlin-Heidelberg-New York: Springer, 173-203 und 331-350

Cassel, D. (2001): Das Saysche Gesetz im Gesundheitswesen: Schafft sich das ärztliche Angebot seine eigene Nachfrage? Zeitschrift für Gesundheitswissenschaften 9 (4), 331-348

Freidson, E. (1998): Profession of Medicine: A Study of the Sociology of Applied Knowledge. Chicago: Chicago University Press

Geißler, H. (1974): Das Krankenversicherungsbudget. Eine Vorausschätzung der finanziellen Entwicklung der gesetzlichen Krankenversicherung für die Jahre 1973 bis 1978 sowie eine Analyse der Entwicklung in den Jahren 1960 bis 1973. Mainz: Krach

Hajen, L., Paetow, H. und Schumacher, H. (2000). Gesundheitsökonomie. Strukturen – Methoden – Praxisbeispiele. Stuttgart-Berlin-Köln: Kohlhammer, 51-65

Herder-Dorneich, P. (1976): Kostenexplosion im Gesundheitswesen und ihre Steuerung. Aus Politik und Zeitgeschehen - Das Parlament B 16 /1976

Herder-Dorneich, P. (1981): Problemgeschichte der Gesundheitsökonomik. Herder-Dorneich, P., Sieben, G. und Thiemeyer, T.: (Hrsg.): Beiträge zur Gesundheitsökonomie Bd. 1: Wege zur Gesundheitsökonomie I. Gerlingen: Bleicher, 11-45

Hilbert, J. (2000): Vom Kostenfaktor zur Beschäftigungslokomotive – Zur Zukunft der Arbeit in der Gesundheits- und Sozialwirtschaft. Wissenschaftszentrum Berlin für Sozialforschung - Querschnittsgruppe Arbeit und Ökologie. Papers No. P00-509. www.wzb.eu > Publikationen > Discussionpapers bis 2002 > Arbeitsgruppen beim Präsidenten > Arbeit und Ökologie

HWWI (Hamburgisches Weltwirtschaftsinstitut) (2006): Wachstum und Beschäftigung im Gesundheitswesen. www.hwwi.org > Leistungen > Gutachten und Studien

Kaldor, N. (1973): Die Irrelevanz der Gleichgewichtsökonomie. Vogt, W. (Hrsg.): Seminar: Politische Ökonomie. Zur Kritik der herrschenden Nationalökonomie. Frankfurt am Main: Suhrkamp, 80-102

Klemperer, D. (1990): Einfluß nicht-medizinischer Faktoren auf die Frequenz von Operationen und Untersuchungen. Argument-Sonderband AS 182 „Chronische Krankheit: ohne Rezept". Hamburg-Berlin: Argument, 105-115

Krämer, W. (1982): Wer leben will, muß zahlen. Die Kostenexplosion im Gesundheitswesen und ihre möglichen Auswirkungen. Düsseldorf: Econ

Krämer, W. (2005): Gesundheitspolitik zwischen Reformbedarf und Patientenwut – zur Politischen Ökonomie des Gesundheitswesens. Die BKK 93 (11): 491-496

Kühn, H. (1976): Statistische Überlegungen zur Kostenentwicklung im Gesundheitswesen. Jahrbuch für kritische Medizin Bd. 1. Berlin: Argument, 179-195

Kühn, H. (1995): Zwanzig Jahre ‚Kostenexplosion': Anmerkungen zu einer Makroökonomie der Gesundheitsreform. Jahrbuch für Kritische Medizin 24. Hamburg: Argument, 145-161

Meinhardt, V. und Schulz, E. (2003): Kostenexplosion im Gesundheitswesen? DIW-Wochenbericht 7/2003, 105-109

Nefiodow, L. A: (2001): Der sechste Kondratieff, Sankt Augustin: Rhein-Sieg

Ostwald, D. A. und Ranscht, A. (2007): Wachstums- und Beschäftigungspotenziale der Gesundheitswirtschaft in Berlin-Brandenburg. Studie im Auftrag von HealthCapital Berlin-Brandenburg. www.healthcapital.de > publikationen

Reiners, H. und Volkholz, V. (1977): Das Gesundheitssystem der BRD - Eine Einführung. Hamburg-Berlin: VSA

Reinhardt, U. (1985): The Theory of Physician-Induced Demand: Reflections After a Decade. Journal of Health Economics 2 (2), 187-193

Reinhardt, U. (1989): Economists in Health Care: Saviors, or Elephants in a Porcelain Shop. American Economic Review Papers and Proceedings 79 (2), 337-342

Rice, T. (2004): Stichwort: Gesundheitsökonomie. Bonn: Kompart, 151-197

Schneider, U. (2002): Beidseitige Informationsasymmetrien in der Arzt-Patient-Beziehung: Implikationen für die GKV. Vierteljahreshefte zur Wirtschaftsforschung 71 (4), 447-458

Schneider, W. (2008): Geschichte der Krankenversicherungsbeiträge für Arbeitslose. Soziale Sicherheit 57 (7), 232-238

Schoen, C. et al. (2008): How many are uninsured? Trends among U.S. adults, 2003 and 2007. Health Affairs Web Exclusive June 2008. www.commonwealthfund.org > Publications > Health Insurance

Sozialenquéte-Kommission (Bogs et al.) (1966): Soziale Sicherung in der Bundesrepublik Deutschland. Stuttgart-Berlin-Köln-Mainz: Kohlhammer

Stanowsky, J. et al (2004): Gesundheitsmarkt – ein Wachstumsmotor? www.group-economics.allianz.com > Publikationen > Spezialthemen

SVR-G (Sachverständigenrat für die Konzertierte Aktion im Gesundheitswesen) (1994): Gesundheitsversorgung und Krankenversicherung 2000. Baden-Baden: Nomos, TZ 62-218

SVR-G (1997): Gesundheitswesen in Deutschland. Kostenfaktor und Zukunftsbranche. Bd. I: Demographie, Morbidität, Wirtschaftlichkeitsreserven und Beschäftigung. Sondergutachten 1996. Baden-Baden: Nomos, TZ 1-46

SVR-G (1997a). Gesundheitswesen in Deutschland. Kostenfaktor und Zukunftsbranche. Band II: Fortschritt und Wachstumsmärkte, Finanzierung und Vergütung. Sondergutachten 1997. Baden-Baden: Nomos, TZ 408-584

SVR-G (2003): Finanzierung, Nutzerorientierung und Qualität. Band I: Finanzierung und Nutzerorientierung. Baden-Baden: Nomos, TZ 49-90

SVR-W (Sachverständigenrat für die Begutachtung der gesamtwirtschaftlichen Entwicklung) (1985): Auf dem Weg zu mehr Beschäftigung. Jahresgutachten 1985/86. Baden-Baden: Nomos, TZ 358-378

Wilensky, H. L. (2002): Rich Democracies. Political Economy, Public Policy, and Performance. Berkeley-Los Angeles-London: University of California Press, 577-636

Mythos 2: Die Lohnnebenkosten - Gefahr für den Standort Deutschland

Bäcker, G. (2005): Abbau der Arbeitslosigkeit durch Senkung der Lohnnebenkosten? Kritische Anmerkungen zu einem politischen Dogma. Die Ersatzkasse 85 (9), 370-374

Breyer, F., Grabka M. M. et al. (2001): Wirtschaftliche Aspekte der Märkte von Gesundheitsleistungen. Ökonomische Chancen unter sich verändernden demographischen und wettbewerblichen Bedingungen in der europäischen Union. Berlin: DIW

Dietz, M. und Walwei, U. (2007): Stärkere Arbeitsanreize im Niedriglohnbereich. Gesundheits- und Sozialpolitik 61 (5-6), 10-18

Grözinger, G. (2007): Hochsteuerland Deutschland? Langlebiger Mythos, problematische Folgen. Intervention – Zeitschrift für Ökonomie 4 (1), 28-39

IGES und BASYS (Ecker, T.,. Häusler, B. und Schneider, M.) (2004): Belastungen der Arbeitgeber in Deutschland durch gesundheitssystembedingte Kosten im internationalen Vergleich. Gutachten im Auftrag der Techniker Krankenkasse. www.tk-online.de > Publikationen > Übersicht > Gutachten zu Gesundheitsausgaben und Arbeitskosten

Offe, C. (2003): Perspektivloses Zappeln. Oder: Politik mit der Agenda 2010. Blätter für deutsche und internationale Politik 48 (7), 807-817

Pigou, A. C. (1933): Theory of Unemployment. London: Macmillan

Reiners, H. (2006): Der Homo oeconomicus im Gesundheitswesen. WZB-Discussion Papers. ISSN 1860-8884. www.wz-berlin.eu > Publikationen > Discussion papers Schwerpunkt I

Schönwälder, T. (2003): Begriffliche Konzeption und empirische Entwicklung der Lohnnebenkosten in der Bundesrepublik Deutschland – eine kritische Betrachtung. Düsseldorf: Hans-Böckler-Stiftung

Sraffa, P. (1976): Warenproduktion mittels Waren. Frankfurt am Main: Suhrkamp, 21-37

SVR-G (Sachverständigenrat für die Konzertierte Aktion im Gesundheitswesen) (1997): Gesundheitswesen in Deutschland. Kostenfaktor und Zukunftsbranche. Bd. I: Demographie, Morbidität, Wirtschaftlichkeitsreserven und Beschäftigung. Sondergutachten 1996. Baden-Baden: Nomos, TZ 23-46

SVR-G (2003): Finanzierung, Nutzerorientierung und Qualität. Band I: Finanzierung und Nutzerorientierung. Baden-Baden: Nomos, TZ 81-90

SVR-W (Sachverständigenrat für die Begutachtung der gesamtwirtschaftlichen Entwicklung) (1985): Auf dem Weg zu mehr Beschäftigung. Jahresgutachten 1985/86. Baden-Baden: Nomos, TZ 358-378

Ver.di (2005): Zu hohe Lohnnebenkosten? Wirtschaftspolitik aktuell 14. www.verdi.de > Politik von A-Z > Wirtschaftspolitik > Wirtschaftspolitik aktuell

Mythos 3: Die Überforderung des Solidarsystems durch die demographische Entwicklung

Barr, N. (2001): The Welfare State as Piggy Bank. Information, Risk, Uncertainty, and the Role of the State. Oxford (UK): Oxford University Press

Barr, N. (2002): Rentenreformen: Mythen, Wahrheiten und politische Entscheidungen. Internationale Revue für Soziale Sicherheit 55 (2), 3-46

Birg, H. (2003): Die demographische Zeitenwende. Der Bevölkerungsrückgang in Deutschland und Europa (3. Auflage). München: Beck

Boroch, W. (2005): Deutschland altert – Auswirkungen der demografischen Entwicklung. Gesellschaftspolitische Kommentare 11/2005

Bosbach, G. (2004): Demografische Entwicklung nicht dramatisieren. Gewerkschaftliche Monatshefte 55 (2), 96-103

Breyer, F. und Ulrich, V. (2000): Gesundheitsausgaben, Alter und medizinischer Fortschritt: eine Regressionsanalyse. Jahrbuch für Nationalökonomie und Statistik 220 (1), 1-17

Brockmann, H. (2002): Why is less money spent on health care for the elderly than for the rest of the population? Health care rationing in German hospitals. Social Science & Medicine 55, 593-608

Butterwegge, C. (2005): Auf dem Weg zur Greisenrepublik oder weg vom Sozialstaat? Über demographischen Wandel und die Notwendigkeit einer Entdramatisierung. Gesundheits- und Sozialpolitik 59 (5-6), 11-19

Cassel, D. und Overdieck, V. (2002): Kapitaldeckung in der Gesetzlichen Krankenversicherung. Wirtschaftsdienst 1/2002

Enquête-Kommission Demographischer Wandel (2002): Herausforderungen unserer älter werdenden Gesellschaft an den einzelnen und die Politik. Deutscher Bundestag (Hrsg.): Zur Sache 3/2002. Berlin: Deutscher Bundestag, 385-584

Felder, S: (2006): Lebenserwartung, medizinischer Fortschritt und Gesundheitsausgaben: Theorie und Empirie. Perspektiven der Wirtschaftspolitik 2006 (7), hrsg. vom Verein für Socialpolitik. Oxford (UK): Oxford University Press, 49-73

Felder, S. (2008): Im Alter krank und teuer? Gesundheitsausgaben am Lebensende. G+G-Wissenschaft 8 (4): 23-30

Felder, S. und Fetzer, S. (2007): Die Gesundheitsreform – (k)ein Weg zur Entlastung zukünftiger Generationen? Gesundheits- und Sozialpolitik 61 (7-8), 39-45

Felder, S. und Zweifel, P. (1996): Gesundheits- und sozialpolitische Implikationen des Alterungsprozesses. Zweifel, P. und Felder, S. (Hrsg.): Eine ökonomische Analyse des Alterungsprozesses. Bern-Stuttgart-Wien: Haupt, 221-261

Franke, G. und Krahnen, J. P. (2007): Finanzmarktkrise: Ursachen und Lehren. Frankfurter Allgemeine Zeitung, 27. November 2007

Fries, J. (1980): Aging, Natural Death and the Compression of Morbidity. New England Journal of Medicine 303, 130-135

Huffschmid, J. (2007): Jenseits der Spekulationskrise. Das Diktat der Finanzmärkte und Perspektiven der Gegensteuerung. Blätter für deutsche und internationale Politik 52 (11), 1331-1341

Hypovereinsbank (2003): Age Wave - zur Demografieanfälligkeit von Aktienmärkten, München: Hypovereinsbank

IGES, Igl, G. und Wasem, J. (2002): Potentiale und Grenzen der Integration von Gesetzlicher Krankenversicherung (SGB V) und Sozialer Pflegeversicherung (SGB XI). Enquete-Kommission „Demographischer Wandel" Deutscher Bundestag (Hrsg.): Herausforderungen unserer älter werdenden Gesellschaft an die einzelnen und die Politik. Studienprogramm Band V. Heidelberg: R. V. Deckers

Kistler, E. (2006): Die Methusalem-Lüge. Wie mit demografischen Mythen Politik gemacht wird. München-Wien: Hanser

Kruse, A., Knappe, E. et al. (2003): Kostenentwicklung im Gesundheitswesen: Verursachen ältere Menschen höhere Gesundheitskosten? Expertise. Erstellt im Auftrag der AOK Baden-Württemberg. Stuttgart: AOK

Kühn, H. (2004): Demographischer Wandel und demographischer Schwindel. Zur Debatte um die gesetzliche Krankenversicherung. Blätter für deutsche und internationale Politik 49 (6), 742-751

Lauterberg, J. und Schmacke, N. (2002). Kostenintensive Medizin im Alter. Eine Einschätzung aus Sicht der gesetzlichen Krankenversicherung. Forum für Gesundheitspolitik 5, 169-172

Lordon, F. (2007): Die Mechanik der Finanzkrise. Le Monde Diplomatique, September 2007

Minsky, H. P. (1982): The Financial Instability Hypothesis – Capitalist Processes and the Behaviour of the Economy. Kindleberger, C. P. und Laffargus, J.-P. (Hrsg.): Financial Crises – Theory, History, and Policy. Cambridge (UK): Cambridge University Press

Naegele, G. und Krauss, T. (1999): Demographie und Sozialepidemiologie – Zur These vom demografisch bedingten Anstieg der Gesundheitsausgaben. Igl, G. und Naegele, G. (Hrsg.): Perspektiven einer sozialstaatlichen Umverteilung im Gesundheitswesen. München-Wien: Oldenbourg, 63-85

Niehaus, F. (2006): Auswirkungen des Alters auf die Gesundheitsausgaben. WIP-Diskussionspapier 5/06. www.wip-pkv.de > Diskussionspapiere

Oberndörfer, D. (2005): Demographie und Demagogie. Wissenschaft und Interesse bei Herwig Birg und Charlotte Höhn. Blätter für deutsche und internationale Politik 50 (12), 1481-1491

Priester, K. (2004): Vom „Jahrhundertwerk" zum „Luxusgut"? Probleme und Perspektiven der Pflegeversicherung. Elsner, G., Gerlinger, T. und Stegmüller, K. (Hrsg.): Markt versus Solidarität. Gesundheitspolitik im deregulierten Kapitalismus. Hamburg: VSA, 92-105

Reiners, H. (2008): Kapitaldeckung in der Krankenversicherung: Die Fallen der "Hausväterökonomie". G+G-Wissenschaft 8 (3), 24-30

Rothgang, H. (2005): Finanzbedarf und Finanzierungsoptionen für eine Reform der Pflegeversicherung. Soziale Sicherheit 54(4), 114-121

Scitovski, A. A. (1989): Medical care in the last twelve Months of life: The relation between Age, functional status and medical expenditures. The Milbank Quarterly 66 (4), 640-660

Sendler, J. (2004): Zukunftsanforderungen an eine wirksame Absicherung der Pflegebedürftigkeit. Soziale Sicherheit 53 (8-9), 263-269

Statistisches Bundesamt (2006): Bevölkerung Deutschlands bis 2050 – 11. koordinierte Bevölkerungsvorausberechnung. www.destatis.de > Bevölkerung > Vorausberechnung Bevölkerung

SVR-G (Sachverständigenrat für die Konzertierte Aktion im Gesundheitswesen) (1997): Gesundheitswesen in Deutschland. Kostenfaktor und Zukunftsbranche. Bd. I: Demographie, Morbidität, Wirtschaftlichkeitsreserven und Beschäftigung. Sondergutachten 1996. Baden-Baden: Nomos, TZ 47-226

SVR-G (Sachverständigenrat zur Begutachtung der Entwicklung im Gesundheitswesen) (2006): Koordination und Qualität im Gesundheitswesen. Gutachten 2005. Stuttgart: Kohlhammer, TZ 472-682

Wintermann, O. (2004): Politische Implikationen des demographischen Wandels für das Gesundheitssystem. Böcken, J., Braun, B. und Schnee, M. (Hrsg.): Gesundheitsmonitor 2004. Die ambulante Versorgung aus Sicht von Bevölkerung und Ärzteschaft. Gütersloh: Bertelsmann Stiftung, 101-140

Zweifel, P. (2001): Alter, Gesundheit und Gesundheitsausgaben – eine neue Sicht. G+G-Wissenschaft 1 (1), 6-12

Mythos 4: Die Medizin in der Fortschrittsfalle

Abholz, H.-H. (1998): Individuelle Gesundheitsleistungen (IGeL) – der verkannte Sprengsatz für GKV und ärztliche Profession. Arbeit und Sozialpolitik 52 (3-4), 42-45

Angell, M. (2004): Der Pharma Bluff. Bonn-Bad Homburg: Kompart

Angell, M. (2004a): The Truth About the Drug Companies. New York Review of Books July 2004, 52-58

Berger, M. (2003): Am Ende der Aufklärung steht das Goldene Kalb. G+G-Wissenschaft 3 (2): 29-35

Blech, J. (2005): Heillose Medizin. Fragwürdige Therapien und wie Sie sich davor schützen können. Frankfurt am Main: S. Fischer

Breyer, F., Zweifel, P. und Kifmann, M. (2005): Gesundheitsökonomik (5. Auflage). Berlin-Heidelberg-New York: Springer, 25-38

Cutler, D. M. und McClellan, M. (2001): Is Technological Change In Medicine Worth It? Health Affairs 29 (3), 11-29

Deyo, R. A. und Patrick, D. L. (2005): Hope or Hype. The Obsession with Medical Advances and the High Costs of False Promises. New York, NY: Amacom

Field, M. J. und Lohr, K. N. (1992): Guidelines for Clinical Practise. From Development to Use. Washington, DC: National Academy Press

Illich, I. (1981). Die Nemesis der Medizin, Reinbek: Rowohlt

IQWIG (2008). Methodik für die Bewertung von Verhältnissen zwischen Nutzen und Kosten im System der deutschen gesetzlichen Krankenversicherung. Version 1.0 vom 28. 01. 2008, Version 1.1 vom 09.10. 2008. www.iqwig.de > Methoden & Werkzeuge > Kosten-Nutzen-Bewertung

Klemperer, D. (1990): Einfluß nicht-medizinischer Faktoren auf die Frequenz von Operationen und Untersuchungen. Argument-Sonderband AS 182 „Chronische Krankheit: ohne Rezept". Hamburg-Berlin: Argument, 105-115

Klemperer, D. (2008):Evidenzbasierte Medizin. Ein Überblick. Dr. med. Mabuse 175 (September/Oktober): 24-27

Krämer, W. (1989): Die Krankheit des Gesundheitswesens. Die Fortschrittsfalle der modernen Medizin. Frankfurt am Main: S. Fischer

Krämer, W. (2005): Gesundheitspolitik zwischen Reformbedarf und Patientenwut – zur Politischen Ökonomie des Gesundheitswesens. Die BKK 93(11): 491-496

Krimmel, L. (1998): Individuelle Gesundheitsleistungen. Grundsätze, Ziele und Perspektiven. Forum für Gesellschaftspolitik 4: 81-90

Kühn, H. (1993): Healthismus. Eine Analyse der Präventionspolitik und Gesundheitsförderung in den U.S.A.. Berlin: edition sigma

Kunz, R. und Neumayr, H.-H. (1998): Rationale Gesundheitsversorgung – Liefert „Evidence-based Medicine" die Antwort? Arbeit und Sozialpolitik 52 (1-2), 28-33

Lane, C. (2007): Shyness: How Normal Behavior Became a Sickness. New Haven: Yale University Press

Lanzerath, D. (2003): Krankheitsbegriff und Zielsetzung der modernen Medizin – Vom Heilungsauftrag zur Antiaging-Dienstleistung. G+G-Wissenschaft 3 (3), 14-20

Ley, F. (2004): Rationalisierung und Rationierung. Zum aktuellen Problemhorizont Klinischer Ethik-Komitees. G+G-Wissenschaft 4 (2), 7-13

McKeown, T. (1979): Die Bedeutung der Medizin. Frankfurt am Main: Suhrkamp

Niebuhr, D., Greß, S. et al. (2003). Verfahren und Kriterien zur Konkretisierung des Leistungskatalogs in der Gesetzlichen Krankenversicherung. ZeS-Arbeitspapier Nr. 5/2003. Bremen: ZeS

Niehoff, J.-U. (2006):Sozialmedizin systematisch (2. Auflage). Bremen: UNI-MED, 182-201

Niehoff, J.-U. (2008): Gesundheitssicherung. Gesundheitsversorgung. Gesundheitsmanagement: Grundlagen, Ziele, Aufgaben, Perspektiven. Berlin: MWV, 111-166

Porter, R. (2000): Die Kunst des Heilens. Eine medizinische Geschichte der Menschheit von der Antike bis heute. Berlin-Heidelberg: Spektrum

Preusker, U. K. (2001): Rationierung im internationalen Vergleich – Skandinavien. Rationierung? Priorisierung!. Arbeit und Sozialpolitik 55 (1-2), 45-53

Preusker, U. K. (2004): Offene Priorisierung als Weg zu einer gerechten Rationierung? G+G-Wissenschaft 4 (2), 16-22

Roters, D. (2007): Die Bewertung medizinischer Methoden nach der Verfahrensordnung des G-BA. Neue Zeitschrift für Sozialrecht 16 (4), 176-184

Rothgang, H. et al. (2004): Der Oregon Health Plan – ein Beispiel für „rationale Rationierung"? Sozialer Fortschritt 53 (8-9), 206-219

Schmacke, N. (2005): Wie viel Medizin verträgt der Mensch? Bonn-Bad Homburg: Kompart

Schmacke, N. (2008): Was sind uns Innovationen wert? Gesundheit und Gesellschaft 11(3), 23-27

Schwabe, U. (2008): Analogpräparate. Schwabe, U. und Paffrath, D. (Hrsg.): Arzneiverordnungsreport 2007. Heidelberg: Springer, 11-148

Schwartz, F. W. et al. (1996): Akzeptanz von Standardtherapien bei niedergelassenen Ärzten – Potentiale für die Qualitätssicherung?. Die Krankenversicherung 48 (2), 75-83

Wilkinson, R. G. (2001): Kranke Gesellschaften. Soziales Gleichgewicht und Gesundheit, Wien-New York: Springer

Windeler, J. (2008): IGeL – ärztliche Zusatzleistungen kritisch betrachtet. Die BKK 96 (2): 98-102

Zentrale Ethikkommission bei der Bundesärztekammer (2007): Stellungnahme zur Priorisierung medizinischer Leistungen im System der gesetzlichen Krankenversicherung (GKV) vom September 2007. www.zentrale-ethikkommission.de

Zok, K. und Schuldzinski, W. (2005): Private Zusatzleistungen in der Arztpraxis. Ergebnisse aus Patientenbefragungen. Bonn: WIdO Update der Befragungsdaten unter www.wido.de > Publikationen > WIdOmonitor > Versorgungsgeschehen > Selbstzahlerleistungen

Mythos 5: Die Vollkaskomentalität der Versicherten als Kostentreiber

Arnold, M. (1986): Medizin zwischen Kostendämpfung und Fortschritt. Stuttgart: Hirzel

Boss, A. (1998): Lohnfortzahlung und Krankenstand. Working Paper 935, Kiel: Institut für Weltwirtschaft

Braun, B., Reiners, H. et al. (2006): Anreize zur Verhaltenssteuerung im Gesundheitswesen. Effekte bei Versicherten und Leistungsanbietern - Chartbook. Gütersloh: Bertelsmann Stiftung

Breyer, F., Zweifel, P. und Kifmann, M. (2005): Gesundheitsökonomik (5. Auflage). Berlin-Heidelberg-New York: Springer, 227-269

Ferrie, J. E. (2006): Gesundheitliche Folgen der Arbeitsplatzunsicherheit. Badura, B., Schellschmidt, H. und Vetter, C. (Hrsg.): Fehlzeitenreport 2005. Arbeitsplatzunsicherheit und Gesundheit. Berlin-Heidelberg-New York: Springer, 93-123

Geißler, U. (1980): Erfahrungen mit der gesetzlichen Krankenversicherung in der Bundesrepublik Deutschland. Internationale Gesellschaft für Gesundheitsökonomie (Hrsg.). Stuttgart: Gustav Thieme, 51-55

Greß, S. (2000): Der Nachbar als Herausforderung? Zur Vorbildfunktion des niederländischen Modells. ZeS-Arbeitspapier 1. Bremen: ZeS

Grobe, T. G., Dörning, H. und Schwartz, F. W. (2006): GEK-Report ambulant-ärztliche Versorgung 2006. Hrsg. von der GEK - Gmünder Ersatzkasse. Sankt Augustin: Asgard

Herder-Dorneich, P. (1982): Der Sozialstaat in der Rationalitätenfalle. Stuttgart-Berlin-Köln-Mainz: Kohlhammer

Heyde, K., Macco, K. und Vetter, C. (2009): Krankheitsbedingte Fehlzeiten in der deutschen Wirtschaft im Jahr 2007. Badura, B., Schröder, H. und Vetter, C. (Hrsg.): Fehlzeitenreport 2008. Betriebliches Gesundheitsmanagement: Kosten und Nutzen

Höhn, W. (1986): Selbstbeteiligung – nicht nur ein gesundheitsökonomisches, sondern auch ein gesundheitspolitisches Thema. Mensch, Medizin, Gesellschaft 11 (1), 23-29

Holst, J. (2008): Kostenbeteiligung für Patienten – Reformansatz ohne Evidenz. Theoretische Betrachtungen und empirische Befunde. WZB Discussion Papers SP I 2008-305. www.wz-berlin.eu > Publikationen > Discussion papers Schwerpunkt I

Jacobs, K. und Reschke, P. (1993): Kostenerstattung in der GKV. Erprobungsregelung der IKK für den Kreis Mettmann. Abschlussbericht. Berlin: IGES

Klose J. und Schellschmidt, H. (2001): Finanzierung und Leistungen der Gesetzlichen Krankenversicherung. Einnahmen- und ausgabenbezogene Gestaltungsvorschläge im Überblick. WIdO-Materialien 45. Bonn: WIdO

Kühn, H. (1993): Healthismus. Eine Analyse der Präventionspolitik und Gesundheitsförderung in den U.S.A.. Berlin: edition sigma

Malin, E.-M. und Schmidt, E. M. (1996): Beitragsrückzahlungen: keine Auswirkungen auf die Leistungsinanspruchnahme. Die Betriebskrankenkasse 84 (8), 379-383

Manning, W. G., Leibowitz, A. et al. (1987): Health insurance and the demand for medical care: evidence from a randomised experiment. The American Economic Review 77 (3), 251-273

Mielck, A. (2000): Soziale Ungleichheit und Gesundheit. Empirische Ergebnisse, Erklärungsansätze, Interventionsmöglichkeiten. Bern-Göttingen-Seatlle-Toronto: Huber

Münnich, F. W. (1984): Mehr Markt. Bundesarbeitsblatt 12/1984. 8-11

Newhouse, J. P. & the Insurance Experiment Group (1993): Free for all? Lessons from the RAND Health Insurance Experiment. Cambridge/Mass.-London: Harvard University Press

Olson, M. (1968): Die Logik des kollektiven Handelns. Tübingen: Mohr-Siebeck

Pauly, M. V. (1968): The Economics of Moral Hazard: Comment. American Economic Review 58 (4), 531-537

Pfaff, M. (1985): Kann die Selbstbeteiligung gleichzeitig „sozial tragbar" und „kostendämpfend" sein? Sozialer Fortschritt 34 (2), 272-276

Pfaff, M. und Busch, S. (1997): Kostenerstattung, Beitragsrückerstattung, erhöhte Selbstbeteiligung. Wem nutzen und wen belasten kassenspezifische Wahltarife? Arbeits- und Sozialpolitik 51 (11-12), 19-24

Reichelt, H. (1985): Sozial tragbare Selbstbeteiligung oder statistische Artefakte. Soziale Sicherheit 34 (12), 267-271

Reichelt, H. (1994): Steuerungswirkungen der Selbstbeteiligung im Arzneimittelmarkt. Analyse der der Auswirkungen bisher praktizierter und aktuell diskutierter Selbstbeteiligungsregelungen in der Arzneimittelversorgung in der Gesetzlichen Krankenversicherung. Stuttgart-Jena-New York: Gustav Fischer

Reiners, H. (1987): Ordnungspolitik im Gesundheitswesen. Ausgangspunkte und Konzepte. WIdO-Materialien Bd. 30. Bonn: WIdO, 83-154

Reiners, H. und Schnee, M. (2007): Hat die Praxisgebühr eine nachhaltige Steuerungswirkung? Böcken J., Braun, B. und Amhof, R. (Hrsg.): Gesundheitsmonitor 2007 - Gesundheitsversorgung und Gestaltungsoptionen aus der Perspektive von Bevölkerung und Ärzten. Gütersloh: Bertelsmann-Stiftung, 133-154

Rice, T. (2004): Stichwort: Gesundheitsökonomie. Bonn: Kompart, 89-149

RKI (Robert-Koch-Institut) (2006): Gesundheit in Deutschland. Gesundheitsberichterstattung des Bundes. Berlin: RKI

Schellhorn, M. (2002): Auswirkungen wählbarer Selbstbehalte in der Krankenversicherung: Lehren aus der Schweiz? Vierteljahreshefte zur Wirtschaftsforschung 71 (4), 411-426

Schneider, M. (1985): Sozial tragbare Selbstbeteiligung in der sozialen Krankenversicherung. Materialien und Berichte der Robert-Bosch-Stiftung Nr. 17. Stuttgart: Robert-Bosch-Stiftung

Schneider, M., Hofmann, U. und Köse, A. (2004): Zuzahlungen im internationalen Vergleich. Augsburg: BASYS

Schneider, M. und Vetterle, H. (1985): Auswirkungen der Kostenerstattung auf Kostenkenntnis, Kostenbewusstsein und kostensparendes Verhalten. Forschungsbericht Nr. 138 des BMAS. Bonn: BMAS

Sommer, J. und Leu, R. E. (1984): Selbstbeteiligung in der Krankenversicherung als Kostenbremse. Dissenhofen: Rüegger

Sozialenquéte-Kommission (Bogs u. a.) (1966): Soziale Sicherung in der Bundesrepublik Deutschland. Stuttgart-Berlin-Köln-Mainz: Kohlhammer, 217-223

SVR-W (Sachverständigenrat zur Begutachtung der gesamtwirtschaftlichen Entwicklung) (2003): Zwanzig Punkte für Beschäftigung und Wachstum. Jahresgutachten 2002/2003. Baden-Baden: Nomos, TZ 484-492

Thomae, D. (2004): Eigenverantwortung als Grundstein liberaler Gesundheitspolitik. Die BKK 92 (9), 382-386

Thüsing, G. (2008): Wahltarife nach § 53 Abs. 4 bis 6 SGB V n. F. im Lichte des Verfassungsrechts. Neue Zeitschrift für Sozialrecht 17(9): 449-465

Ulrich, C. (1995): Moral Hazard und gesetzliche Krankenversicherung. Möglichkeiten zu Mehrentnahmen an Gesundheitsleistungen in der Wahrnehmung und Bewertung durch gesetzlich Versicherte. Kölner Zeitschrift für Soziologie und Sozialpsychologie 47 (4), 681-705

Vetter, C., Küsgens, J. und Madaus, C. (2007): Krankheitsbedingte Fehlzeiten in der deutschen Wirtschaft. Badura, B., Schellschmidt, H. und Vetter C. (Hrsg.): Fehlzeitenreport 2006. Heidelberg: Springer Medizin, 201-423

Wasem, J. (2000): Kostenerstattung und Sachleistung aus ökonomischer Sicht. Medizinrecht 10/2000: 472-477

Werblow, A. (2002): Alles nur Selektion? Der Einfluss von Selbstbehalten in der Gesetzlichen Krankenversicherung. Vierteljahreshefte zur Wirtschaftsforschung 71 (4), 427-436

Wilensky, G. R. (2006): Consumer-Driven Health Plans: Early Evidence and Potential Impact On Hospitals. Health Affairs 25 (1), 174-185

Wilkinson, R. G. (2001): Kranke Gesellschaften. Soziales Gleichgewicht und Gesundheit, Wien-New York: Springer

Zentralinstitut für die kassenärztliche Versorgung (ZI) (2003): Modellversuch. Ausgabe einer vertragsärztlichen Leistungs- und Kosteninformation in der Kassenärztlichen Vereinigung Rheinhessen. Ergebnisbericht der wissenschaftlichen Begleitung (Evaluation). Köln: ZI

Zok, K. (2005): Akzeptanz der Pflegeversicherung. Ergebnisse einer Repräsentativumfrage unter 3.000 GKV-Versicherten. WIdO-Monitor 3/2005. Bonn: WIdO

Zok, K. (2007): Warten auf Arzttermin. Ergebnisse einer Repräsentativbefragung unter GKV-und PKV-Versicherten. WIdO-Monitor 1/2007. Bonn: WIdO

Zok, K./ Schuldzinski, W. (2005): Private Zusatzleistungen in der Arztpraxis - Ergebnisse aus Patientenbe-fragungen. Bonn: WIdO

6. Die gesetzliche Krankenversicherung ohne solide Finanzierung

Augurzky, B., Berhanu, S et al. (RWI) (2004): Strukturreformen im deutschen Gesundheitswesen. RWI-Materialien 8. Essen: RWI

Augurzky, B., Göhlmann, S. et al. (2007): Finanzielle Auswirkungen der Einführung des Gesundheits-fonds auf die Bundesländer. RWI-Materialien Heft 35. Essen: RWI

Bieback, K.-J. (2003): Verfassungsrechtliche Aspekte einer Bürgerversicherung. Soziale Sicherheit 52 (12), 416-425

Bräuninger, D. (2006): Gesundheitspolitik - Ohne Marktorientierung kein nachhaltiger Reformerfolg. Deutsche Bank Research (Hrsg.). www.dbresearch.de

Breyer, F. (2003): Einkommensbezogene versus pauschale GKV-Beiträge. DIW-Diskussionspapiere Nr. 330. Berlin: DIW

Brouwer, W. B. F. und Rutten, F. F. H. (2005): Die niederländische Gesundheitsreform. Systemwandel in den Niederlanden – Reformmodell für Deutschland? www.pfizer.de > Unternehmen > Themen und Infos

Bundesverfassungsgericht (2005): Beschluss vom 18. Juli 2005: 2 BvF 2/01. www.bverfg.de > Entschei-dungen > Juli 2005

Cassel, D. und Overdieck, V. (2002): Kapitaldeckung in der Gesetzlichen Krankenversicherung. Wirt-schaftsdienst 82 (1)

CDU (2003): Beschluss des 17. Parteitages der CDU Deutschlands 2003. www.cdu.de > Themen > Politik a-z > Beschlüsse

CDU (2004): Reform der gesetzlichen Krankenversicherung – Solidarisches Gesundheitsprämien-Modell. Beschluss C 33 des 18. Parteitags der CDU Deutschlands. www.cdu.de > Themen > Politik a-z > Beschlüsse

CDU/CSU-SPD (2006): Eckpunkte zu einer Gesundheitsreform 2006 (Stand: 4. Juli 2006). cdu.de > Politik a-z > Themen > Eckpunkte zur Gesundheitsreform

Depenheuer, O. (2006): Verfassungsrechtliche Grenzen einer Portabilität von Altersrückstellungen in der Krankenversicherung. Gutachten erstellt im Auftrag des Verbandes der Privaten Krankenversiche-rung e. V. www.pkv.de > Publikationen > Gutachten & Dokumentationen

Döring, D., Dudenhöffer B. und Herdt, J. (2005): Europäische Gesundheitssysteme unter Globalisierungs-druck. Vergleichende Betrachtung der Finanzierungsstrukturen und Reformoptionen in den EU 15-Staaten und der Schweiz. Wiesbaden: Report Nr. 689 der Hessen-Agentur

Drabinski, T. (2006): Ökonomische Auswirkungen der Gesundheitsreform auf die Bundesländer. Kiel: Schriftenreihe des Instituts für Mikrodaten-Analyse 10

Eekhoff, J., Raddatz, G. und Zimmermann, A. (2005): Privatversicherung für alle. Ein Zukunftsmodell für das Gesundheitswesen. Argumente zu Marktwirtschaft und Politik Nr. 92. Berlin: Stiftung Markt-wirtschaft

Engelen-Kefer, U. und Wiesehügel, K. (2003) (Hrsg.): Sozialstaat – solidarisch. Effizient, zukunftssicher. Alternativen zu den Vorschlägen der Rürup-Kommission. Hamburg: VSA

Fiedler, E. (2003): Die Einnahmesituation der gesetzlichen Krankenversicherung – Erweiterungen der Einnahmenbasis und Beitragsgerechtigkeit. Vierteljahresschrift für Sozialrecht 4/2003: 241-247

Frerich, J. und Frey, M. (1996): Handbuch der Geschichte der Sozialpolitik in Deutschland Band 1: Von der vorindustriellen Zeit bis zum Ende des Dritten Reiches (2. Auflage). München-Wien: Oldenbourg, 93-121

GDV – Gesamtverband der Deutschen Versicherungswirtschaft (2008): Soziale Sicherung in Deutschland: Zukunftskonzepte für 2020. Internes Arbeitspapier vom 1. April 2008

Göpffarth, D. (2007): Gesundheitsfonds und Regionaldebatte II: Empirie. Göpffarth, D., Greß, S. et al. (Hrsg.) (2007): Jahrbuch Risikostrukturausgleich 2007: Gesundheitsfonds. Sankt Augustin: Asgard, 163-194

Greß, S., Wasem, J. Und Rothgang, H. (2003): Kopfprämien in der GKV. Keine Perspektive für die Zukunft. Gesundheits- und Sozialpolitik 57 (9-10), 18-25

Greß, S.. Manougian, M. et al. (2008) Gesundheitsfonds und Finanzierungsreform im GKV-WSG. G+G-Wissenschaft 8 (3), 16-23

Greß, S., und Wasem, J. (2007): Weg von der Beitrags- hin zur Steuerfinanzierung? Konsequenzen einer Strukturreform aus ökonomischer Sicht. Felix, D. (Hrsg.): Die Finanzierung der Sozialversicherung,. Berlin: LIT-Verlag, 5-24

Henke, K. D. et al. (2002): Zukunft braucht Visionen. München: Vereinte Krankenversicherung.

Henke, K.-D., Grabka, M. M. und Borchardt, K. (2002): Kapitalbildung auch im Gesundheitswesen. Auf dem Wege zu einer ordnungspolitischen Erneuerung der Krankenversicherung, Blaue Reihe des Berliner Zentrums Public Health 2002-02

Herzog-Kommission (Kommission „Soziale Sicherheit") (2003): Bericht der Kommission „Soziale Sicherheit" zur Reform der sozialen Sicherungssysteme, hrsg. Vom CDU-Parteivorstand. www.cdu.de > Themen > Politik a-z > Gesundheitspolitik > Hintergrundinformationen

Jacobs, K. (2006): Kassenfinanzierung: Aufbau oder Abriss? Gesundheit und Gesellschaft 7 (10), 20-27

Jacobs, K. und Schulze, S. (2004): Systemwettbewerb zwischen gesetzlicher und privater Krankenversicherung: Idealbild oder Schimäre. G+G Wissenschaft 4 (1): 7-18

Klose, J. und Schellschmidt, H. (2001): Finanzierung und Leistungen der Gesetzlichen Krankenversicherung. Einnahmen- und ausgabenbezogene Gestaltungsvorschläge im Überblick. WIdO-Materialien 45. Bonn: WIdO

Knappe, E. und Arnold R. (2002): Pauschalprämie in der Krankenversicherung. München: vbw

Knieps, F. (2007): Der Gesundheitsfonds aus Sicht der Politik. Göpffarth, D., Greß, S. et al. (Hrsg.): Jahrbuch Risikostrukturausgleich 2007: Gesundheitsfonds. St. Augustin: Asgard, 9-26

Krämer, R. (2004): Beitragssenkungspotenziale und solidarische Gestaltungsvariationen einer Bürgerversicherung. Engelen-Kefer, U. (Hrsg.): Reformoption Bürgerversicherung. Hamburg: VSA, 110-124

Kriwy, P. und Mielck, A. (2006): Versicherte der gesetzlichen Krankenversicherung und der privaten Krankenversicherung: Unterschiede in Morbidität und Gesundheitsverhalten. Das Gesundheitswesen 68 (5), 261-288

Langer, B., Mamberer, F. et al. (2004): Beitragssatzeffekte einer Bürgerversicherung. Gesundheits- und Sozialpolitik 58 (9-10), 44-50

Lauterbach, K. (2004): Das Prinzip der Bürgerversicherung. Engelen-Kefer, U. (Hrsg.) (2004): Reformoption Bürgerversicherung. Hamburg: VSA, 48-63.

Leber, W.-D. und Meierjürgen, R. (1991): Die Altersrückstellungen als Problem bei einer Neuordnung des Wettbewerbs in der privaten Krankenversicherung. Arbeit und Sozialpolitik 45 (7-8), 4-9

Leinert, J., Grabka M. M., Wagner, G.G. (2004): Bürgerprämie für die Krankenversicherung als Alternative zu den Reformvorschlägen und Bürgerversicherung. www.boeckler.de > Themen > Debatte um Gesundheitsreform > Bürgerprämie als Alternative

Lüngen, M., Potthoff, P. et al. (2005): Unterschiede in der Inanspruchnahme von Gesundheitsleistungen und der Morbidität zwischen versicherten in der Gesetzlichen Krankenversicherung und Privaten Krankenversicherung. Gesundheits- und Sozialpolitk 59 (3-4), 25-30

Lüngen, M., Stollenwerk, B. et al. (2008): Waiting times for elective treatments according to insurance status: A randomized empirical study in Germany. International Journal for Equity in Health 7 (1). www.equityhealthj.com

Mackenroth, G. (1952): Die Reform der Sozialpolitik durch einen deutschen Sozialplan. Schriften des Vereins für Socialpolitk N. F. 4. Tübingen: Mohr-Siebeck

Meier, V., Baumann, F. und Werding, M. (2004): Modelle zur Übertragung individueller Altersrückstellungen beim Wechsel privater Krankenversicherer sowie Alternativen zur Vorfinanzierung der Krankheitskosten im Alter. Ifo Beiträge zur Wirtschaftsforschung 14. München: Ifo

Niehaus, F. und Weber, C. (2006): Der überproportionale Finanzierungsbeitrag privat versicherter Patienten zum Gesundheitswesen. WIP-Diskussionspapier 10/06. www.wip-pkv.de > Diskussionspapiere

Oberender, P., Felder, S. et al. (2006): Bayreuther Versichertenmodell. Der Weg in ein freiheitliches Gesundheitswesen. Bayreuth: P.C.O.

Pfaff, M., Pfaff, A. und Langer B. (2004): Kritik am Modell der Kopfprämien. Engelen-Kefer, U. (Hrsg.) (2004): Reformoption Bürgerversicherung. Hamburg: VSA, 29-47

Pfaff, M. und Stapf-Finné, H. (Hrsg.) (2004): Reformoption Bürgerversicherung. Wie das Gesundheitssystem solidarisch finanziert werden kann. Hamburg: VSA

PKV-Verband (2005): PKV-Konzept Krankenversicherung „Reformieren, nicht zerschlagen". www.pkv.de > Positionen

PKV-Verband (2006): Verwaltungskosten: Wie sachgerecht sind Kennzahlenvergleiche? PKV-Publik Nr.9 / 2006: 99f.

PKV-Verband (2007): Zahlenbericht der privaten Krankenversicherung 2005/2006. Köln. www.pkv.de – Publikationen > Rechenschafts- und Zahlenberichte

PKV-Verband (2008): Wechselrisiko in den Basistarif bei Privatversicherten. Köln: vervielfältigtes Papier vom März 2008

Reiners, H. (2003): Die Einnahmeprobleme der gesetzlichen Krankenversicherung. Vierteljahresschrift für Sozialrecht 4/2003, 249-258

Richter, W. F. (2007): Der Gesundheitsfonds als Kernstück einer Reform. Göpffahrt, D./ Greß, S. et al. (Hrsg.): Jahrbuch Risikostrukturausgleich 2007: Gesundheitsfonds Sankt Augustin: Asgard, 71-95

Rothgang, H., Cacace, M. et al. (2006): Wandel von Staatlichkeit in den Gesundheitssystemen von OECD-Ländern. Leibfried, S. und Zorn, M. (Hrsg.): Transformation des Staates? Frankfurt am Main: Suhrkamp, 309-355

Rürup, B. (2001): Die Reform des Risikostrukturausgleichs im Rahmen der Vorstellungen der „Fünf Weisen zur Gesundheitspolitik. Vortrag auf der Veranstaltung „AOK im Dialog" am 15. März 2001 in Berlin. G+G-Sonderdruck. Bonn: Kompart

Rürup-Kommission (Kommission Nachhaltigkeit in der Finanzierung der sozialen Sicherungssysteme) (2004): Bericht der Kommission. Bundesministerium für Gesundheit und Soziale Sicherung. Berlin: BMGS

Rürup, B. und Wille, E. (2004): Finanzierungsreform in der Krankenversicherung. www.sozialpolitk-aktuell.de > Dokumente > kopfpauschaleruerup_wille.pdf

Rürup, B. und Wille, E. (2007): Finanzielle Effekte des vorgesehenen Gesundheitsfonds. Gutachten im Auftrag des Bundesministeriums für Gesundheit. Berlin 04. 01. 2007

Schneider, W. (2003): Kopfprämien zur Kassenfinanzierung – ein Rückschritt. Gesundheit und Gesellschaft 6 (2), 42-48

Schoen, C. et al. (2008): How many are uninsured? Trends among U.S. adults, 2003 and 2007. Health Affairs Web Exclusive June 2008. www.commonwealthfund.org > Publications > Health Insurance

Schräder, W., Sehlen, S. und Hofmann, J. (2004): Gesetzlicher Krankenversicherungsschutz für alle Bürger. Probleme des Übergangs bei seiner Einführung. Engelen-Kefer, U. (Hrsg.): Reformoption Bürgerversicherung. Hamburg: VSA, 64-77

Schulte, B. (2004): Rechtliche Fragen einer solidarischen Bürgerversicherung. Statement bei der Fachkonferenz „Konkrete Umsetzung einer solidarischen Bürgerversicherung: eine Zwischenbilanz. München: vervielfältigtes Manuskript

Schuldzinski, W. (2006): Chancen und Risiken für PKV-Versicherte – Fallbeispiele. Jacobs, K., Klauber, J. und Leinert, J. (Hrsg.): Fairer Wettbewerb oder Risikoselektion? Analysen zur gesetzlichen und privaten Krankenversicherung. Bonn: WIdO, 123-134

Schulte, R. (2005): Umlagefinanzierung vor dem Aus? Reformperspektiven im Gesundheitswesen. Money-Specialist Nr. 04-05/2005

Sehlen, S., Hofmann, J. und Reschke, P. (2005): Private Krankenversicherung und Bürgerversicherung. Zwei Verfahren zur Berücksichtigung von PKV-Versicherten für die Finanzierungsgrundlage einer Bürgerversicherung. Gesundheits- und Sozialpolitik 59 (3-4), 52-61

SPD-Parteivorstand (Hrsg.) (2004): Modell einer solidarischen Bürgerversicherung. Bericht der Projektgruppe Bürgerversicherung des SPD-Parteivorstandes. Berlin: SPD-Parteivorstand

SPD (2003): Unser Weg in die Zukunft. Beschluss des SPD-Bundesparteitags vom 17.-19. 1. 2003 in Bochum. www.spd.de > Politik > Beschlüsse > Das wichtige tun

Spycher, S. (2004): Bürgerversicherung und Kopfpauschalen in der Krankenversicherung der Schweiz: Vorbild oder abschreckendes Beispiel? G+G Wissenschaft 4 (1): 19-27

SVR-W (Sachverständigenrat zur Begutachtung der gesamtwirtschaftlichen Entwicklung) (2002): Zwanzig Punkte für Beschäftigung und Wachstum. Jahresgutachten 2002/2003, Baden-Baden: Nomos, TZ 510-531

SVR-W (2004): Erfolge im Ausland – Herausforderungen im Inland. Jahresgutachten 2004/2005. Baden-Baden: Nomos, TZ 485-555

SVR-W (2008): Die Finanzkrise meistern – Wachstumskräfte stärken. Jahresgutachten 2008/09. Bundestagsdrucksache 10/10985 vom 16.11.2008, TZ 662-686

Ulrich, V. und Schneider, U. (2004): Ausgestaltung und Finanzierung des sozialen Ausgleichs im Rahmen des Steuersystems – Baustein für einen wettbewerblichen Systemwechsel in der Krankenversicherung. Kurzgutachten im Auftrag des Verbandes Forschender Arzneimittelhersteller. www.vfa.de > Politik > Aktuelle Themen

VVG-Kommission (Kommission zur Reform des Versicherungsvertragsrechts) (2004): Bericht der Kommission vom 19. 4. 2004. www.bmj.de > Themen > Handels und Wirtschaftsrecht > Versicherungsrecht > Dokumente

Wagner, G. G.. (2003): Pauschalprämien setzen das Konzept der Bürgerversicherung am besten um. Ifo-Schnelldienst 56 (17), 3-6

Wasem, J., Buchner F. und Wille, E. (2008): Umsetzung und empirische Abschätzung zur Einführung des Gesundheitsfonds . Diskussionsbeiträge aus dem Fachbereich Wirtschaftswissenschaften der Universität Duisburg-Essen Nr. 168

Wasem, J. und Greß, S. (2004): Zur Integration der Privaten Krankenversicherung in den Risikostrukturausgleich der Gesetzlichen Krankenversicherung. Engelen-Kefer, U. (Hrsg.) (2004): Reformoption Bürgerversicherung. Hamburg: VSA: 78-84

Wasem, J. Greß, S. und Jacobs, K. (2007): Gesundheitsfonds und Regionaldebatte I: Ordnungspolitischer Rahmen. Göpffahrt, D., Greß, S. et al. (Hrsg.): Jahrbuch Risikostrukturausgleich 2007: Gesundheitsfonds. Sankt Augustin: Asgard, 139-162

Weber, C. (2006): PKV im Wettbewerb mit der GKV. WIP-Diskussionspapier 2/06, www.wip-pkv.de > Diskussionspapiere

Wilensky, H. L. (2002): Rich Democracies. Political Economy, Public Policy and Performance, Berkeley-Los Angeles-London: University of California Press, 577-636

Wille, E. (2008): Die Basis auf Dauer sichern. Gesundheit und Gesellschaft 11 (11), 37-41

Wille, E. und Igel, C.(2002): Zur Reform der Beitragsgestaltung, insbes. der Pflichtversicherungsgrenze in der gesetzlichen Krankenversicherung – eine empirische Analyse. Gutachten im Auftrag des Verbandes der privaten Krankenversicherung e. V., vervielfältigtes Manuskript. Universität Mannheim

Wissenschaftlicher Beirat beim Bundesministerium der Finanzen (2004): Nachhaltige Finanzierung der Renten- und Krankenversicherung. www.bundesfinanzministerium.de > Service > Downloads > Abt. 1

Wissenschaftlicher Beirat zur Weiterentwicklung des Risikostrukturausgleichs (Busse, R. et al.) (2007): Gutachten für die Auswahl von 50 bis 80 Krankheiten zur Berücksichtigung im morbiditätsorientierten Risikostrukturausgleich. www.bundesversicherungsamt.de > Risikostrukturausgleich > Weiterentwicklung

Zweifel, P. und Breuer, M. (2002): Weiterentwicklung des deutschen Gesundheitssystems – Gutachten im Auftrag des Verbandes forschender Arzneimittelhersteller VFA. Zürich (auf der Webseite des VFA nicht mehr verfügbar)

Mythos 7: Der Ärztemangel in Deutschland

Cobbers, B. und Schölkopf, M. (2006): Zahlen und Fakten zur Situation der Ärzteschaft in Deutschland. Gesundheits- und Sozialpolitik 60 (3-4), 10-22

Dräther, H., Gerste, B. und Schwinger, A. (2006): Empirische Untersuchungen zu morbiditätsorientierten Regelleistungsvolumina in regionaler Perspektive. Gesundheits- und Sozialpolitik 60 (1-2), 11-19

Gerlinger, T. und Deppe, H.-U. (1994): Zur Einkommensentwicklung bei niedergelassenen Ärzten. Frankfurt am Main: VAS

Graf von Stillfried, D. (2003): Morbiditätsbezogene Regelleistungsvolumina. Perspektive einer angekündigten Revolution. Gesundheits- und Sozialpoltik 57 (11-12), 8-23

Graf von Stillfried, D. und Ryll, A. (2004): Umsetzbarkeit morbiditätsbezogener Regelleistungsvolumen in der vertragsärztlichen Versorgung. Gesundheits- und Sozialpolitik 58 (11-12), 36-50

Grünewald, A. (1957): Zur Stellung des Arztes in der modernen Gesellschaft. Boettcher, E. (Hrsg.): Sozialpolitik und Sozialreform. Tübingen: Mohr-Siebeck, 191-200

Kassenärztliche Bundesvereinigung (2008). Grunddaten zur vertragsärztlichen Versorgung. www.kbv.de > Publikationen

Klose, J., Rehbein, I. und Uhlemann, T. (2007): Ärzteatlas. Daten zur Versorgungsdichte von Vertragsärzten. Bonn: WIdO

Kopetsch, T. (2003): Entwicklungen und Erfahrungen mit der Bedarfsplanung für die ambulante ärztliche Versorgung in Deutschland. Gesundheits- und Sozialpolitik 57 (5-6), 34-38

Kopetsch, T. (2007): Dem deutschen Gesundheitswesen gehen die Ärzte aus! Studie zur Altersstruktur- und Arztzahlenentwicklung, 4. aktualisierte und überarbeitete Auflage, Berlin: KBV

Kopetsch, T. (2008): Ärztewanderung. Das Ausland lockt. Deutsches Ärzteblatt 105 (14), A 716-719

Kopetsch, T. (2008): Entwicklung der Arztzahlen. Zahl der angestellten Ärzte im ambulanten Bereich steigt. Deutsches Ärzteblatt 105 (19), A 985-987

Radtke, S. (2005): Reform des einheitlichen Bewertungsmaßstabes (EBM), der Regelungen zur Mengensteuerung und zur Abrechnungsprüfung zum 1. April 2005. Gesundheits- und Sozialpolitik 59 (5-6), 34-38

Ramboll Management (2004): Gutachten zum „Ausstieg aus der kurativen ärztlichen Berufstätigkeit – Abschlussbericht. Erstellt im Auftrag des Bundesgesundheitsministeriums (BMGS). Hamburg: Ramboll

Schauenburg, B., Behrend, C. und Staffeldt, T. (2007): Honorare ohne Grenzen: die ärztliche Vergütung nach dem GKV-Wettbewerbsstärkungsgesetz. Gesundheits- und Sozialpolitik 61 (1-2), 54-59

Schmacke, N. (2006): Ärztemangel: Viele Fragen werden noch nicht diskutiert. G+G-Wissenschaft 6 (3), 18-24

Schönbach, K.-H. (2008): Reform der Ärztevergütung: Großer Kuchen, gut verteilt? Gesundheit und Gesellschaft 11 (10), 29-32

Thiemeyer, T (1970): Sozialpolitische und ökonomische Probleme ärztlicher Honorargestaltung. Sozialer Fortschritt 19 (4), 101-108

Thiemeyer, T. (1985): Honorierungsprobleme in der Bundesrepublik Deutschland (Ärzteeinkommen, Steuerungsprobleme usw.). Ferber, C. von, Reinhardt, U. E. et al. (Hrsg.): Kosten und Effizienz im Gesundheitswesen. München: Oldenbourg, 35-58

Mythos 8: Die Aufgeblähte Kassenbürokratie

AOK-Bundesverband (Hrsg.) (2008): Die Gesundheitskasse – 125 Jahre AOK. Bonn: Kompart

Bogs, H., von Ferber, C. und Infas (1976): Soziale Selbstverwaltung. Aufgaben und Funktion der Selbstverwaltung in der Sozialversicherung. Bonn: Verlag der Ortskrankenkassen

Boroch, W. und Staudt, N. (2005): Verwaltungskosten der GKV sind Dienstleistungskosten – und mehr als das. Gesundheits- und Sozialpolitik 59 (7-8), 19-24

Braun, B., Greß, S. et al. (Hrsg.) (2008). Einfluss nehmen oder aussteigen. Theorie und Praxis von Kassenwechsel und Selbstverwaltung in der Gesetzlichen Krankenversicherung. Berlin: edition sigma

Braun, B., Klenk, T. et al. (2008): Geschichte und Modernisierung der Sozialversicherungswahlen. Reformziele und Reformmodelle. Gutachten im Auftrag des Bundesministeriums für Arbeit und Soziales (unveröffentlicht)

Braun, B., Klenk, T. et al (2008): Konjunkturen des Themas Selbstverwaltung in Wissenschaft und Politik. Gesundheits- und Sozialpolitik 62 (5), 28-33

Enquete-Kommission „Strukturreform der gesetzlichen Krankenversicherung": Endbericht (2 Bände). Deutscher Bundestag (Hrsg.): Zur Sache 3/1990. Bonn: Deutscher Bundestag, Bd. 1, 387-418

Evans, R. G., Barer, M. L., und Hertzman, C. (1991): The 20-Year Experience: Accounting For, Explaining, and Evaluating Health Care Cost Containment in Canada and the United States. Annual Review of Public Health 12, 481-518.

Frerich, J. und Frey, M. (1996): Handbuch der Geschichte der Sozialpolitik in Deutschland Band 1: Von der vorindustriellen Zeit bis zum Ende des Dritten Reiches (2. Auflage). München-Wien: Oldenbourg

Greß, S., Höppner, K. et al. (2008): Kassenwechsel als Mechanismus zur Durchsetzung von Versicherteninteressen. Braun, B., Greß, S. et al.: Einfluss nehmen oder aussteigen. Theorie und Praxis von Kassenwechsel und Selbstverwaltung in der Gesetzlichen Krankenversicherung. Berlin: edition sigma, 19-89

Himmelstein, D. U. und Woolhandler, S. (1994): The National Health Program Book, Monroe, Mn. (USA): Common Courage Press

Knieps, F. (2003): Später Abschied vom Feudalsystem. Solidarisch? Aus Prinzip! Festschrift zur Verabschiedung von Peter Kirch als Verwaltungsratsvorsitzender des AOK-Bundesverbandes. Bonn: AOK-Bundesverband, 46-54

Lauterbach, K. und Wille, E. (2001): Modell eines fairen Wettbewerbs durch den Risikostrukturausgleich. Gutachten im Auftrag des VdAK/AEV, AOK-Bundesverbandes und des IKK-Bundesverbandes. www.ikk.de > Service + Beratung > Suchen > Lauterbach Wille

Mommsen, W. J. (1993): Das Ringen um den nationalen Staat 1950-1890. Propyläengeschichte Deutschlands 7/I. Berlin: Propyläen, 624-664

Reiners, H. (2006): Der „Lahnstein-Mythos": Die schwere Geburt des RSA. Göpffahrt, D., Greß, S. et al.. Jahrbuch Risikostrukturausgleich 2006: Zehn Jahre Kassenwahlfreiheit. St. Augustin: Asgard, 13-34

Schwartz, F.-W. und Busse, R. (1994): Fünf Mythen zur Effizienzsteigerung im Gesundheitswesen. Jahrbuch für kritische Medizin 23. Hamburg: Argument, 149-170

Surminski, A. (2007): Die PKV im Jahre 2006. Zeitschrift für das Versicherungswesen Nr. 20/2007

Wilensky, H. L. (2002): Rich Democracies. Political Economy, Public Policy and Performance, Berkeley-Los Angeles-London: University of California Press, 577-636

WSI (Wirtschafts- und Sozialwissenschaftliches Institut des DGB) (1978). Sozialpolitik und Selbstverwaltung. Zur Demokratisierung des Sozialstaats. Köln: Bund

Mythos 9: Mehr Wettbewerb und Deregulierung im Gesundheitswesen

Arbeitsgemeinschaft der Spitzenverbände der Krankenkassen (1994): Solidarische Wettbewerbsordnung als Grundlage für eine zukunftsorientierte gesetzliche Krankenversicherung. Broschierter Text, o. O.

BKK-Bundesverband (2007): Ordnungspolitischer Rahmen ab 2009 im Krankenhausbereich. Das Modell des BKK-Systems. Essen, 26. September 2007 www.bkk.de > Über die BKK > Der BKK Bundesverband > Publikationen

Breyer, F. und Kifmann, M. (2001): Optionen der Weiterentwicklung des Risikostrukturausgleichs in der GKV. Berlin: DIW-Diskussionspapier Nr.236

Breyer, F., Zweifel, P. und Kifmann, M. (2005): Gesundheitsökonomik (5. Auflage). Berlin-Heidelberg-New York: Springer, 273-325

Brunkhorst, J. (1987): Zur Problematik unterschiedlicher Risikostruktur und ihres Ausgleichs in der Sozialversicherung. Berlin: Duncker & Humblot

Bundesregierung (2001): Bericht der Bundesregierung über die Untersuchung zu den Wirkungen des Risikostrukturausgleichs in der gesetzlichen Krankenversicherung. Bundestags-Drucksache 14/5681 vom 28.03.2001

Bundesregierung (2008): Bericht über die Auswirkungen von Rabattvereinbarungen für Arzneimittel, insbesondere Auf die Wirksamkeit der Festbetragsregelung. Bundestagsdrucksache 16/9284 vom 27.05.2008

Bundesverfassungsgericht (2005): Beschluss vom 18. Juli 2005: 2 BvF 2/01 www.bverfg.de > Entscheidungen > 2005

Cassel, D. (2006): Risikostrukturausgleich und solidarische Wettbewerbsordnung: Zu Irenik von Solidarität und Wettbewerb in der GKV. Göpffahrt, D., Greß, S. et al. (Hrsg): Jahrbuch Risikostrukturausgleich 2006. St. Augustin: Asgard, 55-93

Cassel, D., Ebsen, I. et al (2008): Vertragswettbewerb in der GKV. Möglichkeiten und Grenzen nach der Gesundheitsreform der Großen Koalition. Bonn: WIdO

Cassel, D. und Jacobs, K. (2008): Krankheit besser abbilden. Gesundheit und Gesellschaft 11 (11), 29-31

Cassel, D. und Wille, E. (2006): Vertragswettbewerb in der GKV-Arzneimittelversorgung. IMPLICON plus 3/2006. Berlin: Albring & Albring

CDU/CSU und SPD (2006): Eckpunkte zur Gesundheitsreform 2006 vom 4. Juli 2006. www.cdu.de > Politik a-z > Gesundheitspolitik > Eckpunkte zur Gesundheitsreform

Enquete-Kommission „Strukturreform der gesetzlichen Krankenversicherung": Endbericht (2 Bände). Deutscher Bundestag (Hrsg.): Zur Sache 3/1990. Bonn: Deutscher Bundestag, Bd. 1, 387-465

Eucken, W. (1989): Die Grundlagen der Nationalökonomie (9. Auflage). Berlin-Heidelberg-New York: Springer

Eucken, W. (1990): Grundsätze der Wirtschaftspolitik (6. Auflage). Tübingen: Mohr-Siebeck/UTB

Evans, R., Maynard, A. et al. (1994): Health Care Reform – Comment. Health Economics 3, 359

Gäfgen, G. (1984): Sparen durch Gestalten. Bundesarbeitsblatt Nr. 12/1984, 19-22

Greß, S., Groenewegen, P. und Hoeppner, K. (2005): Niederlande: Die Reform-Mühle dreht sich wieder. Gesundheit und Gesellschaft 8 (2), 20-25

Greß, S., Niebuhr, D. und Wasem, J. (2006): Arzneimittelmarkt: Neue Wege zum fairen Preis. Gesundheit und Gesellschaft 9 (3), 34-40

Greß, S., Tamm, M. et al. (2005): Price Elasticities and Social Health Insurance Choice in Germany – A Dynamic Panel Data Approach, RWI: Discussion Paper 28. Essen: RWI

Hajen, L., Paetow, H. und Schumacher, H. (2000). Gesundheitsökonomie. Strukturen – Methoden – Praxisbeispiele. Stuttgart-Berlin-Köln: Kohlhammer, 37-80

Hayek, F. A.(1944/1994): Der Weg zur Knechtschaft (Reprint). München: Olzog

Hayek, F. A. von (1957): Was ist und was heißt „sozial"? A. Hunold (Hrsg.): Masse und Demokratie. Erlenbach-Zürich-Stuttgart: Rentsch, 71-84

Hayek, F. A. von (1969): Der Wettbewerb als Entdeckungsverfahren. Hayek, F. A. von: Freiburger Studien. Tübingen: Mohr-Siebeck, 249-265

Hayek, F. A. von (1974/1994): Die Anmaßung von Wissen. Hayek, F. A von: Die Anmaßung von Wissen. Neue Freiburger Studien (Hrsg. W. Kerber). Tübingen: Mohr-Siebeck, 3-15

Hermann, C. (2001): Von der Wahlfreiheit zum Morbi-RSA - ein funktionaler GKV-Ordnungsrahmen kommt an Lahnstein II nicht vorbei. Arbeit und Sozialpolitik 55 (11-12), 39-42

Hermann, C. (2003): Vom „Einheitlich und Gemeinsam" zur Solidarischen Wettbewerbsordnung. Prämissen und Strukturelemente einer Gesundheitsreform für die Berliner Republik. Gesundheits- und Sozialpolitik 57 (5-6), 17-23

IGES (Jacobs, K. und Reschke, P.), Cassel, D. und Wasem, J. (2002): Zur Wirkung des Risikostrukturausgleichs in der gesetzlichen Krankenversicherung. Untersuchung im Auftrag des Bundesministeriums für Gesundheit. Baden-Baden: Nomos

Jacobs, K. und Schulze, S. (2004): Systemwettbewerb zwischen gesetzlicher und privater Krankenversicherung: Idealbild oder Schimäre. G+G Wissenschaft 4 (1), 7-18

Jacobs, K. und Schulze, S. (2006): Die Gesundheitsreform und der Wettbewerb: Viel Rhetorik, wenig Substanz. Gesundheits- und Sozialpolitik 60 (11-12), 21-29

Knieps, F. (2007): Integrierte Versorgung auf dem Weg zur Regelversorgung - Bisheriger Entwicklungsprozess und Neuerungen durch das GKV-Wettbewerbsstärkungsgesetz. Gesundheits- und Sozialpolitik 61 (11-12), 11-18

Köber, C. (2008): Wettbewerb im Gesundheitswesen. Veränderungen und Verstöße aus Sicht der Wettbewerbszentrale. Die Ersatzkasse 88 (7), 256-259

Kronberger Kreis (Engels, W., Gutowski, A. et al.) (1987): Mehr Markt im Gesundheitswesen, Frankfurter Institut für wirtschaftspolitische Forschung e. V.. Schriftenreihe Band 13

Lauterbach, K. und Wille, E. (2001): Modell eines fairen Wettbewerbs durch den Risikostrukturausgleich. Gutachten im Auftrag des VdAK/AEV, AOK-Bundesverbandes und des IKK-Bundesverbandes. www.ikk.de > Service + Beratung > Suchen > Lauterbach Wille

Leber, W.-D., Malzahn, J. und Wolff, J. (2008): Elektiv wird selektiv. Grundzüge eines wettbewerbsorientierten, nach Leistungen differenzierten Ordnungsrahmens für Krankenhäuser ab dem Jahr 2009. Klauber, J., Robra, B.-P. und Schellschmidt, H. (Hrsg.): Krankenhausreport 2007: Krankenhausvergütung – Ende der Konvergenzphase? Stuttgart-New York: Schattauer, 81-106

Leienbach, V. (2006): Wettbewerb und Wettbewerbsperspektiven in der Krankenversicherung. Rebscher, H (Hrsg.): Gesundheitsökonomie und Gesundheitspolitik im Spannungsfeld zwischen Wissenschaft und Politikberatung. Festschrift für Günter Neubauer. Heidelberg-München-Landsberg-Berlin: Economica, 343-366

Leinert, J. (2006): Einkommensselektion und ihre Folgen. Jacobs, K., Klauber, J, und Leinert, J. (Hrsg.): Fairer Wettbewerb oder Risikoselektion? Analysen zur gesetzlichen und privaten Krankenversicherung. Bonn: WIdO, 31-48

Leinert, J. (2006a): Morbidität als Selektionskriterium. Jacobs, K. Klauber, J, und Leinert, J. (Hrsg.): Fairer Wettbewerb oder Risikoselektion? Analysen zur gesetzlichen und privaten Krankenversicherung. Bonn: WIdO, 67-76

Light, D. W. (2001): Cost Containment and the Backdraft of Competition Policies. Journal of Health Services 31 (4), 681-708

Lüngen, M. Potthoff, P. et al.: (2005): Unterschiede in der Inanspruchnahme von Gesundheitsleistungen und der Morbidität zwischen Versicherten in der Gesetzlichen Krankenversicherung und Privaten Krankenversicherung. Gesundheits- und Sozialpolitik 59 (1-2), 25-30

Meier, V., Baumann, F. und Werding, M. (2004): Modelle zur Übertragung individueller Altersrückstellungen beim Wechsel privater Krankenversicherer sowie Alternativen zur Vorfinanzierung der Krankheitskosten im Alter. Ifo Beiträge zur Wirtschaftsforschung 14. München: Ifo

Meyer, U. (1992): Zwei überflüssige Wettbewerbshemmnisse in der PKV. Volkswirtschaftliche Diskussionsbeiträge Nr. 53. Universität Bamberg

Müller, J. (1999): Das niederländische Gesundheitssystem – Modell für Deutschland? Arbeit und Sozialpolitik 53 Heft 1/2:

Niehaus, F. und Weber, C. (2006): Der überproportionale Finanzierungsbeitrag privat versicherter Patienten zum Gesundheitswesen. WIP-Diskussionspapier 10/06. www.wip-pkv.de > Diskussionspapiere

Oberender, P. (1992): Ordnungspolitik und Steuerung im Gesundheitswesen. Andersen, H. H., Henke, K.-D. und Schulenburg, J.-M. Graf v. d. (Hrsg.): Basiswissen Gesundheitsökonomie. Band 1: Einführende Texte. Berlin: edition sigma, 153-172

Oberender. P. und Zerth, J. (2005): Anreizwirkungen des RSA in einem wettbewerblichen orientierten Krankenversicherungssystem. Klusen, N., Straub, C. und Meusch, A. (Hrsg.): Steuerungswirkungen des Risikostrukturausgleichs. Baden-Baden: Nomos, 37-49

Pfaff, M. (1995): Funktionsfähiger Wettbewerb innerhalb und zwischen den gesetzlichen und privaten Krankenkassen. Arbeit und Sozialpolitik 49 (9-10), 12-20

Pfaff, M. (2006): Zur Effizienz und Effektivität eines solidarischen Gesundheitswesens. Rebscher, H.(Hrsg.): Gesundheitsökonomie und Gesundheitspolitik im Spannungsfeld zwischen Wissenschaft und Politikberatung. Festschrift für Günter Neubauer. Heidelberg- München-Landsberg-Berlin: Economica, 83-100

PKV-Verband (Verband der privaten Krankenversicherung) (2005): PKV-Konzept Krankenversicherung „Reformieren, nicht zerschlagen". www.pkv.de > Publikationen > Positionspapiere

PKV-Verband (2007): Zahlenbericht der privaten Krankenversicherung 2005/2006. Köln. www.pkv.de > Publikationen > Rechenschafts- und Zahlenberichte

Reiners, H. (2006): Der Homo oeconomicus im Gesundheitswesen. WZB-Discussion Papers. ISSN 1860-8884. www.wz-berlin.eu > Publikationen > Discussion papers Schwerpunkt I

Reiners, H. (2006): Der "Lahnstein"-Mythos: Die schwere Geburt des RSA. Göpffahrt, D., Greß, S. et al. (Hrsg.): Jahrbuch Risikostrukturausgleich 2006: Zehn Jahre Kassenwahlfreiheit. Sankt Augustin: Asgard, 13-34

Rüstow, A. (1971): Sozialpolitik diesseits und jenseits des Klassenkampfes. Külp, B. und Schreiber, W. (Hrsg.): Soziale Sicherheit. Köln-Berlin: Kiepenheuer & Witsch, 17-26.

Rüstow, A. (2001): Das Versagen des Wirtschaftsliberalismus (3. Auflage). Marburg: Metropolis

Rürup, B. (2001): Die Reform des Risikostrukturausgleichs im Rahmen der Vorstellungen der „Fünf Weisen" zur Gesundheitspolitik. Vortrag auf der Veranstaltung „AOK im Dialog" am 15. März 2001 in Berlin. G+G-Sonderdruck. Bonn: Kompart

Schlette, S: (2004): „Meer eigen verantwoordelijkheid" für die Niederlande". Die BKK 92 (9), 387-391

Schui, H. und Blankenburg, S. (2002). Neoliberalismus: Theorie, Gegner, Praxis. Hamburg: VSA

Schuldzinski, W. (2006): Chancen und Risiken für PKV-Versicherte – Fallbeispiele. Jacobs, K., Klauber, J. und Leinert, J. (Hrsg.): Fairer Wettbewerb oder Risikoselektion? Analysen zur gesetzlichen und privaten Krankenversicherung. Bonn: WIdO, 123-134

Schulenburg, J.-M. Graf von der (2001): Kein Wettbewerb ist besser als ein schlechter Wettbewerb. Forum für Gesundheitspolitik, 247-250

SVR-G (Sachverständigenrat für die Konzertierte Aktion im Gesundheitswesen) (1989): Jahresgutachten 1989: Qualität, Wirtschaftlichkeit und Perspektiven der Gesundheitsversorgung. Baden-Baden: Nomos, TZ 116-120

Ulrich, V., und Schneider, U. (2004): Ausgestaltung und Finanzierung des sozialen Ausgleichs im Rahmen des Steuersystems – Baustein für einen wettbewerblichen Systemwechsel in der Krankenversicherung. Kurzgutachten im Auftrag des Verbandes Forschender Arzneimittelhersteller. www.vfa.de > Politik > Aktuelle Themen

Van de Veen, W. P. M. M. (2002): Was ist die beste Strategie eines „solidarischen" Ausgleichs der Krankheitslasten in einem wettbewerblichen Krankenversicherungssystem: Obergrenzen für Versicherungsbeiträge oder risikobezogene Prämiensubventionen? Vierteljahreszeitschrift zur Wirtschaftsforschung 71 (4), 477-489

Van de Veen, W. und Ellis, R. (2000): Risk Adjustment in Competitive Health Plan Markets. Culyer, A. und Newhouse, J. (Hrsg.): Handbook of Health Economics 1A. Amsterdam: Elsevier, 755-845

VVG-Kommission (Kommission zur Reform des Versicherungsvertragsrechts) (2004): Bericht der Kommission vom 19. 4. 2004. www.bmj.de > Themen > Verbraucherschutz > Versicherungsrecht > Dokumente > Abschlussbericht VVG-Reform

Weber, C. (1996): Anmerkungen zum Wettbewerb GKV – PKV. Arbeit und Sozialpolitik 50 (1-2), 39-44

Weber, C. (2006): PKV im Wettbewerb mit der PKV. WIP-Diskussionspapier 2/06, www.wip-pkv.de > Diskussionspapiere

Mythos 10: Die Krankenversicherungsreform aus einem Guss

Alber, J. (1992): Das Gesundheitswesen der Bundesrepublik Deutschland. Entwicklung, Struktur und Funktionsweise. Frankfurt am Main-New York: Campus

AOK-Bundesverband (1976): Krankenversicherung 1975. Presseseminar des AOK-Bundesverbandes. Bonn: AOK-Bundesverband

AOK-Bundesverband (Hrsg.) (2008): Die Gesundheitskasse – 125 Jahre AOK. Bonn: Kompart

Berg, H. (1986): Bilanz der Kostendämpfungspolitik im Gesundheitswesen 1977-1984. Bonn: WIdO

BMA (Bundesministerium für Arbeit und Sozialordnung) (1985): Gesundheitspolitisches Gesamtkonzept: Zehn Grundsätze des Bundesarbeitsministers. Sozialpolitische Informationen Nr. 7 vom 9.4.1985

Enquete-Kommission „Strukturreform der gesetzlichen Krankenversicherung": Endbericht. Deutscher Bundestag (Hrsg.): Zur Sache 3/1990: Band 1. Bonn: Deutscher Bundestag

Frerich, J. und Frey, M. (1996): Handbuch der Geschichte der Sozialpolitik in Deutschland Band 1: Von der vorindustriellen Zeit bis zum Ende des Dritten Reiches: 93-121, 205-209, 289-295 / Band 3: Sozialpolitik in der Bundesrepublik Deutschland bis zur Herstellung der Deutschen Einheit: 63-77, 262-306 (2. Aufl.). München-Wien: Oldenbourg

Greß, S. und Groenewegen, P. (2001): Wettbewerb und Selbstverwaltung im niederländischen Gesundheitswesen. Arbeit und Sozialpolitik 55 (5-6), 32-41

Hermann, C. (1995): Gesundheitspolitischer Handlungsbedarf bei der Weiterentwicklung der GKV. Arbeit und Sozialpolitik 49 (5-6), 20-28

Hofacker, P. (1996): Unüberbrückbare Gegensätze zwischen Koalitionsentwurf und Oppositionsentwurf. Arbeit und Sozialpolitik 50 (3-4), 24-28

Knieps, F. (1999): Der Spitzentanz im Haifischbecken- Die Diskussion um Reformen im Gesundheitswesen im Widerstreit von unterschiedlichen Politikansätzen und organisierten Interessen. Arbeit und Sozialpolitik 53 (1-2), 10-19

Knieps, F.. (2003): Ein neuer Anlauf zur Gesundheitsreform. Schwerpunkte des Entwurfs zur Modernisierung des Gesundheitssystems. Gesundheits- und Sozialpolitik 57 (5-6), 10-16

Knieps, F. (2007): Integrierte Versorgung auf dem Weg zur Regelversorgung - Bisheriger Entwicklungsprozess und Neuerungen durch das GKV-Wettbewerbsstärkungsgesetz. Gesundheits- und Sozialpolitik 61 (11-12), 11-18

Paffrath, D. und Reiners, H. (1987): 10 Jahre Kostendämpfungspolitik. Eine empirische Bilanz. Die Ortskrankenkasse 69 (13), 369-372

Paquet, R. und Schroeder, W. (2009): Gesundheitsreform 2007 – Akteure, Interessen und Prozesse. Schroeder, W. und Paquet, R. (Hrsg): Gesundheitsreform 2007. Nach der Reform ist vor der Reform. Wiesbaden: VS, 11-29

Reiners, H. (2002): „The same procedure as every year". Die Gesundheitsreform als Daueraufgabe. Heyder, U., Menzel, U. und Rebe, B. (Hrsg.): Das Land verändert? Rot-grüne Politik zwischen Interessenbalancen und Modernisierungsdynamik. Hamburg: VSA, 60-69

Reiners, H. (2008): Nach der Reform ist vor der Reform. Warum das deutsche Gesundheitssystem eine Baustelle bleiben wird. AOK Bundesverband (Hrsg.): Die Gesundheitskasse. 125 Jahre AOK. Bonn: AOK Bundesverband, 30-55

Schumpeter, J. A. (1950/1972): Kapitalismus, Sozialismus, Demokratie. München: Francke/UTB, 397-450

Steinmeyer, H.-D. (2003): Vertragswettbewerb und Einzelverträge in der Gesundheitsreform 2003. Gesundheits- und Sozialpolitik 57 (3-4), 9-13

Töns, H. (1983): Hundert Jahre gesetzliche Krankenversicherung im Blick der Ortskrankenkassen. Bonn: Verlag der Ortskrankenkassen

Wasem, J. (1999): Im Schatten des GSG: Gesundheitspolitik in der 13. Wahlperiode des Deutschen Bundestages – eine (vorläufige) Bilanz. Arbeit und Sozialpolitik 52 (7-8), 18-30

Webber, D. (1988): Krankheit, Geld und Politik. Zur Geschichte der Gesundheitsreformen in Deutschland. Leviathan 16(2), 156-203. II.Teil: Blüms Gesundheitsreform und die Lobby. Leviathan 17 (2), 262-300

Abkürzungen

AABG	Arzneimittelausgaben-Begrenzungsgesetz (2002)
ABS	Ausgleichsbedarfssatz im RSA (bis 2008)
AEV	Arbeiter-Ersatzkassen-Verein
AOK	Allgemeine Ortskrankenkasse
AOLG	Arbeitsgemeinschaft der Obersten Landesgesundheitsbehörden
AU	Arbeitsunfähigkeit
AVWG	Arzneimittelverordnungs-Wirtschaftlichkeitsgesetz (2006)
BA	Bundesagentur für Arbeit
BÄK	Bundesärztekammer
BBG	Beitragsbemessungsgrenze
BEK	Barmer Ersatzkasse
BEMA	Bewertungsmaßstab Zahnärzte
BIP	Bruttoinlandsprodukt
BKn	Bundesknappschaft
BKK	Betriebskrankenkasse
BMG	Bundesministerium für Gesundheit
BVA	Bundesversicherungsamt
DAK	Deutsche Angestellten Krankenkasse
DIW	Deutsches Institut für Wirtschaftsforschung
DKG	Deutsche Krankenhausgesellschaft
DMP	Disease Management Programm (= strukturiertes Behandlungsprogramm)
DRG	Diagnosis Related Group (= Diagnosebezogene Fallpauschale)
EbM	Evidenzbasierte Medizin
EBM	Einheitlicher Bewertungsmaßstab (für Vertragsärzte)
EWU	Europäische Währungsunion
FAZ	Frankfurter Allgemeine Zeitung
FDA	Food and Drug Administration (US)
G-BA	Gemeinsamer Bundesausschuss

GDV	Gesamtverband der Deutschen Versicherungswirtschaft
GG	Grundgesetz
GKV	Gesetzliche Krankenversicherung
GKV-OrgWG	GKV-Organisations-Weiterentwicklungsgesetz (2008)
GKV-WSG	Gesetz zur Stärkung des Wettbewerbs in der GKV (2007)
GMG	Gesundheits-Modernisierungsgesetz (2003)
GMK	Gesundheitsministerkonferenz der Länder
GOÄ	Gebührenordnung Ärzte (für Privatpatienten)
GOZ	Gebührenordnung Zahnärzte
GRG	Gesundheits-Reformgesetz (1988)
GSG	Gesundheitsstrukturgesetz /(1992)
GSG II	2. Gesundheitsstrukturgesetz (SPD-Entwurf)
HVM	Honorarverteilungsmaßstab
HVV	Honorarverteilungsvertrag
HWWI	Hamburgisches Weltwirtschafts-Institut
IGeL	Individuelle Gesundheitsleistungen
IKK	Innungskrankenkasse
INBA	Institut des Bewertungsausschusses
INEK	Institut für Entgelte im Krankenhaus
IQWIG	Institut für Qualität und Wirtschaftlichkeit im Gesundheitswesen
IW	Institut der Deutschen Wirtschaft
KAiG	Konzertierte Aktion im Gesundheitswesen
KBS	Knappschaft-Bahn-See
KBV	Kassenärztlicher Bundesvereinigung
KHG	Krankenhausfinanzierungsgesetz (1969)
KHRG	Krankenhausfinanzierungsrahmengesetz (2008)
KKH	Kaufmännische Krankenkasse
KV	Kassenärztliche Vereinigung
KVdR	Krankenversicherung der Rentner
KVKG	Krankenversicherungs-Kostendämpfungsgesetz (1977)
KZBV	Kassenzahnärztliche Bundesvereinigung
KZV	Kassenzahnärztliche Vereinigung
LÄK	Landesärztekammer

MdB	Mitglied des Bundestages
M-RSA	Risikotrukturausgleich mit direktem Morbiditätsbezug
MVZ	Medizinisches Versorgungszentrum
NOG	GKV-Neuordnungsgesetz (1997)
OECD	Organisation für wirtschaftliche Zusammenarbeit und Kooperation
OTC	„Over the Counter" = rezeptfrei
PKV	Private Krankenversicherung
PR	Public Relation
RLV	Regelleistungsvolumen
RSA	Risikostrukturausgleich
RVO	Reichsversicherungsordnung
SeeKK	See-Krankenkasse
SGB	Sozialgesetzbuch
StBA	Statistisches Bundesamt
SVR-G	Sachverständigenrat zur Begutachtung der Entwicklung im Gesundheitswesen
SVR-W	Sachverständigenrat zur Begutachtung der gesamtwirtschaftlichen Entwicklung
SZ	Süddeutsche Zeitung
TAZ	die tageszeitung
TK	Techniker Krankenkasse
TVöD	Tarifvertrag öffentlicher Dienst
TZ	Textziffer
UK	United Kingdom (Großbritannien und Nordirland)
VA	Vermittlungsausschuss von Bundesrat und Bundestag
VÄndG	Vertragsarztrechtsänderungsgesetz (2006)
VdAK	Verband der Angestellten-Krankenkassen
VPG	Versicherungspflichtgrenze
WIdO	Wissenschaftliches Institut der AOK
WZB	Wissenschaftszentrum Berlin für Sozialforschung
ZI	Zentralinstitut für die kassenärztliche Versorgung